실황적 인지행동 치료

| 인지치료기술 |

Rian E. McMullin
김용배 편저

圖書出版 하나醫學社

책을 펴내며

필자는 미국정신과 전문의이며, 수련의 기간 중 미국의 Temple 대학의 행동치료연구소(Behavior Therapy Institute)에서 Dr. Joseph Wolpe, Dr. Aeron Beck과 Dr. Edna Foa 들에게서 인지행동치료를 배운 적이 있다.

한국에서도 인지행동치료(Cognitive-Behavioral Therapy : CBT)가 널리 알려져 있으며 부분적으로 임상치료에 응용되고 있으나, 인지치료를 정신치료의 독립적인 치료법으로 쓰이는 예는 빈번하지 않다.

그 이유들 중 하나는 정신과학 임상가들이 교과서적인 지식은 확보했지만, 실제 인지치료의 임상적 치료를 할 기회가 많지 않기 때문이다.

국내에 출판된 인지행동치료에 관한 서적들은 교과서적 기능들을 하며, 임상가가 실제로 환자의 치료를 효과적으로 실행하기에는 미흡한 점들이 있다.

반복되고 체계적인 인지행동치료의 강의와 숙독 후에도 실제 환자의 주된 치료법으로 인지치료를 사용하기에 어려움을 느낀다는 임상가들을 여러 번 만날 수 있었다.

이 책은 임상가들을 위한 Guide식 책이다. 이 책은 임상가가 앞에 앉아 있는 실제 환자에게 어떤 말을, 어떻게 하는가를 일상생활용어로 방송중계 하듯이 서술되어져 있다.

또한 현재 세계적으로 임상치료에 사용되고 있는 대부분의 인지치료법들과 실제 치료상황에서 실행하는 방법들을 Guide 식으로 묘사하고 있다. 이 책은 임상가로 하여금 인지치료의 실제응용을 격려할 것이며, 현재 그 임상가가 지니고 있는 치료적 선택을 괄목할 만큼 증가시켜 줄 것이다.

상당수의 인지치료용어가 국내에서 고안된 것이 아니어서, 한국어로 번역되는 과정 중에 그 의미가 희석 또는 변질될 수가 있기에, 그럴 때마다 원어(영어)를 같이 사용했다.

독자들은 이 책에 따라 인지행동을 실행하기 전에, 교과서적인 서적들이나 인지행동치료의 교육과정들을 통해 과학적 원칙들에 대해 숙지해 주기를 바란다.

끝으로 이 책의 출간에 지대한 동기와 도움을 주신 영광신하병원 정기석 회장님, 김경옥 이사장님, 덕계성심병원 김재옥 원장님, 신하병원 정승현 행정실장님에게 무한한 감사를 올린다.

또한, 이 책은 하나의학사 오무근 사장님의 헌신적인 도움없이는 완성될 수 없었기에, 오무근 사장님께 진정으로 감사를 올린다.

김 용 배 올림

목 차

1장

기초적인 인지치료 학설

인지치료의 정의
Definition of Cognitive Therapy

인지치료(Cognitive Psychotherapy)는 정신치료의 한 종류이며, 정신병리학, 치료적 원칙들과 기법(techniques)들, 그리고 실험결과로 획득된 지식들을 기반으로 한다.

인지치료의 논리적 체계는 인지심리학(Cognitive Psychology), 정보처리원칙과 사회심리학(Social Psychology)과 연관되어져 있다.

인지치료는 적극적이고, 체계화되어져 있으며, 치료기간이 한정되어 있다. 이 치료는 우리가 경험하는 것들을 마음 속에서 어떻게 해석하는 가에 의해 감정과 행동이 결정되어진다는 학설을 그 근간으로 하고 있다. 따라서 우리가 위험상황이라고 해석하면 불안감을 느끼며 도피하고 싶어질 것이다.

인지(Cognitions)들은 그것들이 언어의 형태를 가지거나 또는 이미지의 형태를 가지거나, 모두 우리의 의식의 흐름의 일부이며, 인지들은 믿음(Beliefs)들과 태도(Attitude)들, 추정(Assumption)들에 의해 발생한다.

이 치료법에 인지(Cognitive)라는 표현을 사용하는 이유는, 심리적 문제들이 흔히 특수하고 습관적인 생각의 실수(errors in thinking=Cognition)에서 유발되기 때문이다. 예를 들어 상황을 너무 자기패배적이며 부정적으로 잘못 해석한다면, 그 상황에 비현실적이며 부정적으로 대응할 것이다.

인지치료의 치료적 기법(Techniques)들은 정신병리의 인지적 모델을 근간으로 하며, 전반적인 치료전략은 언어를 사용하는 과정과 행동치료를 적절하게 섞어 사용하는 것이다.

이런 치료기법들은 환자로 하여금 자신의 인지들 저변에 자리 잡은 왜곡된 관념(distorted conceptualization)들과 원활한 기능을 하지 못해서 문제를 일으키는 믿음들(dysfunctional beliefs)을 발견해 내고, 현실성을 분석 · 검토하고 교정시키게끔 짜여져 있다.

현재 당면하고 있는 상황에 대해 더 현실적이고 유효한 생각을 함으로써 증상들이 호전하는 것이다.

인지치료의 모델에는 다음 8가지의 원칙들이 있다.

1) 상황을 어떻게 해석하는가가 감정과 행동을 결정짓는다. 따라서 위험한 상황이라고 해석되면 불안감을 느끼게 되고, 자신을 보호하거나 또는 도피할 준비를 하게 된다.
2) 스트레스를 주는 상황의 해석은 역동적이며 지속적인 과정이라서, 외부상황을 계속 주시하고, 자신의 해결능력과, 위험, 대가, 보상 등을 고려해 계속해서 측정해 나간다. 즉, 시시각각 변화한다. 우리에게 매우 중요한 것들이 위험을 받는다면, 그 위험, 상실 또는 보람 등을 우리 중심적으로 사고를 진행시키게 된다. 그 결과로 생긴 해석 또는 판단이 특수한 감정을 일으켜, 그 감정이 우리로 하여금 행동(Behavior)하게 하거나, 정지(후퇴)하게 한다. 또한 그 판단이나 해석(Cognition)에 따라, 우리는 투쟁하거나, 공격하거나, 접근하거나 또는 후퇴할 것이며, 투쟁은 불안에 의해, 공격은 분노에 의해, 접근은 호감에 의하며, 후퇴(또는 포기)는 슬픔에 의해 유발된다.
3) 모든 인간들은 정서적 불편을 느끼게 하는 자신만의 취약점이나 예민성을 가지고 있다. 이 취약점이나 예민성은 특수한 유발요인들에 의해 작동한다. 따라서 한 사람에게 괴로운 상황들이 다른 이들에게는 평범하게 느껴질 수 있다.
4) 스트레스를 주는 요인들은 정상적인 인지구조(Cognitive organization 또는 Cognitive structure)의 기능장애를 일으킬 수 있다. 위협에 직면했을 때, 극히 본능적이고 극단적이고, 자기중심적인 인지체계가 작동해서, 일방적인 타협을 허용하지 않는 극단적인 판단을 내리게 된다(Freud의 Primary Process와 유사하다). 이 때는 사고과정을 의지대로 통제할 능력을 잃게 되고 격렬하고 불합리한 생각을 줄일 수도 없게 된다. 동시에 집중력, 기억력과 판단력의 저하가 동반된다.
5) 성격구조에 따라 스트레스 요인들에 대한 예민성이 달라진다. 정신적 문제발생은 상당부분, 성격구조에 인한 특수한 취약성에 의한다.

6) 증상들 예를 들어 불안신경증, 우울증 등은 각기 고유한, 비정상적으로 상승된 인지체계의 활동결과이다(hyperactive schema). 이러한 질환들은 각기 고유의 인지구조와 그 인지결과로 행동이나 감정상태가 결정되며, 특수한 유발요인에 의해 증상을 나타낸다.
7) 스트레스 상황에서 부적응적(maladaptive)인 인지반응들이 서로를 자극하며 악순환을 일으키기도 한다. 자기중심적인 인지구조는 그 인지내용과 극단화현상(polarization)을 통해 우울증, 불안증, 편집 또는 다른 정신질환을 유발시킬 수 있다.
8) 정신적이나, 사회적 또는 상징적인 위협상황에서, 우리는 마치 신체적 위협상황 같이 반응한다. 즉, 싸우느냐 도피하느냐들의 반응이다(Fight or flight). 예를 들어 비난을 당하는 것 등.

〈 정상과 비정상 인지기전들의 연속성 〉

특수한 감정	특수한 감정	병적	
		상태	행동
슬픔 기쁨 두렵다 분노	상실 획득 위험 학대당했다	우울증 조증 불안증 의심/편집증	축소 확대 후퇴 공격

이상은 Aeron T. Beck의 저술에서 인용한 것이다.

기초적 인지치료 학설의 이해

The theoretical factors and Clinical understanding of the theories

문제들과 그 저변의 현상들

심리 · 정신적 문제들은 2개의 층(layers)으로 나누어 발생한다. 드러난 문제(overt difficulties)와 그 저변의 심리적 기전들(underlying psychological mechanisms)이다. 드러난 문제(overt difficulties)들이란 실제 삶에서 발생되는 문제들을 의미하며 예로는, 우울증, 자살생각, 도벽(shop lifting), 게으름증(procrastination), 대인관계 문제들, 비행기나 버스 등으로 여행할 수 없는 것 등이다.

저변의 심리적 기전(underlying psychological mechanism)들이란, 이런 드러난 문제들

을 발생하게 하는 심리적 결함을 의미한다.

이 저변의 심리적 기전들은 대개 한 가지(또는 몇 가지) 자신에 대한 불합리한 믿음들(illogical beliefs) 일 수도 있다. 예를 들어, 한 젊은 회사원이 친구도 없고, 일에 대한 걱정을 많이 하며 우울감을 자주 느끼며 "내가 하는 모든 일에 완벽하지 않으면, 나는 실패할 것이다."라는 믿음을 가지고 있다면, 이 믿음이 그의 드러난 문제들의 원인이다. 이 믿음은 그를 사회적으로 고립시키는데, 그 이유는 그가 만일 대인관계에서 우스꽝스러운 행동을 하면, 사람들이 그를 따돌림 할 것이기 때문이며, 그의 실수를 하는 것에 대한 공포(역설적으로 이 공포가 더 많은 실수들을 초래한다–performance anxiety)는 불안감이고, 열악한 작업능률을 초래할 것이다. 그의 우울증은 그의 사회적 고립과 자신의 임무를 다 하지 못한다는 자신의 생각에서 오는 것이다.

드러난 문제들

포괄적으로 보면, 드러난 문제들은 우울증, 열악한 작업능률, 비만증, 혼자 외출하지 못하는 공포증이다. 이것은 환자가 호소에 의해 드러날 수도 있다. 그러나 현미경적으로 본다면, 이런 문제들은 3가지 요소로 기술될 수 있다. 즉, 인지(cognitions), 행동(behaviors), 그리고 기분들(moods)이다. 예를 들자면, 한 신입은행원이 상사와의 문제가 있는 경우, 왜곡된 인지("내가 실수를 하면 저 사람이 날 해고시킬거야")와, 행동적 문제(beh vioral problem)들 즉 심장빈박(palpitation), 식은 땀, 지각 등과 부정적 감정들(Negative moods) 등이 발생할 수 있다. 이 3개의 요소들 모두가 대개는 저변의 기저들의 불합리한(irrational), 부적응적(maladaptive) 성향을 나타내는 것이다(그림 참조).

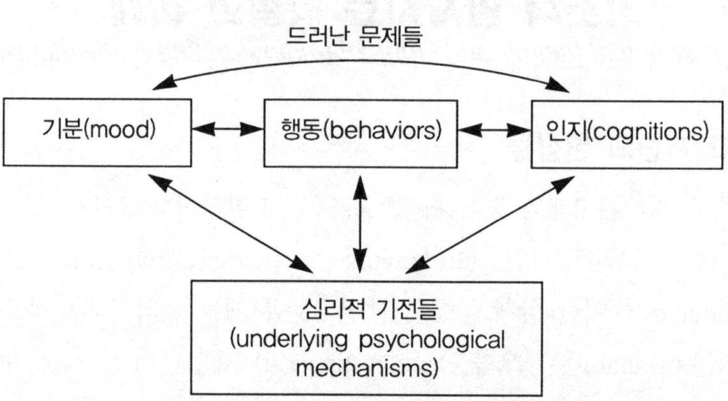

〈그림 : 심리적인 문제들의 2개층〉

1) 인지(Cognitions)

인지요소는 거의 모든 환자의 경우 발견할 수 있으며, 심지어는 인지들(Cognitions)과 관계가 없을 것 같은 문제들에서 발견된다.

Aeron Beck(1992)이 지적했듯이, 부정적인 감정상태들은 부정적인 자동생각들(negative automatic thoughts)과 연관이 있다. 예를 들면, 절망감을 느끼고 있는 우울증환자의 경우, 다음과 같은 인지(Cognition)을 보고할 수도 있다. "도저히 견딜 수 없다. 유일한 길은 자살 뿐이다."

자동화된 생각들(automatic thoughts)은 열악한 작업능률, 대인관계의 갈등, 과식증 등과 관계가 있다. 예를 들면 실험실에서 어떤 실험기구가 작동이 되지 않을 때, 그 연구원은 다음과 같은 여러 가지 생각을 했다. 나는 "절대로 이 문제를 해결할 수 없을 거야. 나는 실력이 없어. 해고 당할 거야. 내 분야에서 나는 절대 성공할 수 없어. 이 연구실에서 일하는 모든 연구원들이 나보다 더 능력이 있어." 이런 자기비판적 생각들이 실제의 문제해결을 못하게 했고, 대신 울면서 연구실 밖으로 뛰쳐나가게 했다.

인지(Cognition)는 생각들(thoughts) 외에 연상되는 장면들(images), 꿈들(dreams), 공상들(daydreams)과 기억들(memories)을 포함한다. 예를 들어, 어떤 군대의 일등병은, 그에게 기합을 준 상등병을 생각할 때마다 격심한 분노와 사람들이 피를 흘리는 강력한 장면들이 연상되었다.

2) 행동(Behavior)

3종류의 행동들이 인지치료에서 고려된다. 드러난 신체적 행동들(Overt motor behaviors), 생리적 반응들(physiological)과 언어적 행동(verbal behaviors)들이다.

드러난 신체적 행동들(Overt motor behaviors)은 과식증, 언쟁하는 것, 대중교통수단을 피하는 것 등이 그 예들이며, 생리적 반응(physiological reponses)들은 증가된 심장박동수, 식은땀, 어지러움증 또는 공황발작과 관계된 다른 증상들이 그 예들이다.

우울증과 관련된 생리적 증상들은 불면증, 식욕감소, 피로감 등이기도 하다. 우울증에서는 생리적 증상들이 환자의 자각증세 중에 크게 대두되지 않을 수 있지만, 불안증 환자들은 자주 이런 증상들에 대한 어려움을 호소한다.

문제가 되는 언어적 행동(verbal behaviors)은 빈번한 적개심이 섞인 강요들, 빈번하게 안심시켜 주는 말을 요구하는 것들, 또는 자살위협 등도 포함한다. 통증호소도 임상에서 흔히 볼 수 있다.

행동적인 문제들은 "문제성 있는", "비적응적인-maladaptive"들이라고 흔히 표현된다. 다른 표현으로 비합리적(irrational)이라는 표현은 흔히 인지(cognition)에만 쓰이는 말이지만, 행동을 표현하는데 쓰이기도 한다.

3) 기분 · 감정(Moods · Emotions)

이것은 환자가 객관적으로 경험하는 감정을 말한다. 정신적 문제와 연관이 있는 감정들은 전형적으로 부정적이며 불쾌한 감정들이다. 우울감, 불안감, 공황증, 지루함, 절망감, 분노, 질투심, 무력감 등이다. 우울증 환자들은 대부분 그들이 느끼는 감정들 때문에 치료를 원하며, 인지나 행동이 우울증의 중요한 요소들이라는 것을 모른다.

4) 이 세 가지 요소들 간의 상관관계

① 동시발생(Synchrony)

한 요소에 문제가 있으면, 다른 요소들에서도 문제가 발견된다. 저변의 문제들은 흔히 드러난 현상의 3가지 요소들 모두에서 문제를 일으킨다. 따라서, 우울증 환자는 밀접하게 연관된 인지(cognition)와 행동(behaviors)의 문제도 동시에 경험한다. 흔하지는 않지만, 이 동시발생성이 나타나지 않는 경우도 있다. 이것을 비동시발생적(desynchromous)이라고 볼 수 있다. 따라서, 심한 우울감을 느끼면서도 정상적 행동들의 유형과, 생리적 증상들이 유리될 때도 있다.

② 상호의존현상

인지, 행동, 감정의 세 가지 요소의 동시발생성(synchrony)은 한 요소에 변화가 생기면 파생적으로 다른 요소들에도 변화가 있을 것이라는 것을 의미한다. 이 상호의존현상은 〈그림 1-1〉에서 잘 나타나고 있다. 따라서 우울증환자의 활동량을 증가시킴으로 기분의 향상과 부정적인 생각의 감소를 기대할 수 있다.

인지(cognition)의 변화가 기분(moods)의 변화를 발생시킨다는 것이 Aeron Beck의 인지치료(Cognition Therapy)의 중심적 발상이다. 행동적(behavioral) 변화가 기분(moods)의 변화를 일으킨다는 것은 Lewinsohn의 행동치료와 공포증에서의 노출치료의 기본적 발상이다. 세 요소들의 상관관계가 이러한 치료들을 가능하게 한다.

인지, 행동, 감정의 상관관계는 우울증을 치료하는 임상가에게 특히 중요하며, 그 이유는 인지행동치료자들이 아직까지는 감정을 직접적으로 치료하는 치료법을 개발하지 않았기 때문이다. 따라서 행동, 인지의 변화로 감정(mood)의 변화를 유도한다. 상관관계학설은 Lewinshon 그리고 Munoz 등에 의한 우울증 치료의 연구에서도 확인되었다. 즉, 우울증 환자들을 인지치료, 행동치료 또는 대인관계기술치료 등으로 치료했을 때 이 세 가지 요소들에게서 이 모두 유사한 치료반응을 보였다.

저변의 심리적 기저들

심리 · 정신적의 저변기저들의 결함 또는 문제들이 환자의 드러난 문제들(overt problems)을 발생하게 한다. 저변의 심리적기저들을 직접, 그리고 객관적으로 측정할 수 있는 방법은 없다. 그 결과, 저변의 인지(cognition)에 대한 치료자의 의견은 가설일 뿐이다.

저변의 믿음들(underlying beliefs)은 자주 "만약, 그렇다면–"의 방식으로 표현된다. 예를 들면 "만약 사람들이 나를 인정하고, 존중하면, 나는 행복할 것이다." 또는 "만약 사람들이 원하는 대로 해주면, 나를 인정해주고, 원하는 만큼 나를 존중해 줄 것이다.", "만약 내가 대단한 성공을 하면, 다른 사람들 모두가 날 인정할 것이다." 등이다.

그러나, 때로는 그 저변의 믿음들(beliefs)이 더 간단해서 한 마디로 표현되기도 하는데, 그 예는 "나는 가치가 없는 인간이다.", "아무도 나를 알아주지 않는다.", "나는 해낼 수 없다." 등이다. Young(1987)은 인격장애자들이 이런 무조건적 믿음들(unconditional belief)을 가지고 있으며, 이것은 그들의 초기 미적응적 생각(EMS, Early Maladaptive Schema)을 표현한다고 제안했다. 이런 생각들은 다른 조건적 믿음들(conditional beliefs)보다 변화시키기 어렵다는 것을 예상할 수 있다.

때로는 환자의 중심적인 문제가 저변의 믿음의 표현으로 보기가 어려울 때가 있다. 예를 들면, 충동적이고 난폭한 사춘기 소년의 문제는 문제해결기술(problem–solving skills)의 부족이 중심적 요소일 수도 있다. Linehan의 연구에 의하면, 이런 문제해결기술의 결함이 자살행동의 저변에 존재한다는 것을 제안했다.

치료자는 이 저변의 기저들에 대해 한 개의 분명한 문장으로 압축시키고 싶어하지만, 쉽지 않은 일이다. 기전의 여러 가지 변형, 외부상황에 따른 변화, 거기에 따른 인지, 행동, 감정들의 변화가 저변 기저에 주는 영향들 등에 의해 매우 복잡해질 수 있다. 또는 그 환자가 몇 개의 문제들을 동시에 가지고 있을 수도 있다. 이 때는 대부분의 경우, 한 개의 중심적이고 압도적인 문제가 있고, 다른 문제들은 어느 정도 덜 중요하다고 생각해도 좋다.

이런 저변의 불합리한 믿음들(irrational beliefs)을 제거할 수 있는가는 매우 흥미로운 질문이다. 자동적 생각(automatic thoughts)이나 불합리한 믿음들(irrational beliefs)을 토론할 때, 다수의 환자들은 다음과 같이 말한다. "나는 내가 가치가 없는 인간이 아니다라는 것을 알고 있어요. 그렇지만 계속해서 나는 이런 가치가 없고 못났다는 느낌에 굴복하곤 해요." 이런 환자들은 자신들의 병적인 믿음들에 대응하는 다른 생각들을 가지고 있어서, 그것들을 발견하려고 노력을 기울인다면, 그런 건강한 생각들을 발견해낼 수가 있다.

다른 환자들은 중심적인 병적인 믿음들(core beliefs, central pathological beliefs)에 대응하는 재료를 전혀 그들의 마음에 가지고 있지 않다. 치료자가 그들이 가치가 없는 사람이 아니라고 제안하면, 그들은 다음과 같은 말을 한다. "그 하신 말씀에 일리가 있지만, 저는 거기에 대해 전혀 어떤 느낌도 들지 않습니다." 이런 환자들의 자기개념(self-concept)이나 세계관(worldview)의 전부가 그들의 잘못된 믿음(irrational beliefs)에 의해 결정되어졌지만 자신이 감지할 능력이 없어 보인다.

Young은 이런 병적인 자기감지(self-sensor)는 인격 장애 환자들의 결정적인 특징이라고 주장했다. 당연히, 선택할 수 있는 건강한 인지체계(cognition-system)들을 가지고 있지 않은 환자들의 치료는 그만큼 더 어렵다. 이 경우 치료자의 임무는 환자가 그런 생각들을 찾도록 가르치는 게 아니고, 아주 전혀 다른 체계들을 만들어 내게 하는 것이다.

1) 예를들면

저변에 있는 중심적 문제(core belief)가 드러난 문제들을 일으키는 것은 다음의 예에서 잘 나타난다. 어떤 신문기자는 우울증, 사회적 고립과 과식증이라는 세 가지 문제를 가지고 있었다. 이 드러난 문제들은 저변의 심리적 문제 즉 중심적 믿음(core belief)에 의한 것이다. "누구든지 나를 잘 알게 되면, 내가 얼마나 혐오스러운 사람인가를 알게 되고 나를 따돌림할 것이다."

이런 믿음이 그를 사회적으로 고립시켜서 그로 하여금, 여러 가지 의미 있고 재미있는 활동들(긍정적 강화요소들: positive reinforcers)의 기회를 놓치게 하고, 이것이 우울감을 유발시키며, 다음과 같은 생각을 하게 한다.

"내가 친구들이 없다는 사실은, 내가 얼마나 인기가 없다는 것을 증명한다." 외로움과 우울감을 이겨내기 위해 그는 더 많이 먹고, 비만증에 걸린다. 비만증은 그의 따돌림에 대한 공포를 더 심하게 한다.

2) 공통적 저변의 기저들

인지치료자와 정신역동학적치료자들은 우울증의 저변의 기저로, 2가지 종류의 불합리한 믿음들(irrational belief)이 있다고 제안했다. 즉 자율성(autonomy)과 사회적의존성

(social dependency)이다.

자율성에 문제가 있는 사람들은 독립성, 성취, 자신의 가치성을 느끼게 하는 성취 등을 통해 우울증이 호전된다. 그들은 "내가 아주 성공적이고, 많은 것을 성취해야만 가치 있는 인간이 된다."라는 믿음을 또는 그것과 비슷한 믿음을 가지고 있다.

우울증 증상들은 그들이 실패를 경험할 때 나타나며, 우울해지면 그들은 자신들을 탓하며, 자신을 강하게 비난한다.

의존성에 문제가 있는 사람들은 스스로의 존재가치를 느끼기 위해서는 사람들에게 사랑을 받고 호감을 갖게 하고 인정을 받고 존중받아야 한다. 그들은 다음과 같은 믿음을 가지고 있다. "사랑받지 못하면, 나는 가치가 없는 인간이다." 이 경우, 우울증 증상은 다른 사람들에게서 배척당하거나, 또는 다른 대인관계 문제들에 의해 발생하며, 우울해지면, 이들은 외로움을 느끼고, 따돌림 당했다고 느끼며, 다른 사람들에게 어떻게 잘 보일까에 집착을 한다. 이것은 인정받는 것과 사랑받는 것, 그들이 잘 살기 위한 것에 절대적으로 필요하다는 믿음에서 직접적으로 파생된 것이다.

Beck(1985)은 불안증 환자들은 자신들이 위험상황들의 대응능력이 취약하며, 위험을 대처할 수 없다는 믿음을 가지고 있다고 했다.

Geoffrey Young(1987)은 초기부적응적 믿음들(EMS, Early Maladaptive Schema)을 4개의 그룹으로 제안했다(도표 1-2).

초기 부적응적 믿음들
EMS(Early Maladaptive Schema)

자율성(Autonomy)

1) 의존성(Dependency)

혼자서는 기능을 할 수 없어서 지속적으로 다른 사람들에게 의지해야 한다는 믿음.

2) 희생 : 개인화의 부족(lack of individuation)

다른 사람들의 욕구를 충족시키기 위해 본인의 의도 또는 타율적으로 자신의 욕구를 희생하는 것 결과적으로 자신의 욕구들을 인지하지 못한다.

3) 위험 · 질병에 대한 취약성(Vulnurability)

재앙이 언제든지 일어난다는 공포(천재지변, 범죄에 의한 질병, 경제적 재앙).

4) 자기조절 상실에 대한 공포(fear of loosing self-control)

자신의 행동, 충동, 감정들, 마음, 신체에 대한 조절을 타의에 의해 상실하는 것에 대한 공포.

친밀감(Connectedness)

1) 감정적결핍(Emotional deprivation)

자신의 필요한 보살핌, 공감, 애정 그리고 존중감이 타인에 의해 충족될 수 없다는 예상.

2) 배척/상실(abandonment/loss)

가깝고 중요한 사람을 곧 잃어버리고 영원히 외로울 것이라는 공포심.

3) 의심(mistrust)

다른 사람들이 그들에게 상처를 입히고, 학대하고, 속이고, 거짓말하고 조작하고 이용할 것이라는 기대감.

4) 사회적 고립/따돌림(social isolation/alienation)

자신이 세상으로부터 고립되었고, 다른 사람들과 다르고, 그가 속한 집단과 사회에 어울리지 못한다는 느낌.

가치성(worthiness)

1) 결함(Defectiveness/unlovability)

자신의 내부적인 결함이 있어서, 만약 다른 사람들이 알면 근본적으로 자신을 싫어할 것이라는 느낌.

2) 사회적인 매력의 결핍(social undesirability)

자신이 외면상으로 다른 이들에게 매력이 없다는 믿음(추하게 생겼다. 사회적으로 매력이 없다. 하층 계급이다. 대화를 잘 못한다. 무디고 지루하다).

3) 무능력/실패(Incompetence/failure)

자신이 성공할 수 없고(학교, 직업 등), 다른 이들에 대한 일상적 의무를 다할 수 없고 또는 우유부단하다는 믿음.

4) 죄의식/처벌(Guilt/punishment)

자신이 도덕적으로 그르거나 무책임해서 강한 비판과 처벌을 받아야 한다는 믿음.

5) 창피/당혹(shame/embarrassment)

자신의 부족함을 다른 사람들이 용납하지 않을 것이며, 다 알고 있다고 생각해서 느껴지는 반복되는 창피함 또는 자기인식.

한계와 기준(Limits and Standard)

1) 타협할 줄 모르는 기준(unrelenting standard)

행복감, 즐거움, 건강, 성취감 또는 만족한 대인관계를 다 포기하더라도 끝없이 더 많은 성취를 하려는 성향.

2) 특권의식, 한계가 없는 요구(Entitlement, insufficient limits)

자신이 원하는 대로 즉각 행동하고, 말하고 소유해야 한다고 주장하는 것. 다른 사람들이 충분하고 적합하며, 참을성이 필요하다고 생각하는 것들을 무시하거나, 자기조절이 부족한 것.

3) 외부적 요소들의 기능(Role of environmental factors)

비기능적인(dysfunctional) 인지들, 행동들, 감정들 또는 저변의 비합리적 믿음(irrational beliefs)들은 그 자체가 문제의 원인은 아니다. 환경적요소(Environmental factors)들이 강력한 역할을 한다. 예를 들어 어떤 사람이 "내가 사랑받지 못하면 나는 가치가 없는 사람이다."라는 믿음을 가지고 있는 경우, 그가 매일 충분히 사랑받고 있으면, 그는 아무 문제도 갖지 않게 된다. 그러나 그의 아내가 배신을 하고 떠나면, 그는 우울증과 절망과 자살행위로 함몰될 수 있는 것이다. 비슷한 예로, 어떤 사람이 "나는 외로움을 이겨낼 수 없어."라고 믿는 사람의 경우, 그는 체계가 잘 잡힌 사이가 좋은 사람들이 있는 직장에서는 문제없이 잘 지내지만, 퇴근해 집에 와서 혼자 지내고 친구도 없는 상황에서는 문제가 생길 수 있다. 따라서 상황적(situational) 또는 환경적(environmental) 요소들이 저변에 있는 믿음들을 유발시켜 드러난 문제들을 발생시키게 한다.

Beck의 인지원리에 의하면, 우울증과 불안증의 발생에 있어서, 저변의 불합리한 믿음들(irrational belief)이 장기간 지속되는 것이 원인이 된다고 했다. 이 학설에 의하면, 이들 믿음들은 습관 같은 태도(attitude)라서 비교적 변화가 없이 평생 지속된다.

이 믿음들은 잠재적으로 남아 있지만, 어떤 삶의 경험(critical life event)이나, 경험(experience)에 따라 활성화된다. 예를 들어, "나는 극히 성공적이지 못하면, 가치가 없는 사람이다."라고 믿는 사람은 평상시에는 잘 지내다가 승진에 실패할 경우, 자긍심의 손상과 우울증을 경험하게 된다.

이상은 독자들의 인지치료의 기초적 견해들의 이해에 도움이 되고자 간추려 놓은 내용이지만(주로 Beck의 학설에 의해), 다른 문헌들을 통해 인지행동치료의 학술적 기초들에 대해 더 학습하기를 바란다.

2장

믿음들을 발견하는 법

환자에게 인지행동치료의 기본을 이해시키고 교육시키는 과정

인지치료는 생각에 초점을 맞춘다. 즉, 환자의 믿음, 태도와 인지에 집중을 하는 치료이다. 따라서 인지치료의 첫 단계는 환자들에게 '생각(thoughts)'의 중요성을 깨우쳐 주는 것이다. 치료자는 환자들에게 믿음, 가치관, 생각의 유형(schemata)이 감정과 행동에 강력한 영향을 줄 수 있으며, 동시에 반대로 작용(감정과 행동을 없애주는)을 할 수 있다는 것을 보여 주어야 한다. 이것은 쉬운 일이 아니라서 이런 원칙들을 설명하기 위해서는 체계적인 방법이 필요하다.

환자들이 인지치료방법을 실행하기 전에 자신의 믿음이 문제와 직결되어 있다고 믿어야 한다. 그들은 유전인자, 부모와의 힘들었던 관계, 상처로 점철된 아동기, 악운, 고약한 사람들, 무식한 사회, 무능한 정부 등에 자신의 문제의 원인을 찾으려 한다. 주위의 모든 사람과 모든 것들을 핑계로 삼지만, 자신의 인지과정만은 자신의 문제의 원인에서 제외시킨다. 그 이유는 분명하다. 생각은 아주 빠르게 진행되기 때문에 자신이 생각을 하고 있다는 것조차도 알아차리지 못한다. 그들이 알아차리는 것은 주위에서 일어나는 원인(trigger)들-이것들은 구체적이고 금방 알아낼 수 있기 때문-과 거기에 따른 감정의 반응(-이것은 강력하게 느껴지기 때문-)뿐이다. 스쳐 지나가는 희미한 생각들은 이 와중에서 무시당한다. 따라서 자신들의 머릿속에 있는 은밀하게 속삭이는 생각들이 주범이라는 것을 깨닫기에는 또는 그것을 믿게 되기까지는 많은 설득이 필요하다. 그러나 이런 설득들은 환자들이 인지치료에 협조하게끔 하기 위해서는 절대적으로 필요하다.

인지치료의 기초적 공식을 가르치는 법

인지치료의 핵심적 개념을 가르치는 가장 빠르고 직접적인 방법은

첫 번째, 치료시간을 교육에 사용하는 방법

① 한 시간 정도 '사람들이 왜 어떤 감정들을 느끼게 되고, 어떻게 행동하는가?' 에 대해서는 두 개의 상반된 학설이 있다고 설명한다.

② 옛날의 학설은 그것들이 주위환경에 인한다는 것이라고 설명하면 환자들은 이 학설이 옳다고 믿는다.

③ 다음에는 신학설을 설명한다. 생각이 사물자체보다는 사물자체에 대한 생각이 감정을 유발시킨다는 학설을 설명한다.

④ 두 학설을 비교 설명한다. 주위환경이 여러 가지로 해석될 수 있고, 우리가 그것들을 이해하는 것이 환경 자체가 아니고 상황이 가장 중요하다는 것을 설명한다.

다음을 복사해서 환자들에게 나눠주고 설명한다.

인쇄물〉

『문제를 극복하기 위해서는 원인을 알아야 합니다. 이것은 당연한 것 같지만, 우리들은 대부분 부정확한 방향으로 원인을 찾으려다가 지쳐서 이 문제는 해결책이 없다는 결론을 내리곤 합니다. 정신적인 문제도 마찬가지입니다. 원인을 정확하게 알아내지 못하면, 엉뚱한 곳에 노력하다가 효과도 없이 지쳐버립니다. 그렇지만 어떻게 원인을 찾을 수 있을까요? 다음의 두 가지 공식을 배워 보겠습니다.

옛날학설　　A ————→ C

A = Activating Events(증상, 감정들을 유발시키는 사건들)

C = 감정 또는 행동(C는 A의 결과입니다)

다음 장면을 연상해 보십시오.

일요일 오후, 편안한 거실에서 신문을 읽고 있는 중이라고 상상을 하십시오. 그러다가 갑자기 불안감을 느낍니다. 공포감이 강력하며 사실처럼 느껴집니다. C를 분명히 즉각 느끼고 있고, 이를 알아차립니다. 느껴지기 때문입니다. 가슴이 두근거리고, 숨이 가빠지며, 덥게 느껴지고, 땀이 납니다. 일어나서 서성거리고 싶습니다. 아주 뛰어다녔으면 하고 느껴집니다.

이 장면을 위의 공식에 대입해 보면 C는 공포입니다. 의자에 앉아 있기도 힘들고, 도망갈 곳도 없고, 무엇으로부터 도망쳐야 할지도 모릅니다. 물론 이 C는 분노, 슬픔, 공황감, 좌절감일수도 있습니다. 이 일요일 오후에 여러분의 마음속에 떠오르는 질문은 "왜 갑자기 무엇 때문에 겁이 난 것일까?"하는 것입니다.

옛날 학설에 의하면, 그 원인은 A, 즉 환경에 원인이 있습니다. 캠코더로 촬영을 해 보기로 하지요. 소리, 사물들, 거실의자에 앉아 있는 자신의 모습 등... 캠코더로 촬영한 장면들에는 해석도 없고, 감정도 없는 그냥 사진장면들 뿐입니다. 옛날 학설에 의하면, 이 장면들을 자세히 보면 A를 찾을 수 있고, A를 없애면 C도 없어진다는 것입니다. 이 학설은 잘 알려져 있어서, 사람들은 흔히 "당신이 나를 화나게 한다.", "그 사람이 나를 불편하게 했다.", "그 소식이 나를 우울하게 했다." 등인데, 이 A들이 내 안에 C를 만들어냈다는 것입니다. 이것은 상식이 되어버렸습니다만, 이것이 과연 사실이고 옳은 것일까요? 틀렸습니다. 외부의 일들은 우리에게 무력합니다. 외부의 일들을 알아차리는 것은 우리들 자신입니다. 눈을 감고, 귀를 막으면, 외부의 일들은 사라집니다. 우리가 볼 수 없고 알아차릴 수 없는 대상은 우리로 하여금 웃거나, 울거나, 도망가거나, 노래 부르고, 춤추게 할 수가 없습니다. 외부의 사물들은 마력이 없습니다. 즉, 우리 머릿 속으로 마술을 부려 몰래 스며들어와 온갖 현상을 일으키는 것이 아닙니다. 우리의 감각을 어둠 속에서 기다리고 있을 뿐입니다.

정답은 다음과 같은 공식에서 찾을 수 있습니다. Albert Ellis가 만들었습니다.

$$A \longrightarrow B \longrightarrow C$$

여기서 B는 인지, 믿음, 태도 등입니다. 또한 어떤 사물과 처지에 대한 우리의 믿음이며, 생각, 연상, 상상, 감지, 결론, 해석들인데, 우리가 A에 대해 우리 자신들에게 말해주는 것들입니다. 즉, B는 우리의 두뇌(brain)입니다. B는 두뇌가 흩어져 있는 정보를 어떤 유형(pattern), 형식(schemata), 주제(themes), 설명(stories) 등으로 어떻게 바꾸는 것인가를 설명해 줍니다. 우리의 감정들과 행동들은 이 공식에 의해 이해할 수 있습니다. 따라서 A만 쳐다보지 말고, 자신들에게 A에 관해 무엇을 이야기해 주는지 또 이를 어떻게 받아들이는가를 보아야 합니다.

예를 들어보겠습니다.

A = 철수의 상사가 철수를 자기 사무실로 불러다 보고서를 늦게 제출했다고 비난했습니다.

B = 철수는 스스로에게 그 비난이 불공평하다고 말했습니다. 왜냐하면, 다른 직원이 type를 늦게 쳤기 때문입니다.

C = 철수는 화가 났습니다.

A, 즉 상사의 비난이 철수를 화나게 한 것 같지만, 사실은 철수가 그 비난을 어떻게 믿었는가가 중요합니다. 만약 철수가 그 비난이 정당하다고 믿었다면, 죄의식을 느꼈거나, 걱정이 되었겠지만, 철수의 두뇌가 그 비난이 '불공평하다' 는 믿음을 만들어냈기 때문에 화가 난 것입니다.

다른 예를 들어 보겠습니다.

A = 영희가 거울에 자신의 몸매를 비추어 봅니다.

B = 뚱뚱하다고 생각했습니다.

C = 우울해졌습니다.

여러분은 거울에 비추어진 뚱뚱한 몸매가 범인이라고 생각할 것입니다. 그것을 보고 우울해지지 않을 사람이 있겠습니까? 하지만 자세히 보면, 영희는 우선 이상적인 몸매를 정해 놓고 자신이 그 몸매에 가까워져야 한다고 믿었기 때문입니다. 그 몸매에 가까워져야 한다는 믿음의 원인을 알 수 없는 일입니다. 영희는 아마도 자신이 상상하는 몸매의 선을 그려놓고, 자신의 체중이 거기에 맞지 않는다고 믿고 나서, 이 선에 들어가지 못하는 것이 아주 잘못된 것이라고 믿었던 것입니다. 실제로 거울에 보이는 것은, 영희 머릿

속에 박혀 있는 믿음에 비하면 아주 약한 것이지요. 영희의 두뇌가 그녀를 우울하게 한 것이지 체중이 아닙니다.

또 다른 예를 들어 보겠습니다.
A = 철수가 배에 통증을 느꼈습니다.
B = 위암일지 모른다고 생각했습니다.
C = 갑자기 강한 공포감을 느꼈습니다.

만약 철수가 운동을 과격하게 해서 배에 통증을 느꼈다고 생각했다면 오히려 그 통증 때문에 만족감을 느꼈을 것입니다.

분만에서 오는 통증은 어떤 병에서 오는 통증보다 강력하지만, 하나는 생명을 만드는 통증이고, 다른 하나는 생명을 파괴하는 통증이지요.

이상의 예를 들면, 환자들은 A → B → C 공식이 자신들의 증상, 감정의 원인이라는 것을 알게 된다. 하지만, 아직도 비판적일 수 있고, 특히 치료초기에는 인지치료에 대해 잘 알지 못하기 때문에 그들의 생각을 치료초기부터 고치려는 것은 역효과를 낸다. 하지만 A→B→C 공식이 쓸모가 있다는 것만큼은 인정하게 해야 한다.

믿음이 감정을 만들어낸다는 증거를 제시하는 방법들

설득 · 교육은 중요하지만, 인지치료에 환자들이 적극 협조하게 하기 위해서는 증거가 필요하다. 대부분은 A→C라는 것을 굳게 믿고 있어서 치료자의 권위 하나로는 되지 않는다.

첫 번째 방법 = 지금 당장 감정을 만들어낸다.

치료자도 환자에게 자신의 주위 환경과 아동기나 또는 약을 먹지 않고, 즉각 자신들을 행복하거나, 슬프게 만들 수 있다는 것을 보여준다.

다음을 연상하게 한다. "한여름, 해변가… 아름답고, 편안하고, 따뜻하고 상쾌한 장면"을 환자에게 연상시킨다(오감을 다 동원한다).

환자가 평온함을 느꼈다면, 그것은 자신이 평온한 연상을 했기 때문이고, 환자가 앉아 있는 곳이나, 무의식적으로 환경에 변화가 있었다고 설명한다. 오직 자신의 생각들만 변화한 것이다. 만약 평온함이 안 느껴졌다면, 그것은 자신이 "아닌데, 난 병원의자에 앉아 있을 뿐인데…", "말도 안 돼. 지금 밖은 겨울인데 따뜻하다니…" 등을 생각했기 때문일 수도 있다고 설명한다.

어떠한 장면은 감정을 만들어내지 않는다. 생각이 감정을 만들어 낸다고 설명한다. 자신의 생각이 자신의 원하는 어떠한 감정도 만들어 낼 수 있다고 설명한다. 즉, "내가 마지막으로 해변가를 걸었을 때는 내 애인이 다른 남자에게 가기 전에 마지막으로 걸었을 때인데…", 또는 "독이 있는 불가사리가 발을 물면 어떻게 하지…" 등을 생각하면, 분노와 공포가 느껴지겠고, (이런) 감정들을 만들어 내기 위해서는 자신들이 만들어내는 생각에 초점을 맞추면 되는 것이다.

두 번째 방법 = 다른 사람의 B를 바꾸는 것을 상상한다.

다음 역시 생각이 얼마나 강력한 것인가를 보여준다. 철수의 예를 들어본다. 철수는 모든 면에서 평범하고, 정상적인 남자로 "지구가 둥글다."고 생각하는 사람이라 철수에게 "지구가 평평하다는 생각"을 들게 만드는 약과 "나는 모든 사람이 나를 좋아해야만 행복할 수 있다"는 생각을 들게 만드는 약을 발명했다고 가정하고 철수에게 이 주사약를 놓고 변화를 관찰하는 예이다(다음의 변화를 관찰할 수 있을 것이다).

변화 〉

① 계모임 – 어색하고, 말도 잘 못하고, 조심스러워하다 망친다.
② 부인과의 sex – "당신이 피곤하면 내가 이해할께."
"이렇게 하면 좋아?" 하고 끊임없이 질문한다.
③ 거절을 못해 보증은 자주 서고, 돈을 빌려주고 못 받는다.
④ 발기부전
⑤ 위궤양
⑥ 퇴근을 늦게 한다(일한다).
⑦ 사회공포증

결론은, 사람들로 하여금 자신을 좋아하게 만드는 대신 그 반대 효과가 나타난다. 바보처럼 행동하게 하고, 겁쟁이로 만들고, 자신을 잃고, 다른 사람들이 원하는 대로의 모습으로 변해 간다. 물론, 이런 약들을 발명해 내진 못했지만 "생각들"은 주사 놓은 것 같이 순식간에 아주 깊숙이 파괴적으로 사람들 두뇌에 박히는 것이다.

세 번째 방법 = 꿈, 최면 상태를 설명

네 번째 방법 = 신체적 증거

다섯 번째 방법 = 환자 자신의 경험

환자들에게 아주 충격적이거나, 괴로운 일에 대한 기억을 상기하라고 한다(하지만 지금은 그렇지 않은 일들). A와 C를 지적하라고 한다. 그 때 자신들이 어떤 생각을 했고 지금은 어떠한지 그 차이점을 설명하도록 한다.

여섯 번째 방법 = B를 바꾸면, C가 바뀌어진다

A-B 예를 준다. A는 고정시키고를 바꾼다.

예 〉

① 직원식당에 앉아 있다. 다른 직원들이 소근대다가 자신을 힐끔 힐끔 본다. -

② 장난감 뱀이 옆에 있다. -

예 〉

A = 친구와 약속이 있는데 친구가 한 시간 반이나 늦는다.

C = 걱정이 된다. B? = "사고?"

C = 화난다. B? = "무시당했다"

C = 우울하다. B? = "내가 보잘 것 없다고 생각하겠지."

일곱 번째 방법 = 감정을 직접 만들어낸다.

① 생각을 바꿈으로서 감정을 바꾸는 연습을 시킨다(과제로 내준다). 환자에게 스스로를 행복하게, 약간 슬프게, 재미있게, 자랑스럽게, 자신감 있게, 안전하고 평온하게 느끼도록 연습시킨다(하루에 다섯 번).

② 좀 이상하게 행동하는 사람들을 생각해내고 그들이 어떤 생각을 하길래 그렇게 행

동하는가를 생각해 보라고 한다.

환경적인 요소의 힘, 과연 "강력한가?"

A-B-C를 잘 주지시켜 놓아도 환자들은 아직도 A 즉 환경적 요소의 힘이 아주 강력해서 자신들의 감지나 인지를 능가한다고 믿는다. 예를 들면, 주위의 실제 환경, 유아 및 아동기의 경험, 신체적인 요소, 무의식, 유전요소 등이 강력하다고 믿는다.

A는 강력하지만, A는 유발인자이거나 자극일 뿐이지 사람들을 조종하지는 못한다. 즉, 사람들로 하여금 행동에 영향을 끼치지만, 행동하게 하지는 않는다.

방법 〉

① 비참한 아동기를 극복한 사람의 예를 들어준다.

② 생각과 태도가 극심한 신체장애를 극복한 사람의 예를 든다.

예 1) 2차 대전시, 독일군에 집단 학살당한 러시아 마을의 유일한 생존자 소녀 : 치료 후, 불안감과 우울증이 사라진다. 즉, 이 환자는 이미 일어난 일을 받아들이고, 과거에 묻기로 했고, 착한 사람에게도 나쁜 일들이 생긴다는 것을 받아들였다. 받아들이는 것 이것이 열쇠였다. 자신의 잘못이 아니었고, 자신은 희생자에 불과했고, 그 사건을 방지할 수도 없었고, 가장 중요한 것은 이 우주는 자신이 원하는 대로 되지 않는다는 것을 받아들였다. 인간은 놀라운 적응력을 가지고 태어난다.

예 2) 휠체어로 마라톤을 뛴 남자 에너지와 그 정신. 아직도 장애자이지만, 그의 혼은 장애를 벗어났고, 그의 장애를 무색하게 했다.

A의 힘을 약하게 받아들이게 하는 그 자체가 치료적이다. 외상후스트레스장애(PTSD) 환자들은 무력감이 그 고통의 원인인데, 그것은 자신의 힘으로 어쩔 수 없는 힘에 의해 상처받았기 때문이다. 무력감에서 벗어날수록 A의 힘이 약하게 느껴진다.

A가 모든 것이 아닙니다

인간으로서의 가치와 삶의 보람은 행복한 아동기, 경기에서 이기는 것, 혹은 평온하고 안전한 생활을 사는 것이 아니다. 또한 산더미 같은 돈이나, 명성, 고통보다 훨씬 더 많은 쾌락, 또는 죽어서 천국에 간다는 것들도 아니다.

삶의 참된 보람은 우리의 전부를 목표의 달성을 위해 바치는 일이다. 미숙한 사람은 눈앞에 있는 득실만 볼 수 있지만, 삶의 고통을 아는 사람은 장기적인 보람을 찾는다. 앞에 소개된 유일한 생존자 소녀나, 장애인 마라톤선수의 보람은 즉각적인 보람보다 더 위대한 것이다.

우리의 모든 힘과 능력, 그리고 전부를 마지막까지 다하여 성공하든지, 또는 노력하다 죽든지, 전부를 다 바치는 것이 삶의 진정한 보람이다.

목표가 무엇인가가 중요한 것이 아니고, 그것을 향한 투쟁이 삶의 아름다움이다.

믿음(BELIEF)들을 발견하는 방법

기본적인 A → B → C는 간단하지만, 환자들로 하여금 실제 생활에 응용하게 하기는 쉽지 않다. 그들에게 정확한 B를 발견하기란 쉽지 않다. 대부분은 첫 번째로 떠오르는 생각에 매달려 헛수고만 할 뿐이다.

정확한 cognition을 발견하기 위해서는 B가 수많은 정신내부의 과정을 의미한다는 것을 알아야 한다. 다음의 목록을 환자들에게 주어서 cognition이 얼마나 광범위한 것인지를 깨닫게 해야 한다.

방법 〉

1) 스스로에게 얘기해 주는 것
2) 자긍심(pride)
3) 감지(perception)
4) 선택적인 주의성(selective attention)
5) 선택적인 간과(selective inattention)
6) 이유를 대는 것(attribution)
7) 명칭을 다는 것(labels)
8) 설명(explanation)
9) 설명하는 style

10) 범주들(categories)
11) 인지 지도(cognitive maps)
12) 자신에게 요구하는 것(self-demand)
13) 삶의 주제들(life themes)
14) 정신적인 연상(mental associations)
15) 인지 조건반응(cognitive conditioning)
16) 자기 개념(self-concept)
17) 연상(images)
18) 선택적 기억
19) 의미를 부여하는 것(gestalt patterns)
20) 판단(judgement)
21) 결론(conclusions)
22) 자가 지도(self-instruction)
23) 추측(assumptions)
24) 내면적인 대사(internal scripts)
25) 이상화된 인지적인 표본들(ICMS:Idealized Cognitive Models)
26) 정보처리(informational processing)
27) 언어적인 기초(linguistical prototypes)
28) 유형의 연결(pattern connections)
29) 뇌의 조직적인 측면(brain organization)
30) 인지적 유형(cognitive schemes)
31) 의미가 있는 상징(gestaltens)
32) 원초적 방식(primary modes)

환자들은 이러한 B들은 도미노처럼 여러 가지들이 차례로 일어날 수 있다는 것을 알아야 한다. 여러 가지 B들의 연결과정 끝에 힘이 모아져 드디어 감정을 느끼게 하거나 행동하게 하는 것이다.

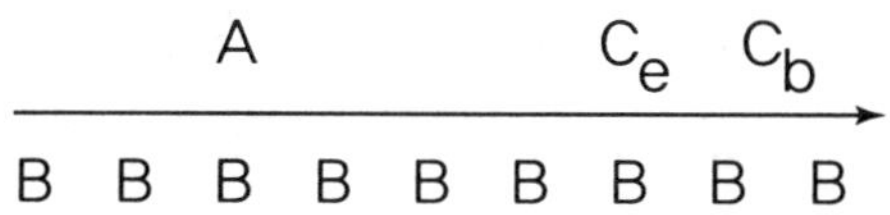

A = 활성화시키는 사건이나 자극(Activating events or stimuli)
B_S = 여러가지의 믿음(beliefs)이나 인지
C_e = 감정적 반응(Emotional reactions) – 우리가 느끼는 것들
D_b = 행동적 반응(Behavioral reaction) – 우리가 하는 행동들

기 대 *(Expectations)*

원칙

어떤 B는 A 이전에 이미 발생한다. 기대라는 것은 환자들의 삶에 대한 철학이나 또는 세계관 등인데 환자들이 A를 어떻게 받아들이는가에 중요한 영향을 준다.

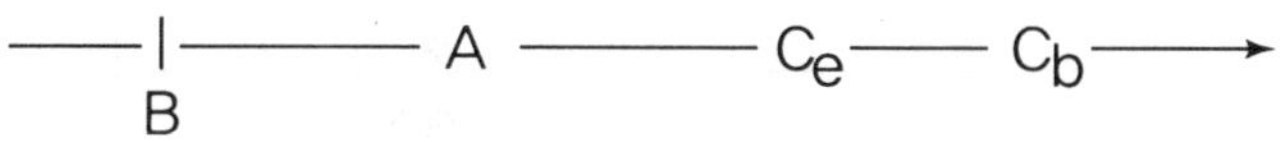

기대하는 것은 환자들이 자신들과 타인들 그리고 이 세상 자체에게 요구하는 것이다. 때로는 잣대와 같아서 스스로의 실패나 성공을 결정하는 표준이며 스스로가 어떻게 잘 해나가는가의 표준이 된다. 환자들의 자신이나 타인들이나 이 세상에 대해 너무 높거나 낮은 기대를 의미하며, 환자들이 스스로가 그 기대에 맞게 잘 해야 한다고 생각한다면 그 기대는 요구(demand)가 되는 것이다.

흔히, 비현실적인 기대가 환자 문제의 유일한 원인이 될 수도 있다. 완벽주의자는 자신에게 불가능한 요구를 하기 때문에 늘 자신들이 실패만 한다고 느낀다. 성적이 나쁘면 자살을 생각할 만큼 우울해지기도 하고, 스스로의 내면적인 현상을 조절하지 못하며 또한 죽고 싶을 만큼 우울해지기도 한다. 예를 들면, 광장공포증 환자는 "나는 불안해지면 안 돼! 불안해지면 즉각 극복해야지."하는 것이다. 어떤 환자들은 타인들이 올바르게 행동하기를 기대하고 타인들이 그렇지 않기 때문에 항상 분노에 차게 되는 것이다. 어떤 우울증 환자들은 기대가 너무 낮아서 노력하기 전에 포기하기도 한다.

A가 일어나기도 전에 환자들은 그 A가 좋은 것인가, 나쁜 것인가, 성공할 것인가, 실패

할 것인가 또는 긍정적인가, 부정적인가를 결정하는 막중한 부담과 기대를 가지고 시작한다. A의 실제의미는 중요하지 않다. 환자들의 '기대'라는 색안경을 통해 평가된 것이 중요한 것이다.

방법

1) 환자들로 하여금 문제가 되는 상황에 초점을 맞추고 선명하게 떠오를 때까지 연상시킨다.
2) 회상의 결과를 0→10으로 평가하라고 한다. 일생에 가장 좋은 일과 나쁜 일을 0과 10으로 하도록 한다.

   예) 노벨상을 타는 것 : 10　　말기암으로 진단받는 것 : 0

   (0) |__________|__________| (10)
   worst life event　　(5)　　best life event
   (Draw this for the client.)

3) 문제가 되는 상황의 최선, 최악을 표시하라고 한다.

   |_____X_____|_____X_____|
   최악　　　　　최선

4) 타협점을 표시하라고 한다.

   타협점 : 최선은 아니지만 용납할 수 있는 결과

   |_____X_____X_____X_____|
   최악　　타협점　　최선

5) 마지막으로 여러 가지 문제되는 상황들을 응용하게 한다.

임상적인 예

① 흑백사고방식(All-or-Nothing thinking)

|_X__________|__________X_|
최악　　　　　　　　최선

최악의 상태를 예상하고 극적인 반응을 보인다. 의예과 학생이 B를 받으면, 의대로 진학 못하고 평생 부랑인으로 살아야 한다는 생각.

② 우울한 생각

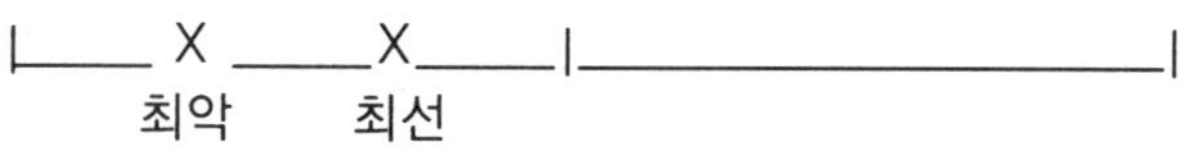

③ 완벽주의 생각

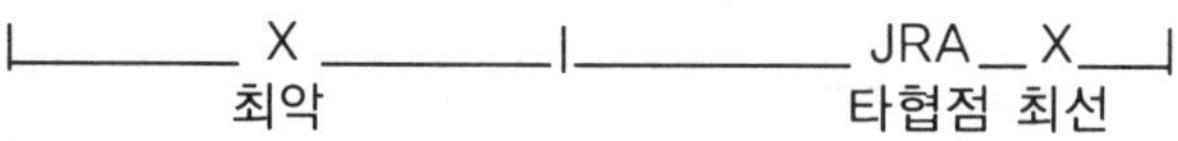

임상적인 예

자기비하 + 낮은 자긍심 → 스스로를 공격하고 비난한다. 사실은 그렇지 않은데 스스로가 그렇다고 믿기 때문이다. 인지재구조(cognitive restructuring)는 다른 인지치료와 달라서 환자의 믿음들, 태도, 철학들을 다 알아내야만 시작할 수 있다. 그 후에만, 이들의 믿음에 도전을 할 수가 있는 것이다.

자신감 *(Self-efficacy)*

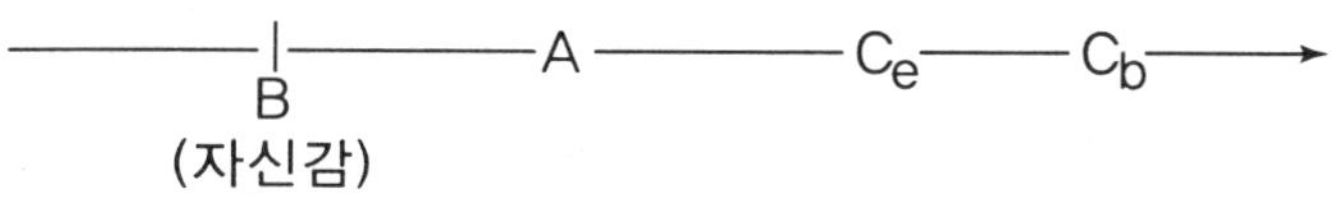

원칙

환자들의 자심감이 목표달성에 중요한 역할을 한다. 그들은 자신들이 할 수 있다는 생각 때문에 할 수 있는 것이다. 자신감은 기대에 반비례한다. 너무 큰 기대는 자신감을 낮춘다. 끝내 자신은 이루어낼 수 없다고 생각하게 된다. 부족한 자신감도 문제가 되지만 너무 높은 자신감도 큰 문제가 된다. 예를 들면, 알코올이나 약물중독의 경우다. 즉, "나는 두 잔만 마시고 일어설 수 있다."는 생각 등이다. 또는 정신분열병 환자가 약물치료 없이 의지력으로 환각을 조절할 수 있다는 생각도 그 예의 하나이다.

방법

1) 환자로 하여금 이완하게 하고 어떤 A→C 문제의 상황에 초점을 맞추게 한다.
2) 환자로 하여금 자신이 그 문제를 성공적으로 해결할 수 있는 자신의 능력을 예상하고 표시를 하게 한다.

|_____________________|_____________________X___|

낮은 성공 가능성 높은 성공 가능성

(즉, "나는 아내가 내게 고함지를 때, 내 분노를 조절할 수 있다고 90% 확신한다.)

3) 환자로 하여금 그 예상을 반대로 하게 한다. 즉 "아내에게 화가 났을 때 아내를 때리지 않을 가능성이 10% 밖에 안 된다면, 아내와 계속 싸우는 것에 대해 어떻게 생각합니까?, 과거에 아내를 구타한 것에 어떻게 생각합니까?"
4) 환자의 자신감을 알아내기 위해 여러 가지 상황을 연습시킨다. 자신감이 과연 너무 낮은가? 또는 너무 높은가?

임상적인 예

영철은 여자와 좋은 관계를 유지할 수 없었고, 실연을 몇 번 당한 경험이 있다. 지능과 창의력에도 불구하고 어떤 직업에도 성공적이지 못했는데 그 이유는 자질구레한 일들을 하기 싫어했기 때문인데 대부분 실패하거나 해고당했다. 처음에는 심각하지 않았던 정서적인 문제들이 이제는 조그마한 스트레스도 견디지 못할 만큼 심각해졌다. 그는 자신이 정서적으로 심각한 문제를 가지고 있다고 느꼈다.

영철의 문제에는 여러 가지 원인들이 있다. 그는 형제가 많은 가정의 막내아들이었는데, 그의 어머니는 더 이상 건강상 임신할 수 없다는 의사의 경고에도 불구하고 아기를 갖고 싶어서 영철을 출산한 후 자궁적출수술을 받았다. 영철은 예쁜 아기였고, 가족 모두에게서 작은 왕자같이 귀여움을 받았다. 그의 어머니는 특히 그를 귀여워했다. 그가 자신감을 형성하는 나이가 되자 그는 그의 가족이 그를 향해 들고 있는 거울 속에서 자신의 모습을 보았는데, 거기에는 그의 가족에게 사랑받고 왕족처럼 대우받는 특별한 아이를 보았다.

그는 그의 엄마의 마지막 아이라는 것도 몰랐고, 엄마의 자궁적출수술도 몰랐다. 그가 아는 것은 오직 그는 다른 아이들과 달랐고, 자신은 신이 가족에게 준 특별한 선물로 보았다.

학교에 가기 전까지만 해도, 영철에게 삶은 즐거웠다. 하지만 학교에서는 그를 황태자가 아닌, 정상적인 인간으로 대해 주었던 것이다. 학우들은 영철의 가족이 영철을 필요로 하는 만큼 영철을 필요로 했던 것이 아니었다. 그러나 그는 이것을 이해할 수가 없었다. 영철이가 안 것은 그들이 자신을 특별히 취급해주지 않는다는 것이었다. 그는 친구들에게 화가 나서 자신을 제대로 대해주기를 강요했지만, 그것이 다른 아이들로 하여금 화가 나게 해서 그들은 영철이를 놀리고 그에게 짓궂게 굴었다. 그는 왕따 당하기 시작했다. 이것이 영철로 하여금 더 화나게 했으며, 그는 아이들에게 더 많은 것을 강요해서 드디어 그가 단 한 명의 친구도 없을 때까지 악순환을 거듭했다. 그는 사회적으로 고립되었다. 영철은 아이들이 왜 그를 그렇게 취급하는가에 대해 혹시 집에 무슨 문제가 있었던 것이 아닌가 생각할 만도 했지만, 그러는 대신 영철은 학교가 무언가 잘못 되었다고 결론을 내렸다. 그는 다른 아이들이 그가 얼마나 특별하고 자신들이 자기보다 못하다는 것을 알아차리고 질투심이 나서 그런다고 생각했다.

그는 평생 이렇게 생각하며 살아나갔다. 그의 여자친구들이 자신의 어머니가 했던 것 같이 자신을 특별 대우해 주지 않았을 때, 그는 자신을 제대로 평가해 주는 여자를 온갖 노력을 하며 열심히 찾아 다녔다. 물론, 그 '여자' 를 끝내 발견할 수가 없었다. "여성운동 때문에 이제는 좋은 여자들은 하나도 없어."가 그의 결론이었다.

영철이 누구나 경험하는 두려움, 스트레스, 좌절감, 사사로운 짜증나는 일을 경험했을 때 그의 반응은 분노였다. "사람들과 부딪히며 살아야 한다는 것, 스트레스를 느끼며 살아가야 한다는 것, 산다는 것이 이래서는 안 되는데 나는 내가 원하는 모든 것을 가질 권리가 있어…." 백화점에서 점원이 그를 기다리게 하면 그는 화를 내고 뛰쳐나오기도 했다. 영철의 문제는 분명하다. 그는 "평복을 한 왕자" 증후군을 가진 것이다. 그는 자신의 운명이 남보다 더 잘나게끔 만들어졌고 주위의 사람들이 그를 특별 대우해주기를 바랐다. 그의 자신감은 아주 강했고, 왜곡되고 비현실적이어서 모든 사람들이 경험하는 정상적인 스트레스도 받아들이기 싫어했다. 또한 그런 경험을 해야 할 때면, 손해 본 것처럼 느꼈다. 그의 태도는 그가 그의 가족에게서 배운 왜곡된 자신감에 의해 형성된 것이다.

결론

자신감과 자기기대는 아주 비슷해서, 이 두 가지는 서로에게 중요한 영향을 주고 받는다. 즉, 높은 기대와 낮은 자신감이 가장 파괴적인 결과를 초래한다. 우울증 환자들은 높은 기대와 낮은 자신감을 경험한다.

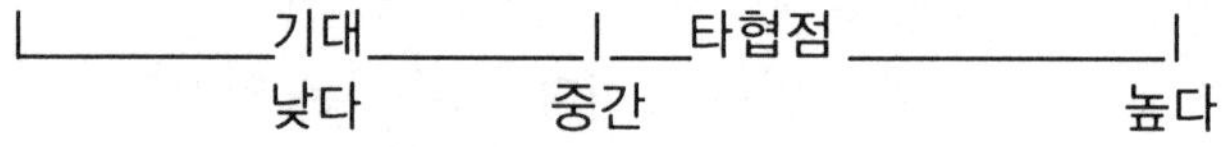

이런 결과가 나오는 환자는 절망감을 경험하고 있는 것이다. 그들은 성공할 가능성이 아주 낮아서 노력조차 할 수 없다고 생각한다.

자아의식 *(Self-concept)*

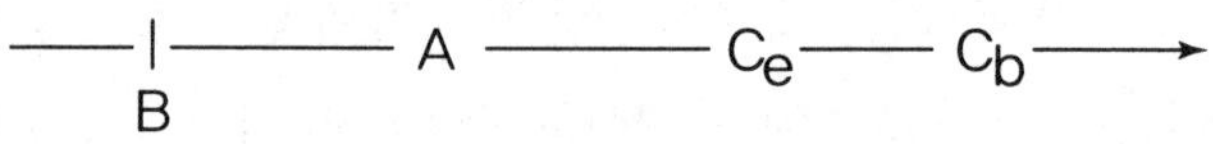

원칙

자신감과 자기기대는 자아의식으로 표현될 수 있다. 또한 자아의식은 A를 선행한다. 이것은 사람들이 행복과 불행을 느끼는데 가장 강력한 B이다.

자아의식의 형성과정

자아의식은 유아기 때부터 형성되기 시작한다. 유아기의 세계는 이상하고 분주한 혼란으로 시작된다. 그들은 본능에 의해서 물건을 움켜쥐고, 젖을 빨고, 울고, 대소변을 본다. 그것이 자신에 대한 자각이다. 주위환경에 대한 감지는 한 덩어리가 되어 있다. 엄마와 아기는 하나, 젖병과 혼은 하나 등… 분리자체가 존재하지 않는다. 아기들이 외부세상을 구별하기 시작할 때, 그들은 세상을 '엄마' 와 '엄마가 아닌 것' 으로 구분하고, 그리고 '아빠', '짓궂은 오빠', '고양이' 등으로 구분한다. 나머지 모든 사람들은 '이들이 아닌 사람들' 로 구분된다. 이런 구분과정에서 '나' 를 알아차리기 시작한다. 처음에 나는 형태가 없이 배고픔, 소리들, 냄새 그리고 자신의 가장 가까이에서 움직이는 손, 팔 등으로 알게 되지만, 이것들이 자신의 것이라는 것을 알지 못한다. 드디어 이런 것들이 '나' 라는 것을 알게 되고, 그 외 것은 "'내' 가 아닌 것" 등으로 구분된다.

자아의식이 형성되기 시작할 무렵, 감정도 알게 된다. '나라는 것이 무서움을 느끼며, 행복하고, 배고프며 또는 화가 나 있다.' 라고 느끼게 된다. 물론 아기들은 이런 단어들을 알지 못하지만, 이런 느낌들은 분명히 존재하고, 타인들보다는 자신에게 속한다는 것을 알게 된다.

아직 유아기를 벗어나기 전에, 아주 중요한 상태가 일어난다. 즉 '내' 가 '전반적인 가치' 를 매기기 시작하는 것이다. 아이들은 자신에게 '긍정적인 것' , '부정적인 것' 이라는 판단을 하기 시작한다. '이건 좋은 나야.' , '이건 나쁜 나야.' , '이건 무언가 잘못된 나, 이건 못된 나, 이건 가치가 없는 나, 이것은 병든 나야.' 등이다. 이런 가치판단과정은 절대적인 역할을 한다. 왜냐하면 아이들은 자신에게 부여한 가치대로 행동하기 때문이다. 만약 자신이 나쁘다고 판단하면 나쁘다는 가치대로 나쁘게 행동한다. 자신이 못 나고 무능하다고 판단되면, 무능하게 행동하는 것이다. 주위환경에 수동적으로만 반응하던 '나' 가 이제는 주위환경을 변화시키며 '나' 에 맞게끔 확인을 하는 것이다. 예를 들면, 무능한 '나' 는 유효한 행동을 하지 않으며, 따라서 실패를 많이 하게 되고, 이것을 자신의 무능의 증거로 믿게 되는 것이다. 시간이 가면서 이것은 '자기충족의 예언(self-fulfilling prophesies)' 이 되는 것이다. 자신에게 부여한 가치는 환자들에게 벗어나기 힘든 영향을 주며, 변화시키지 않는 한 평생 지속된다. 그것은 그들이 느끼고, 생각하고, 행동하는 데 있어서 중심적인 제어작용이 된다.

아동기에 아이들(7~8세)은 자신을 잘 알 수가 없고, 객관적인 판단을 할 수가 없다. 따라서 그들 주위의 사람들이 거울이 되고, 그들이 가치가 있는 아이들인가 아닌가를 결정해 주는 것이다. 이 시기에 다른 사람들이 그들을 올바르게 판단해주지 않으면 그들의 자아의식은 왜곡된다. 부모의 문제가 이들의 문제가 되는 것이다. 아이들도 주위의 사람들이 틀리다는 것을 알 수가 없다. 아이들은 "나는 나쁜 아이가 아니야. 엄마가 히스테리성 인격 장애자이기 때문에 나를 때린 거야."라고 판단할 수가 없는 것이다. 매를 맞는 아이는 당연히 자신이 나쁜 것이지 엄마가 나쁘다고 생각할 만큼 경험이 있거나 성장하지 않은 것이다. 끝내 그는 거울에 비친 자신을 진실로 받아들이고, 왜곡된 자신의 모습을 진짜 모습으로 믿게 되는 것이다.

방법

환자로부터 얻어 낸 여러 가지 B로부터 추출해낸다.

1) 자신에 관한 모든 B를 종합한다.
2) 이들 B들을 긍정-부정으로 판단하게 한다. 예를 들면, "세상은 너무 크고, 위험한 장소다." B는 "나는 약하고 무력하다." 즉, 부정적인 자아의식을 의미한다.

임상적인 예

1) 아동학대의 mary

2) 영희의 예

영희는 문제가 많은 병든 가정에서 태어났다. 7살 쯤, 자아의식이 형성될 무렵, 가족 내의 혼란은 끊임이 없었다. 아버지는 알코올중독자였고, 술에 취했을 때, 영희를 강간했다. 오빠도 알코올중독자였는데 금단현상을 겪을 때는 영희에게 매질을 했다. 엄마는 enabler였는데-중독자들로 하여금 중독 상태를 영위할 수 있는 역할을 해 주는 사람-, 엄마가 가정을 이끌어 나갔고, 문제를 덮으려 했고, 가족들의 문제가 대수롭지 않은 것처럼 행동했다. 엄마는 자기는 아무런 가치가 없는 인간이라고 믿었고, 어떤 일이 있어도 가정을 깨뜨리지 않겠다는 한 가지 목적으로만 행동했다. 영희의 자아의식은 이런 환경에서 형성됐다. 그 아이는 당연히 자신이 아주 잘못되었다고 생각했다. "나는 이 세상에서 가장 나쁜 아이이기 때문에 모두가 내게 이렇게 하는 거야."라고 생각했다.

객관적으로 관찰해 보면, 영희의 생각이 틀렸다는 것을 알 수가 있다. 영희가 매 맞는 것, 성폭행 당하는 것, 무시당하는 것들이 그 아이의 책임이 아니라는 것을 알 수가 있다. 우리는 영희의 가정이 병든 가정이라는 것을 알 수 있지만, 영희는 그것을 몰랐었다. 자신을 비출 수 있는 유일한 거울은 가족이 비춰주고 있는 거울이었다. 따라서 자아의식은 왜곡되어 버렸다. 그녀의 아버지에게 성폭행 당했을 때, 그녀는 자신의 잘못이라고 생각했다. 나중에 성에 대해 배우기 시작할 때, 그녀는 자신이 나쁘고, 천하고, 더러운 여자라고 생각했다. 언젠가 어머니에게 성폭행 사건을 얘기했을 때, 어머니는 그녀에게 "거짓말 그만하고 대단한 것처럼 떠벌리지 말고 다시는 그런 이야기는 하지도 말아라."고 야단쳤다. 그녀는 자신의 어머니가 부정(denial)의 말기 단계까지 와 있었다는 것을 알 수가 없었고, 어머니에게는 아무 일 없는 것처럼 생각하고 행동하는 길이 생존할 수 있는 유일한 방법이라는 것을 알 수가 없었다.

영희는 가족의 병이 자기의 모습을 왜곡시켰다는 것을 몰랐다. 7살, 그리고 엄청난 분노, 증오, 혐오 그리고 학대를 받으면서 영희는 그 모두가 자기 탓이라고 결론을 지은 것이다.

이 잘못된 자기인식은 오랜 세월을 통해 형성되어져 갔고, 영희는 자신의 모든 감정의 스위치를 끄고 어떤 감정에도 흔들리지 않는 길이 유일한 생존의 방법이었다. 그녀의 가족은, 중독자의 가정만이 도달할 수 있는 왜곡상태에서 그녀의 이러한 모습이 그녀가 강한 아이라서 그런 것이라고 숭배했고, 가족 중에 아무도 강한 모습을 가진 사람이라고는 없는 상태에서 그녀에게 의존하기 시작했다. 아버지에게는 아내였고, 어머니에게는 보호자가 되었고, 오빠에게는 부모가 되었다. 이때 영희는 14살이었다. 그녀는 가족의 영웅이 되었고, 이 후 그녀는 성장하여 수간호사가 되었다. 그녀는 이 무너지는 가족을 붙들기 위해 자신의 사춘기를 희생했고, 영희가 22살이 되기까지 3번이나 자살시도를 했다.

결론

환자들이 자신을 어떻게 간주하는가는 그들 인지의 가장 중심점에 있다. 이것이야말로 환자들이 어떤 상태가 되는가의 원동력이 되는 것이다. 자아의식을 통해 세상을 보고, 이 자아의식이야말로 그들의 세상을 행복으로 채울 수도 있고, 개인적인 집단수용소로 만들 수도 있는 것이다.

Martin Seligman에 의하면, 자신에 대한 자랑스러운 감정과 행복감은 성공적으로 일을 수행해 나가는 과정, 좌절감과 스트레스와 지루함을 이겨내는 과정 또는 승리하는 과정에서 그 부작용으로 생긴다고 했다. 자신에 대한 자랑스러운 느낌은 열심히 노력하며 성공하는데서 오는 부산물인 것이다.

주의력 *(Attention)*

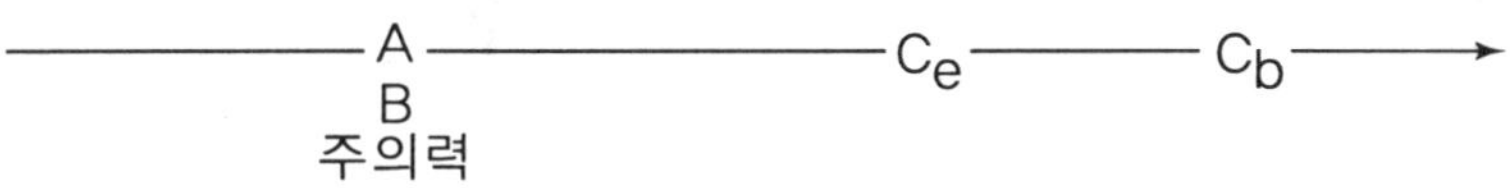

원칙

인지 중의 어떤 것은 환경의 사건발생 전에 또는 후에 발생하지만, 주의력은 A와 동시에 생기는 B이다. 또한 주의력은 무엇이 A인가 아닌가를 결정하는데 중요한 역할을 한다. 무엇이 A라는 것을 알기 위해서는 그들이 무엇에 초점을 맞추고, 무엇을 무시하는가에 기초를 두고 있다. 감각기능들을 통해 받아들이는 정보들은 그 자체로는 이해하기 힘들지만, 두뇌가 그것들을 유형(pattern)들로 변형(transformation)시키는 것이다. 주위의 환경 중에 그들에게 영향을 주는 것은 그들의 두뇌가 주위환경 중 어떤 것에 주위를 기울이라고 결정함에 따라 생기는 것이다.

방법

1) 환자들로 하여금 다음에 우울하거나, 초조하거나, 불편함을 느낄 때 그 상황을 연상하고, 그 상황의 주요 요소들을 상상하라고 한다.
2) 다음 전혀 다른 상황을 상상하도록 한다. 이것은 어려운 일이다. 왜냐하면, 그들은 처음 연상한 그 상황으로 계속 돌아가고 싶어하기 때문이다. 이것을 계속 연습하라고 한다. 계속 하다보면 그들은 자신들이 문제시하고 있는 상황들이 인위적이며, 자신들이 선택한 것만 보고 있다는 것을 알게 된다.

임상적인 예

① PTSD 환자들
② 광장공포증 환자

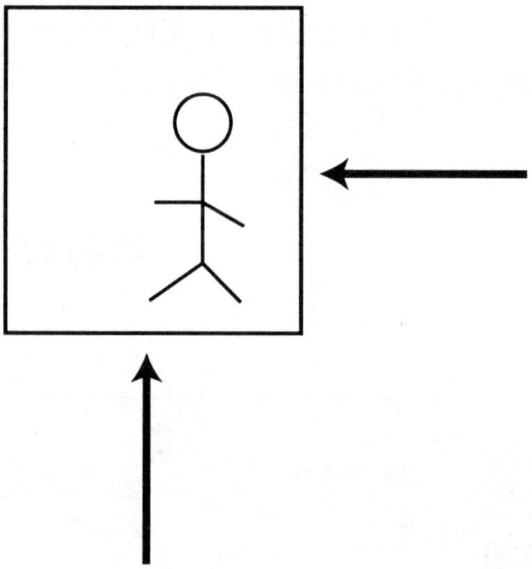

신체현상에 집중할수록 이 상자가 줄어든다. 초조한 환자는 가벼운 신체증상을 느끼는 순간 자동적으로 자신의 공포에 집중한다.

선택적 기억 *(Selective Memory)*

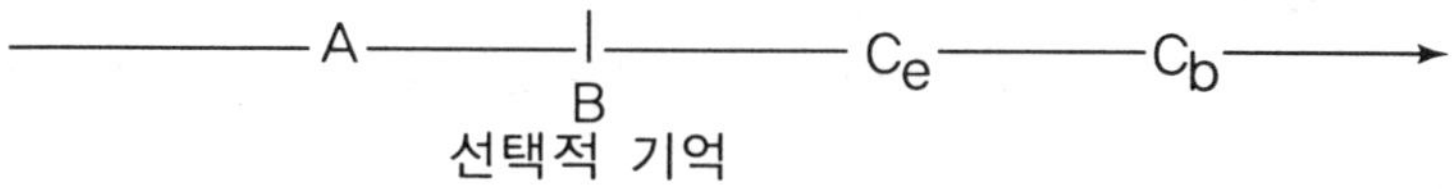

원칙

A 직후 생기는 B이다. 인간의 두뇌는 장기적 또는 단기적 기억을 탐색해서, 현재 진행되는 자극과 비슷하거나 같은 경험을 자동적으로 찾아낸다. 어떤 자극이 진행될 때 환자들의 두뇌에서는 다음과 같은 현상이 무의식에서 진행된다. 즉, "이런 것을 본 적이 있는가?, 무엇이었던가?, 위험했었나?" 등이다.

기억에 관한 문제는 이것이 강하게 선택적이라는 것이다. 기억은 photo album 같지가 않다. 과거를 기억해 낼 때마다 환자들은 새로운 과거를 만드는 것이다. 그들이 기억해 내는 것은 실제의 과거가 아니고, 현재 시점에서의 과거에 대한 판단인 것이다. 기억은 수많은 사건들, 인상들, 느낌들과 생각들을 저장하고 있어서, 기억은 아주 방대한 자수 같다.

그들이 초점을 맞추는 것은, 전체 자수 중에서 극히 작은 일부분이고, 기억해내는 것은 그들이 현재 무엇을 기억해내고, 느끼고 싶은가에 의해 편견적(bias)으로 결정 지워진다. 그들은 현재의 상황에 맞는 기억을 선택적으로 고르는 것이다. 만약 현재 화가 나 있으면 과거에 복수하던 것을 기억하고, 괴로우면 과거의 다정했던 것을 기억해내고, 무력하게 느낀다면 과거의 권력행사 등을 기억해내는데, 실제로 그런 것들이 존재했는가는 중요하지 않다. 그들은 현재의 기분상태에 맞는 일들을 기억해낸다. 만약 현재 불행을 느끼고 있으면, 과거의 좋은 일들을 기억해내는데, 예를 들면, 아동기는 행복했고, 생일선물들 그 후에 연애를 했던 기억들, 과거의 성취 등을 기억해내며, 선택적으로 아팠던 때, 실연 당했던 것 또 고통스러웠던 것들을 잊어버리는 것이다. 그들이 매번 과거를 기억할 때 마다 그들은 그 기억을 바꾸어 버리는 것이다. 그들은 과거에 일어난 일들을 현재라는 붓으로 새로운 그림을 그린다. 새로운 그림은 현재의 느낌들, 생각들, 욕망들 그리고 바램 등에 기초를 둔다. 실제 무슨 일이 있었는가는 이미 오래 전에 사라져버리고, 더 이상 정확하게 상기될 수가 없는 것이다.

환자들은 이것을 잘 이해하지 못하며, "내 과거는 과거이고, 이미 일어난 일을 어떻게 바꿀 수 있는가?"라고 묻는데, 부분적으로만 사실이다. 즉, 과거의 사건은 변화시킬 수 없지만 그들이 기억해내는 것은 바꾸어질 수 있는 것이다. 환자들의 과거에 대한 인상은 매우 부정확하다. 인간의 기억력은 아주 빈약해서, 아무도 과거의 모든 것을 그대로 기억할 수는 없다. 또한 이 절차가 선택적이어서 우리는 무엇을 기억하고 무엇을 망각하는가를 선택하는 것이다.

방법 1

선택적인 기억에 대해 설명을 한다. 설명을 복사해서 읽으라고 주어도 된다.

방법 2

① 의미한 상기

환자에게 과거를 기억하되, 자세한 것들을 기억하지 말고 대충 머리에 떠오르게 하라고 청한다.

② 이완

PMR을 교육시켜 하게 한다.

③ 상세한 상기

시간상으로 과거로 돌아가 희미하게 상기했던 것을 아주 자세히 기억하라고 한다. 오감을 다 사용해 상세한 부분들을 채우게 한다. 시각, 청각, 후각, 동작, 감정들을 차례차례 거쳐간다. 최대한 상세하게 하고, 사진, 일기 또는 편지 등을 보조물로 쓴다. 이 시기에 또 다른 일들이 있었는가도 물어 본다.

④ 그들이 기억해 내는 것을 기록한다.

⑤ 희미한 상기와 상세한 상기를 비교한다. 무엇을 기억해내지 못했고, 무엇을 잊어버렸는가?

임상적인 예

기억은 매우 부정확해서 전혀 없었던 일을 기억해내는 경우도 있다. 한 환자는 10달째 아저씨에게 성폭행 당한 것에 대해 집착을 하고 오랫동안 치료시간을 소모했으나 세부적인 기억을 실행했을 때, 자기의 아저씨는 그녀가 6살 때 이미 죽었고 자기가 아닌 자기의 친구가 성폭행 당했다는 것을 기억해냈다. 그 친구에 대한 강한 동감 때문에 그런 현상이 일어난 것이다.

유명한 Bride Murphy 경우에는, 최면 중에 전생에 아일랜드에서 살았다는 것을 기억해 냈다. 사람들이 그녀가 살았다는 마을을 조사해보았더니, 놀랍게도 그녀의 기억이 정확했다. 그녀의 사례는 환생이 실제로 있다는 증거로 인용되었다. 훗날, 한 기자가 그녀가 5살 때 동네할머니 무릎에 앉아 이런 얘기들을 들었는데 그 할머니가 실제 그 마을에 살았었다는 사실을 알게 되었다.

연령퇴행최면상의 기억들도 대개는 아주 부정확하다. 한 여자 환자는 최면 상태에서 그녀의 첫 번째 결혼을 좋은 결혼이라고 기억해냈다. 여자는 4번씩이나 결혼을 했다. 그리고 그녀의 첫 번째 남편이 얼마나 친절했으며, 잘 생겼고, 힘도 좋았는지를 기억했다. 그녀는 첫 번째 남편과 헤어진 것을 두고두고 후회했으며 첫 번째 남편을 찾으러 다녔다. 이 후회는 현재의 결혼이 결혼 4개월째부터 무너지기 시작하면서 느껴진 것이다. 전에는 첫 번째 남편에 대한 생각조차 하지 않고 살았던 것이다. 그녀의 주위사람들과 연락해 본 결과, 그녀의 첫 번째 남편은 공포 그 자체였다는 것이 밝혀졌다. 그는 술을 많이 마셨고, 직장생활도 몇 달 이상 계속하지 못했고, 그녀를 구타했었다. 어째서 이 환자는 이런 것들을 기억하지 못했을까? 4번째 결혼이 무너지기 시작했을 때, 그녀는 최소한 단 하나의 좋은 결혼을 생각해서 위안을 삼으려 했지만, 하나도 없었기 때문에 그녀는 기억에서 한 개의 좋은 관계를 만들어 낸 것이다. 그녀는 첫 번째 남편의 몇 가지 좋은 점만 기억해내고 나쁜 점들은 다 잊어버린 것이다.

의미부여 *(Attribution)*

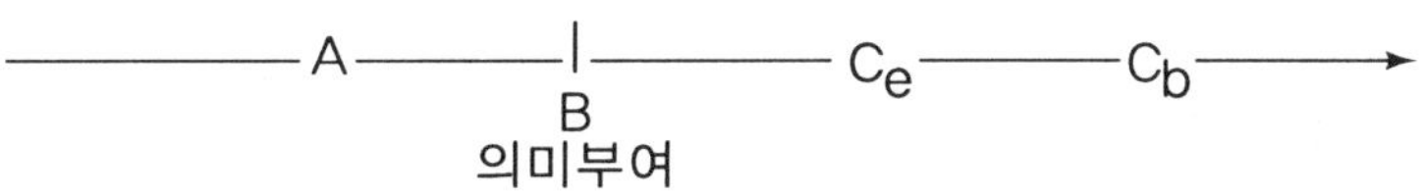

원칙

A 직후에 일어나는 B인데 아주 중요한 인지이다. Latin어로는 "의미"라는 뜻이지만, "의미를 준다, 부여한다."는 뜻으로 발전했다. 우리가 경험하는 것을 우리가 어떻게 받아들이는가이다. 즉, 우리가 감지하는 것에 그 원인과 결과를 부여하는 과정이다. 그러나 원인을 발견하는 대신 그 원인을 만들어낸다. 즉, 추측을 한다. 의미부여가 전혀 사실이 아닌 미신일지라도 이 의미부여를 통해 사실로 변하는 것이다.

환자들은 대부분 틀린 원인-이유를 찾아낸다. 즉, 공황증의 원인, 이혼한 원인, 왜 술을 조절하지 못하는가의 원인, 왜 반복해서 정신과 병원에 입원하는가의 이유 등을 찾아내려고 하지만, 잘못된 것들에 의미를 부여해 혼란에 빠지고는 한다.

인지재구조치료의 목표 중의 하나가 환자들로 하여금 미신에 가까운 것보다는 진짜 원인을 찾아내게끔 도와주는 것이다.

방법

1) A–C 상황에 초점을 맞추게 한다.
2) 환자가 문제의 원인이라고 생각하는 것이 무엇인가 물어본다.
3) 상상력을 동원해서 그들이 생각해낼 수 있는 모든 가능성의 원인들을 찾아내게끔 한다. List가 길어질 때까지 연습시킨다.
4) List에 열거되어 있는 원인들을 정당화하는 증거들과 그 반대 경우의 증거들을 찾게끔 도와준다.

임상적인 예

의미부여는 중요한 B여서 사건들이 환자에게 어떤 영향을 주는가에 중요한 역할을 한다. 의미부여는 환자들이 자신의 행동이 자신 때문인가 아닌가를 결정하게 한다.

어떤 남자가 밤늦게 시내에서 차를 몰고 가고 있는 중이라고 상상해 보자. 버스 뒤에서 10대 남자아이가 갑자기 튀어나와 그는 급브레이크를 밟았지만 너무 늦어서 아이가 사망했다. 남자에게 살인죄가 선고될 것인가 또는 판사가 불행한 사고였다고 판단할 것인가는 이 남자의 "의도", "동기"가 무엇인가에 따라 판결을 내릴 것이다. 만약 판사가 그 운전자가 사고를 피하기 위해 모든 노력을 다했다고 판단하면 무죄판결을 내릴 것이고, 그 운전자가 그 아이를 향해 운전대를 틀었다고 하면 살인죄를 적용할 것이다. 만약 음주운전 중이었다면 과실치사일 것이다. 판결이 어떻게 나든지 이 사고는 이미 끝난 것이다. 즉, 아이는 사망한 것이다. 그러나 남자가 오랜 감옥생활을 하게 될지, 즉시 석방될지 하는 것은 판사가 사고에 어떤 의미를 부여하는가 하는 의미부여에 전적으로 달려 있는 것이다.

어떤 면에서는 모든 화자가 아마추어 판사인 것이다. 그들은 자신의 반응을 생각하고 행동직전에 어떤 현상이 있었는가를 생각하면서, 원인이 무엇인가 추측한다. 자신의 행동을 이해하는데도 같은 경과를 거친다. 불행하게도 우리는 오판을 많이 하는 판사들이다. 사람들은 흔히 진실된 이유와 우연을 분별하려 하지 않고 자신의 마음에 처음 떠오르는 설명에 의하여 원인을 찾고 더 이상 찾으려 하지 않는다. 대부분의 경우 그들의 의미부여는 개인적인 미신 같은 것에서 오는데, 자신이 거기에 대해 깊이 들여다 본 것이 아니다.

결론

대부분의 환자들은 자기들의 의미부여가 정확하다고 생각해서,

"어떻게 그렇게 확신을 가지고 이야기하십니까?"

"나요? 그냥 알지요."

등으로 자신의 의미부여를 설명하며, 논리적이나 실험적 경과를 통해 다른 가능성들을 심사숙고하지는 않는다. 따라서 치료자가 직접 이런 의미부여에 도전을 하면 실패하기 쉽다. 환자들은 대부분 치료자가 틀리다고 생각하거나, 상황을 이해하지 못하거나 알 수 없다고 생각한다. 더 효과적인 방법은 제3자의 입장에서 자신의 의미부여를 성찰하게 하는 방법이다.

평가 *(Evaluations)*

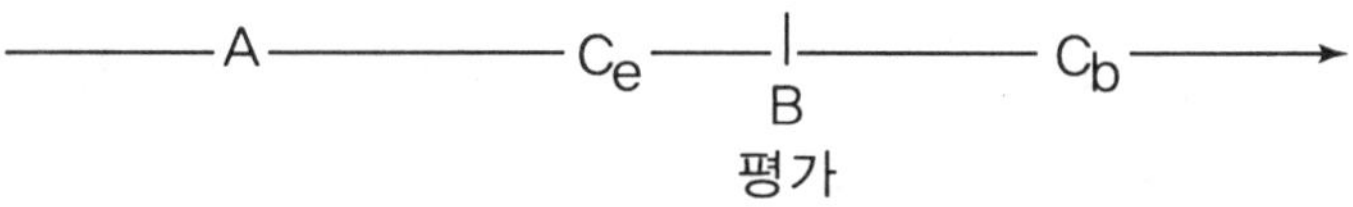

원칙

위 도표는 Ce와 Cb의 분리를 보여준다. 대부분의 환자들은 분리를 알아차리지 못한다. 그들은 일단 어떤 감정을 느끼면 그것이 곧 행동으로 이어진다고 생각한다. 그러나 Ce와 b사이에는 적어도 3가지의 인지현상이 존재한다.

첫째로, 감정에 대한 환자 자신의 평가이다. 슬프거나 화가 날 때 즉각 그 감정이 얼마나 나쁜가에 대해 판단을 하고, 그 감정이 약한 것이며 감당해낼 수 있는가 또는 아주 위험하고 위기상황인가를 판단한다. 감정의 강도는 그것이 어떻게 인지되는가에 부분적으로 의존한다. 어떤 사람들은 모든 감정을 과장한다. 그들은 자신들에게 "내가 긴장되어 있다는 것은 정말 나쁘다. 나는 슬픔을 감당할 수 없다. 내가 좌절감을 느끼는 것은 형편

없는 일이다." 등이다. 이런 모든 감정에 대한 부정적인 평가는 좌절감에 대해 매우 예민하게 만든다. 환자들은 자신들이 무엇을 이겨낼 수 없다고 스스로에게 결정을 내리면 이겨내기를 포기하게 된다. 이것은 그들이 이겨낼 능력이 없는 것이 아니고, 스스로에게 이겨낼 수 없다고 말했기 때문이다. 이런 경우에는 아주 경미한 감정을 느끼는 순간, 그 감정을 없애기 위해 A로부터 회피하는 행동을 할 것이다. 만약 그들이 느끼는 것을 불안하지만 위험하지 않고, 슬프지만 절망적이 아니라고 평가한다면 어떤 극단적인 회피 행동을 하지 않을 것이다.

Albert Ellis는 2가지 종류의 평가가 있다고 했다. 즉 논리적이거나 비논리적이어야 하는 것이다. 그리고 이것이 A에 대해 어떻게 대응하는가를 결정한다. 합리적인 감정에 대한 평가는 좌절감, 슬픔, 짜증, 후회, 불쾌감 등을 포함하며, 1~99의 Scale로 측정할 수 있다. 비논리적인 평가는 101~무한대까지 할 수가 있다. 우울감, 불안, 분노, 절망, 적대심, 자기연민 등이 여기에 속한다. 이런 비논리적인 감정평가는 무한대의 감정을 만들어 낼 수 있으며, 그들은 후회를 절망적으로, 공포를 공황으로, 짜증을 살인적인 분노로 확대시키는 것이다. 이런 자신이 만들어 내는 문제들을 극복하기 위하여 환자들은 Countercata strophizing(역극단화)를 연습하며 자신들의 평가를 정상적인 한계가 있는 곳으로 끌어내려야 한다.

방법

1) 환자들로 하여금 10개의 가장 힘들고, 어려운 사건들을 열거하게 한다.
2) 1~7 중에서 얼마나 힘들었는가를 측정하게 한다.

1 —— 2 —— 3 —— 4 —— 5 —— 6 —— 7

1 : 약간어렵다	6 : 고통스럽다
2 : 피해를 받는다	7 : 절망적이고 견딜 수 없다

3) 그들로 하여금 실제로 얼마나 피해를 받았는가를 서술하게 한다.
4) 7-피해(이 경우)라면 +4만큼 환자가 극단화(catstrophizing)한 것이다.
5) 환자들에게, 다음에 또 힘들면 스스로에게 자신이 얼마나 극단화시킨다는 것을 연상시키고, 그 공포를 정상적인 한계로 끌어내리라고 지시한다.

임상적인 예

경희는 대학 신입생이다. 자신이 감정적이 되었고, 도저히 감정 · 정서적으로 안정이 되지 않아서 치료를 원했다. 아무리 이유를 찾아도 찾을 수가 없었다. 그녀는 계속 갑자기 강한 감정들이 솟아나고 그 감정들을 주체할 수가 없었다. 드디어 그녀의 감정평가에서 대답을 찾았다. 그녀의 문제는 감정에 있는 것이 아니고 그것을 그녀가 어떻게 평가하느냐에 있었다. 그녀가 하는 여러 가지 평가가 문제될 수 있었지만, 오직 한 가지가 결정적인 것으로 드러났다. 그녀는 치료자가 늘 하는 대로 자신이 불편한 어떤 감정을 느꼈을 때 그 이유가 부정적이라고 추측했던 것이다. 그녀가 "불편한, 강한, 견디기 힘든" 감정이라고 표현했을 때 우리 대부분이 그렇듯이 그녀도 그것이 우울, 죄의식, 불안, 분노 또는 다른 어떤 부정적인 감정이라고 단정했던 것이다. 그녀의 감정을 부정적인 것으로 단정한 치료자는 이완요법, 탈감각법, 지지요법으로 치료했으나 치료가 되지 않았다. 한 달 후에 치료자는 그녀의 감정이 부정적인 것이 전혀 아니고 긍정적이라는 것을 발견했다.

아주 이상하게 들릴지도 모르지만 그녀는 자신의 행복한 느낌을 부정적으로 평가한 것이다. 그녀의 성장과정은 장애인인 부모들을 돌보느라고 자신의 아동기조차 없었다. 집안일을 하느라고 친구도 없었고, 데이트도 해본 적이 없고, 재미로 무엇인가를 해본 적도 없었다. 누군가와도 비교할 수 있는 아이도 없었기에 그녀는 산다는 것에 즐거움도 있다는 것을 몰랐다. 그러나 지금 대학에 온지 몇 달 동안 견딜 수 없는 자극을 받았던 것이다. 새로운 친구들, 학교생활의 여러 가지 성공적인 경험들, 데이트 등 그녀를 흥분시키는 감정들이 그녀에게는 새로운 것이어서 그런 감정들을 어떻게 대응해야 할지 몰랐고 기대할 수 없었기에 준비가 되어 있지 않아 공황감을 느꼈던 것이다. 해결책은 쉬웠다. 그녀에게 감정을 억누르라고 하는 대신, 받아들이도록 도와주는 것이었다. 그녀는 흥분이 기쁜 일이고, 놀라기보다는 즐겨야 한다는 것을 배우기 시작했다.

결론

대부분 환자들의 평가는 미세하다. 감정과 대응하는 과정이 여기 저기에서 약간씩 틀어놓은 것이다. 오랫동안 그들은 다음과 같은 뒤틀림을 들어왔던 것이다.

"나는 이렇게 느껴서는 안 되는데…"

"내가 이런 감정을 갖는 것은 잘못된 일이야."

"이런 감정을 느낀다는 것은 위험해."

"나는 이런 감정들을 조절할 수 있어야 하고 없애버려야 해."
"만약 이런 감정을 없애지 않으면 끝내 큰 일이 날 거야."
"이런 감정의 느낌을 견딜 수 없어."등이다.

자기지도 (*Self-instruction*)

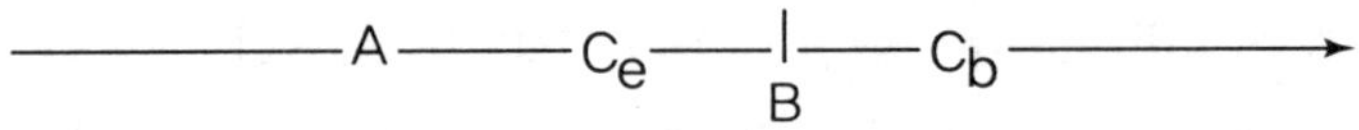

자기지도

원칙

Ce와 Cb 사이에 발생하는 두 번째 믿음이다. 환자들은 인지현상을 마치 조언자를 머릿속에 간직하고 있듯이 자기 자신과의 대화라고 표현한다. 내 안의 목소리는 시끄럽기도 하고, 때로는 부드럽고, 간섭하기도 하고, 알아차릴 수 없는 듯 있기도 하다. 어떤 환자는 "마치 머릿속에 개인교사를 가지고 있는 것 같다."라고 표현을 했다.

대부분의 환자들은 그들이 두려움을 느끼거나 화가 났거나 우울감을 느낄 때 그들이 어떻게 대처해야 하는 것인지에 대해 자신과 길고 심각한 대화를 한 적이 있다고 한다. 그들의 선생님들은 감정과 행동 사이에 그들과 대화를 하며, 그들에게 "도망가라.", "누구를 구타하라.", 또는 "마치 아무 일 없었던 것 같이 행동하라."고 이야기 할 수도 있다. 때로는 내 안의 목소리가 전혀 다른 것에 초점을 맞출 수도 있는데 예를 들면 "저녁에 무엇을 먹을까?", "토요일에 자동차 정비를 받아라.", "사업상 실수에 대한 비판" 등일 수도 있다. 환자들은 이런 대화를 의식하면서도 계속 진행시킬 수도 있는데 정신치료시간 중에도 계속되기도 한다. 그들은 거기에 대해 이야기를 하거나, 그 내용이 무엇인지 이야기하는 대신 그들의 반응을 치료적인 대화에 맞추려 한다. 따라서 그들로 하여금 이런 대화의 내용을 이야기하게 하는 것도 유효하다. 환자들에게 이런 대화를 한다는 것을 걱정할 필요가 없다고 안심시켜야 한다. 누구나 이런 목소리나 내 머릿속에 선생님을 가지고 있는 것이다. 그들은 어느 주어진 순간에 오직 한 가지 일에만 초점을 맞출 수 있지만(예를 들면, 치료자의 말을 듣는 것) 그들의 두뇌는 동시에 다른 여과되지 않는 생각이나 영상이나 경험들을 처리하고 있는 것이다. 이것은 마치 두 개의 컴퓨터를 동시에 작동시키고 있는 것과 같은데, 하나는 치료자에게 귀를 기울이는 것이다. 또 하나는 다른 것들에 초점을 맞추고 있는 것이다. 이런 현상은 누구에게나 정상적인 일이지만, 이러한 지속적인 대화는 환자가 지금까지 다루지 않았던 중요한 태도나 믿음 등을 드러내 보는 계기가 되기도 한다.

방법

1) 사람들은 끊임없이 자신과 내부의 대화를 가진다. 그들은 스스로와 지속적으로 대화하고, 조언을 주고, 평가를 내리며, 새로운 대응방법을 시도하고, 새로운 규칙들을 가르치기도 한다. 이런 것들을 알아내기 위하여 Aarom Beck의 Principl of automatic thoughts를 이해하면 도움이 된다.
2) 환자들에게 한가할 때 자동적이며, 내부적인 대화를 들어보라고 한다. 그리고 그 내용을 기록하게 한다. 만약 도움이 필요하면 상담시간에 치료자가 받아쓴다. 치료자는 몇 번의 반응에서 그치지 않고 계속해서 깊이 캐고, 얘기가 안 되는 것을 지적하지도 말고, 어떤 이유로도 그들의 생각을 교정하거나 가로막지 말아야 한다.
3) 환자들에게 한 번 기록한 것을 며칠 동안 치워 놓았다가 다음 치료시간을 위해 가져오라고 한다. 그들이 적은 내용을 치료자가 수집한 Core thoughts(중심되는 생각들)과 연관시켜 준다.
4) 환자들로 하여금 마음 내키는 대로 스스로 기록을 계속하게 한다. 그들은 마음 깊은 데서 무슨 현상이 진행되고 있는가에 대해 좋은 사진들을 제공할 것이다.

임상적인 예

환자들은 자주 고약한 소리를 듣는다. 한 환자는 신데렐라의 의붓 엄마 같은 소리를 가졌는데, 그 소리가 "너는 바보이며, 게으르고 미친한 아이이다. 너는 네 인생에 해 놓은 것이 하나도 없어. 남자에게도 실연만 당하고 너는 썩어빠진 인생 쓰레기고 죽을 때까지 쓰레기다."라고 항상 소리쳤다. 다른 환자는 머릿속의 선생님이 아주 잔혹해서 우리는 "머리속의 나찌"라고 부르기도 했었다. 그 소리는 그녀가 사소한 실수를 해도 격렬하게 나무랬다. 치료자는 그녀에게 한 번은 그 선생을 해고하고 다른 선생을 찾으라고 했었다. 한 백만장자 환자는 그로 하여금 어떤 성공도 인정하지 않는 소리를 가지고 있었는데, 그 소리가 계속 외치기를 "너는 돈이 많으니까 신의 축복을 받았다고 생각하지?, 응?, 사실 너는 아무 것도 아니지. 너는 세상의 모든 돈을 끌어 모은다 해도 사람들의 조롱거리 밖에 안 돼!"라고 한다. 때로는 지나치게 친절한 소리를 가끔 찾아낼 수 있다. 한 마약중독자는 천사와 나이팅게일 중간쯤 되는 소리를 가지고 있었는데 그 소리가 말하곤 했다. "주유소를 다시 털더라도 너를 체포하려는 경찰들 걱정도 하지 마. 모든 것은 네 잘못이 아니지. 네가 자라온 환경 탓이지. 마음 속 깊이 보면, 너는 착한 아이지. 아이구, 내 불쌍한 것아!" 그가 정말로 필요했던 선생님은 그로 하여금 바르게 살고, 다른 많은 사람들에게 고통을 준데 대해 괴로움을 느끼게 하는 선생님이었다.

결론

어디서 이런 소리들이 시작된 것일까? 환자들은 어떻게 해서 그런 소리들을 택한 것일까? 그들은 흔히 선생의 목소리를 알아차릴 수 있고, 심지어는 얼굴 모습까지 떠올릴 수 있다. 때로는 그들의 부모, 친척, 학교 선생님, 의사, 코치 등이기도 하다. 때로는 역사적으로 위대한 인물들이기도 하고, 영화나 만화, 서슬의 주인공 등을 택하기도 한다. 내 안의 소리는 사춘기 전 아동기에 선택되어진다. 이 시기는 아주 예민한 시기여서 실제로 그들을 지도할 사람이 없으면 마음속에서 만들어내는 것이다. 나약하다고 느끼는 남자아이는 레슬링선수 같은 선생을 택하고, 아버지에게 충분한 사랑을 받지 못하고 있는 아이는 머리속으로 아버지를 끌어다 놓고 스스로에게 가르치게 하기도 한다. 외로운 소녀는 친절하고 따뜻한 할머니 선생을 데려와서 자신을 돌보게 할 수도 있다.

어렸을 때의 이런 현상은 나쁠 것이 없지만, 성장하면서 언제 이 옛날 선생님을 현실에 맞는 새 선생님으로 바꾸어야 하는가를 모르는데 문제가 있다. 마약중독자의 친절한 목소리는 그가 아동학대를 받으며 자라던 어린 시절에는 도움이 됐지만, 마약중독에 걸린 후에는 엄격하고 지혜로운 선생의 도움이 필요한 것이다.

치료자의 도움을 통해 환자들은 그들의 선생님들을 교체할 수가 있다. 이 치료 방법이 성공하고 있다는 증거 중의 하나는 환자들의 다른 목소리가 조언을 해 주고 있다고 보고하는 것이다. 대부분의 경우, 고약한 소리들이 선한 소리들로 변하는 것이다. 새 선생님은 "이번에는 성공하지 못했지만 그래도 노력을 한 것은 잘 한 거야.", "괴로운 걸 알아. 하지만 견디어 내면 곧 좋아질 거야.", "계속 노력해! 포기 하지 마! 너는 해낼 수 있어!" 라고 이야기하는 것이다.

어떤 환자는 폭군 같은 선생을, 세 명의 지혜로운 할아버지 선생들로 바꾸고, 슬프거나 괴로울 때마다 눈을 감고 긴장을 풀고 이 세 사람이 그를 둘러싸고 앉아 좋은 조언을 해주는 것이었다. 때로 그들은 토론도 하고, 그도 토론에 참여하고 그들 의견에 반대로 했지만, 그는 그 세 명의 할아버지들이 그를 진정으로 위해 준다고 믿었고, 대개는 좋은 조언을 받았다.

사실 환자들의 내부에 선생님들이 존재하지는 않는다. 그들이 듣는 소리는 자신의 것이고, 아니라면 최소하거나 부분적으로 자신의 마음에서 오는 것이다. 친절하건, 고약한 선생님들이건 스스로가 선택을 할 수 있는 것이다.

숨겨진 인지 *(Hidden Cognition)*

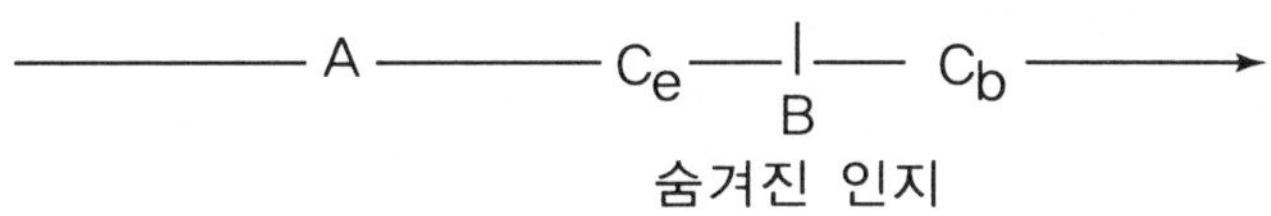

원칙

감정과 행동 사이에 존재하는 세 번째 믿음은 "숨겨진 인지"이다. 이것은 "숨겨진"것인데 그 이유는 대부분의 환자들은 이 존재조차 모르기 때문이다. 이것은 감정을 느낀 후 나타나는데, 행동직전에 존재한다. 환자들은 이것이 찰나에 스쳐가기 때문에 알아차리지 못하는 것이다. 그들은 이것들을 흐릿한 인상 같은 것으로 경험하는데 말로 표현하기도 전에 나타나는 정리되지 않은 개념이다.

이것은 아주 짧지만 대단히 강력할 수 있다. 이 B는 과연 무엇인가? 이것은 언어로 표현될 수 없는 속삭임이어서 환자들은 "그래, 내가 해야 돼.", "안 돼! 해서는 안 돼!" 등으로 느껴지며 느낌을 행동으로 옮기는 즉각적인 결정인 것이다. 대부분의 환자들은 이 인지의 존재를 인정하지 않는다. 그들은 감정과 행동 사이에 특이한 것이 없다고 생각한다. 일단 어떤 감정을 느끼면 즉각 행동으로 옮기게 된다고 생각한다. 그들은 행동할 수 밖에 없다고 추측한다. A-B-C 공식에 따르면, 이것은 마치 환자들이 Ce의 감정이 Cb의 행동의 원인이라고 주장하는 것과 같다. 그들은 대부분 다음과 같이 주장한다.

"너무 겁이 나서 도망갈 수 밖에 없었다."

"너무 우울해서 침대 밖으론 나올 수가 없었다."

"너무 화가 나서 그를 때릴 수 밖에 없었다."

방법

1) 환자들에게 최근에 충동적으로 행동한 것에 초점을 맞추게 한다. 치료자는 그들의

생각이나 감정이 아니고 행동을 찾아내야 한다. 문을 세게 닫아버린 것, 어떤 위험에서 도망친 것, 누구에게 욕하거나 고함지른 것 등이다.

2) 그들로 하여금 행동을 허락한 즉각적인 생각과 주된 인지를 기억 속에서 찾아내도록 도와준다. 다음과 같은 생각들을 찾아낼 수도 있다.

"나는 감정을 표현해야 돼."

"이것을 조절할 수가 없어."

"이렇게 하는 게 옳은 일이야."

"이렇게 해도 아무 탈이 없을 거야."

"내 탓이 아니야. 누구 때문이야."

"해야 돼!"

"해야만 돼!"

"도저히 멈출 수가 없었어."

"내가 그렇게 하고 싶었어."

3) 환자의 생각들 중 하나에 초점을 맞추고 치료자는 자신이 맞는 인지를 발견했는가 검토해 본다. 즉, 환자로 하여금 그 반대되는 생각을 해 보도록 한다. 그 상황을 최대한 설명하도록 연상하게 한다. 그리고 다음과 같이 묻는다.

"만약 이 반대되는 생각을 믿었다면 같은 행동을 했겠습니까?" 만약, "아니오."라면, 치료자는 그들의 숨겨진 인지를 발견해 낸 것이다.

임상적인 예

숨겨진 인지를 가장 흔히 부정하는 사람들은 가정폭력의 문제를 가진 사람들이다. 특히 부인이나 여자친구를 구타하는 사람들이다. "나를 지독하게 화나게 해서 때렸습니다."라고 말한다. 이 사람은 분노의 감정(Ce)이 직접적으로 그 여자를 때리게 했다(Cb)라고 주장하는 것이다. 그는 선택의 여지가 없었고 자신의 의지와 상반되는 행동을 했다고 주장하는 것이다. 이것은 마치 순간적으로 정신착란을 일으켰거나 마가 씌워져서 했다라고 말하는 것이나 같다. 그는 감정과 행동 사이에 인지가 존재한다는 것을 부정하는 것이다.

이 주장은 틀린 주장이다. 감정은 그들로 하여금 어떻게 행동하라고 강요하지 않는다. 감정은 사람들로 하여금 행동하게끔 유도할 수도 있고, 의욕을 부여할 수도 있지만, 그들의 몸을 부려서 행동하게 하지는 않는다. 감정과 행동 사이에 그들은 자신에게 무엇인가를 말해주는 것이다. 즉, 어떤 주장을 하는 것이다. 이 주장은 거의 순간적이다. 그들이 알아차리지 못 한다고 없는 것이 아니다. 폭력을 쓰는 남자는 "때릴 수 있어.", "때려야 기분이 풀릴 것 같아.", "때려도 아무 일도 없을 거야." 등의 주장을 하는 것이다. 어떤 경우라도 그가 화난 후 아내를 때릴 때 그 사이에 자신에게 어떤 허락을 준 것이고 치료자는 이 짧은 인지를 발견해 낼 수가 있다.

그러면 이런 인지가 있다는 것을 우리는 어떻게 알 수가 있는가? 어떤 이유로 확신을 할 수 있는 것인가? 그 증거는 환자들이 똑같은 감정을 가진 상태에서 아주 상반된 행동을 한다는 것이다.

150cm키에 45kg밖에 안 되는 부인을 화가 나서 때렸다는 남자는 112에서 나온 185cm 키에 90kg이 되는 체격에 무장까지 한 경관에게 주먹을 휘두르지는 않을 것이다. 그는 자기 집안일에 참견하는 경관에게 부인보다도 더 화가 날지 모르지만, 그의 화는 감정으로 끝날 것이다. 왜? 만약 감정이 행동을 하게 한다면 이 남자가 그 경관을 폭행하지 않는 것인가? 답은 그의 인지에 있다. 그의 주장이 이 두 가지 상황따라 달랐던 것이다. 그의 아내의 경우 "이 여자는 조그마하고 약해서 내게 맞설 수 없어. 이제까지 수 없이 때렸는데 아무 일도 없었어."라고 자신에게 이야기했지만, 경찰의 경우 "저 남자는 나를 죽도록 팰 수 있어. 덤벼서는 안 돼."라고 자신에게 이야기했을 것이다. 만약 어떤 행동으로 인하여 자신이 심하게 다치거나 벌 받을 것 같으면 얼마나 쉽게 자신의 감정을 조절할 수 있는가는 놀라울 정도로 확실해진다.

숨겨진 인지를 믿지 않는 다른 예는 약물중독자의 경우이다. 대부분의 중독자들은 불편하고 괴로운 감정이 자기들로 하여금 약물남용을 한다고 믿는다. 그들은 다음과 같이 말한다. "너무 우울하고, 화가 나고 또는 두려워서 조금이라도 고통을 덜기 위해 약물 또는 술을 했어." 그들은 감정을 핑계로 약물남용을 하는 것이다.

중독자들에게는 감정이 약물을 남용하게 했다는 것인 핑계이며, 자신을 속이는 것이라고 이야기해 주어야 한다. 감정은 아무리 강하더라도 사람의 몸을 운반하지도 않고, 특히 약물남용을 하게 하지는 않는다. 감정은 어떻게 약물을 남용하는가의 수단을 알지 못 하며, 그냥 거기에 머무르며 기다리고 있을 뿐이다. 중독자들은 중독 되기를 선택하지 않았지만 약물남용을 선택한 것이고, 약물충동에 응하기로 선택한 것이고, 남용을 통해 반응을 하겠다고 선택을 한 것이다. 중독자들은 약물충동과 남용 사이에 숨겨진 인지를 가지고 있다. 이 인지가 충동을 받아서 행동으로 바꾸어 놓는 것이다. 만약 숨겨진 인지가 바꾸어진다면 행동은 일어나지 않을 것이다. 회복 중인 알코올 중독자가 충동은 "안 돼."라는 답을 주면 그의 술 충동은 술을 마시지 않을 것이다. "안 돼. 나는 이 여자를 폭행하지 않을 거야."라고 주장하는 남자는 그가 아무리 화가 나 있더라도 그의 아내를 폭행하지 않을 것이다. 우리는 우리가 느끼는 감정에 대해서는 책임이 없지만, 행동에 대해서는 책임을 져야 하는 것이다. 감정은 자동적이거나 조건반사이지만, 행동은 우리의 선택과 습관에서 오는 것이지 조건반사가 아닌 것이다.

결론

감정과 행동의 관계는 철학적이며, 자유의지, 선택 등은 법률학자가 다룰 법, 하지만 치료자인 우리들은 우리의 환자들이 자신들의 행복을 파괴하는, 자기파괴행동을 유발시키는 감정에서 자유로워지고 싶어하는 것에 치료적 책임을 느껴야 한다. 환자들의 인지를 주의 깊게 살펴야만 그들의 행동을 저지할 수 있는 인지를 느낌과 행동 사이에 가지고 있다는 것을 알아낼 수 있다. "7살 난 아들을 때리기 전에 스스로에게 무슨 말을 했습니까?"라고 단순하게 묻는다면 반응은 한결같이 "아무 생각도 없이 그냥 화가 나서 때린 것뿐입니다."라는 답을 들을 것이다. 만약 환자로 하여금 그 상황을 다시 세밀하게 연산하게 하면 그는 숨겨진 인지의 그림자를 찾아낼 수 있을 것이다. 환자에게 그 상황의 모든 것을 느낄 수 있게 집중하라고 한다. 즉 '아들이 어떤 모습이었는가?', '보이는 것, 들리는 것들은?', '어떤 느낌이었는가?' 등이다. 그리고 적절한 순간을 포착해 숨겨진 인지로 바꾼다. 만약 그가 "때린 게 큰 문제가 안 돼. 그렇게 세게 때린 것도 아니거든."이라고 생각하면, 초점을 바꾸어 치료자는 다음과 같이 말해 준다.

"그 상황에서 자신은 분노의 감정에 초점을 맞추고 있었군요. 자, 이제 그 상황을 아이가 무서움에 떨고 있는 것에 초점을 맞추면서 다시 상상해 보십시오. 자신이 어렸을 때 아버지한테 맞았을 때의 느낌을 떠올리면 더 확실하게 상상을 할 수가 있습니다. 자, 몇 분 동안 그 두려움을 상상해 보십시오! 자, 다시 이 상황을 상상하십시오! 그러나 이번에는 아들의 두려움을 느낄 수 있습니다. 아직도 그 애를 때리는 것이 아무렇지도 않다고 느껴집니까?, 아직도 애를 때리는 것 외에 다른 길이 없었다고 생각하십니까?"

때로는 죄의식, 체면, 법적 문제 등으로 자신들은 어쩔 수 없는 열정, 감정의 피해자라고 강력하게 주장하는 환자들도 있는데, 이때는 숨겨진 인지를 받아들이는 결과가 받아들이지 않는 결과보다 더 이익이 되는 상황을 만들어가야 하는 수도 있다.

설명의 유형 *(Explanatory Style)*

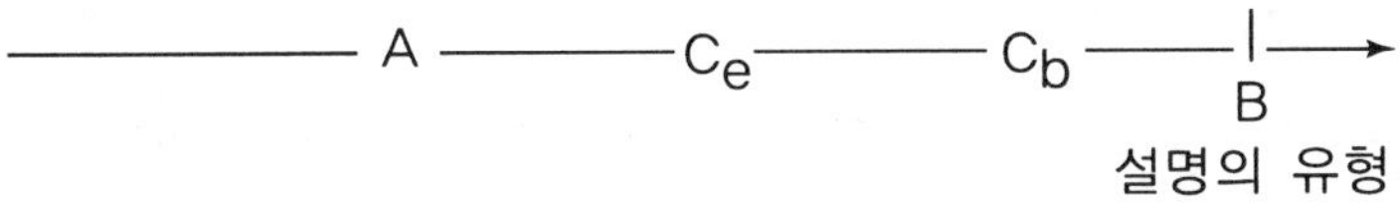

원칙

A–B–C의 시간상에 가장 나중에 나타나는 마지막 B이다. 유발적인 사건 발생(activating event) 후, 환자들은 자신들의 기억을 열람하여 원인을 부여했고, 행동을 했고, 결론을 내렸다. 그들은 그 경험을 종합해서 어떤 의미를 부여하거나, 이해하려 하는데 왜 이런 일이 일어났는가, 미래에는 어떻게 대처해야 하는가를 스스로에게 이야기함으로써 결론을 내린다. 그들은 "그래. 이건 내가 정말 얼마나 나쁜 인간인가를 증명하는 거야."라든가, "이번에는 운이 없었고, 몇 가지 실수를 했지만 나는 계속 연습을 해서 앞으로는 더 잘 할 거야!"라고 결론을 내릴 수도 있다.

Martin Seligman은 사람들에게 왜 불행한 일이 일어났는가를 스스로에게 설명하라는 것은 그들이 장래의 같은 상황에 얼마나 잘 대응해 나갈 수 있는가의 지표가 된다고 했다. 그는 설명의 몇 가지 중요한 유형들을 규정했다.

즉, ① 내부적인 것과 외부적인 것
② 안정과 불안정
③ 보편적(global)인 것과 특수적(specific)인 것 등이다.

부정적인 사건들을 내부적이며 안정적으로 또는 보편적으로 자신에게 설명하는 사람들은 우울증에 걸리기 쉽고, "학습된 무력감=(learned helplessness)"를 가지게 된다고 했다.

내부적인 유형은, "자신의 신체적인 현상이나 성격이 문제를 일으켰고, 외부적인 환경이나 잘못 배운 것 때문이 아니다."라고 설명하는 유형이다. 보편적 유형(global style)은, 문제가 자신의 삶과 대부분 관계가 있고 어떤 특별한 상황이 아니라고 설명하는 것이고, 안정적 유형은 그런 문제가 오랫동안 변하지 않고 지속될 것이라고 설명하는 것이다.

이 세 가지 중 어느 유형이라도 우울증으로 끌어갈 수 있다. 환자들이 어떤 유형들을 사용할 것인지를 결정하는 것이 치료에 도움이 된다.

방법

1) 환자들로 하여금 중요한 문제들을 열거하라고 한다.

"나는 대인관계에 문제가 있다."

2) 이 문제들 중, 어느 것들이 장기적이며 화하지 않은 것이라고 생각하는가를 판단하게 한다.

"나는 언제나 인간관계를 망치고 말 거야."

"나는 지금 이 관계에 문제를 가지고 있을 뿐이야."

3) 어떤 문제들이 보편적이고 어떤 것들이 특수한 것인지를 가려내게 한다.

"나는 결코 좋은 이성관계를 가질 수가 없어."

"철수와 문제가 있어."

4) 환자들이 자신이 문제를 일으킨다고 생각하는지, 외부의 요소들이 문제의 원인이 되는지 물어본다.

"대인관계는 나에게 문제가 있기 때문이야."

"대인관계에서 운이 없을 뿐이야"

5) 환자들로 하여금 다른 설명을 찾아보라고 한다(altenative explanations). 만약 내부적이고 영구적이라면, 외부적이며 잠정적인 설명으로 바꾸게 한다. 외부, 내부도 마찬가지이다. 환자들이 이것들은 바꾸는 연습과정에서 어떠한 다른 느낌을 갖게 되는가? 어떤 새로운 감정들이 일어나는가의 차이점들을 설명한다.

임상적인 예

순희와 영희의 예 〉

두 여자는 둘 다 이혼을 한 경우다. 그리고 이혼한 이유들도 비슷하다. 이혼을 하면서 순희는 마치 천재지변을 거친 것 같이 느꼈다. 감정적으로 무너졌고, 혼란스러웠고 방황을 했다. 자살까지도 생각했다. 영희는 반면에 잠시 동안만 상실과 슬픔을 경험했고, 다시 이성교제를 시작했고, 결혼했을 때보다 훨씬 더 행복했다. 이 두 여자의 차이점은 무엇일까?

그들은 아주 다른 설명의 유형을 가지고 있었다.

순희는, "이혼은 내 탓이야." – 내부적(internal)

"다시는 결혼을 할 수 없을 거야." – 안정적(stable)

"아무도 나를 원하지 않을 거야." – 보편적(global)

"평생 외롭게 혼자 가난하게 살아야 할 거야." – 영구적(permanent)

영희는 "자유! 드디어 자유를 찾았다. 신이여! 감사합니다. 나는 드디어 자유를 찾았습니다."라고 생각했다. 순희와 같은 환자를 치료하기 위해서는 이 설명의 유형을 바꿀 필요가 있다. 치료자는 다음과 같은 말을 할 수가 있다.

"전 남편(처)은 이혼의 한 책임을 져야 합니다. 이혼은 전적으로 자신의 어떤 가설적인 잘못에 의해 된 것이 아닙니다. 두 사람의 성격도 맞지 않고, 아마도 그는 결혼하기에는 너무 미숙했고, 같이 살기가 힘든 사람이었습니다. 그 사람하고 결혼이 성공적이지 못한 것입니다(특수성 – specific). 지금 느끼는 슬픔이 영원히 지속되는 것은 아닙니다(유동적 – Unstable 또는 일시적 – temporary).

결론

약물중독자 치료에 있어서는, 환자들이 문제의 원인이 자신 안에 있고, 문제가 몇 주 안에 사라지지도 않는다는 것을 받아들이도록 해야 한다. 이것을 통해 우리는 모든 인지치료 방법에 대한 교훈을 얻을 수가 있다. 우리의 인지들은 우리의 두뇌가 세상을 그려놓은 그림과도 같은 것이다. 이 인지들은 우리가 대응하고 있는 현실을 우리 나름대로 해석해 놓은 것이다. 그러나 모든 인상, 연상이 같은 가치와 효용도를 가지고 있는 것이 아니다. 모든 것이 다 주관적인 것도 아니다. 우리의 마음이라는 화면에 비추어지는 바깥세상이 존재하고, 우리는 이 그림을 받아들여야 한다. 우리 마음의 그림이 실사와 같을수록 우리는 삶에 잘 대처해 나갈 수 있다. 모든 환자들의 문제에 따라, 동일한 인지들을 적용하려는 초기 인지치료는 문제가 많았다. 환자마다 치료방법이 달라야 하고, 각 개개인의 특성을 아는 것처럼 치료에 중요한 것이 없다. 그렇다면, 어떤 설명의 유형이 가장 좋은 것인가? 그 해답은 아주 오래된 것이다.

God grant me the serenity
to accept the things
I cannot change,
Change the things I can,
And
the wisdom to know the difference.
신이시여,

제게 어쩔 수 없는 것을 받아들이는
평온함을 주시고,
어쩔 수 있는 것은 바꾸는
용기도 주시고,
그리고
이를 구별하는 지혜도 주소서.

Martin Seligman은 이 설명의 유형은 성격상 문제가 아니고, 일종의 변화할 수 있는 상태라고 규정지었다.

3장

믿음의 집단들
Group of Beliefs

인지치료의 초기에는 인지를 감정반응과 결합된 조건자극(고전적 조건반사)이거나 행동과 강화와 결합된 차별적 자극(operant theory)이라고 보았다.

최근에는 이 조건반응의 학설 대신 인지가 집단들, 상징적 유형들(gestalt patterns), 유형들(schemata) 또는 개별적이고 분산된 정보의 양적 합산보다는 환자 인지의 전체적인 조직현상이 있는 것이다. 현대 인지치료에서 강조되는 것은 환자들이 어떻게 정보를 창조적으로 변형시키는가, 이 정보를 어떻게 유형(pattern), 주제(theme), 이야기(story) 등으로 만들어 내는가와 어떻게 자신의 개념적인 세상을 창조해 내는 것인가이다.

환자의 인지유형(pattern)을 알아내는 여러 가지 방법이 있지만 여기서는 가장 유용한 방법들만을 토론하려 한다.

중심적 믿음 *(Core Beliefs)*

원칙

대부분의 문제저변에는 한 개의 중심적 믿음(core belief)이 있다. 이것은 다른 믿음들을 받쳐 주고 있는 초석이다. 이것이 다른 정신적인 문제들과 끈이 닿아 있지만 그 중에서도 오직 몇 개의 태고(attitudes)들이 모든 피해의 원인이 되는 것이다.

환자들은 표면적 믿음들(surface beliefs)과 저변의 믿음들(underlying beliefs)을 가지고 있다. 이들 인지들은 심리적으로 연결이 되어 있다. 치료자는 환자에게 다음의 도표를 설명해 준다.

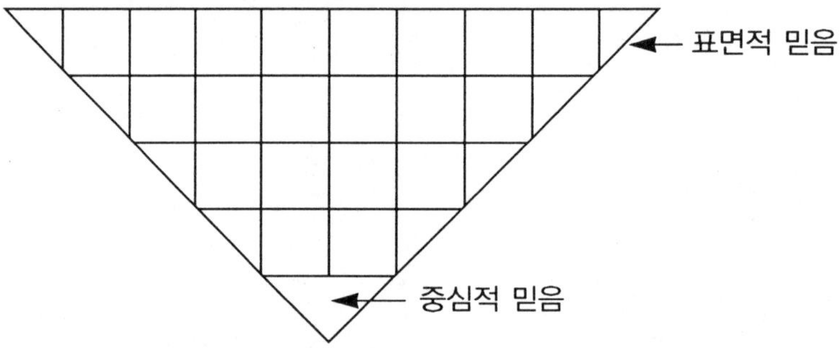

그림 3-1.

이 피라미드 위쪽 부분에는 표면적 생각들(surface thoughts)이 있다. 이것은 환자들이 인식하고 있고 표현할 수도 있다. '무엇을 생각하고 있습니까?' 하고 물으면 이들에 대해 이야기한다. 그러나 피라미드 밑부분에는 환자의 중심적 추측(core assumption), 즉 중심적 믿음(core belief)이 있는 것이다. 이것은 환자들이 치료과정을 통해서만 발견할 수 있는 것이다. 이것은 환자들 무의식 내에 있는 것도 아니고 환자들이 알아차리기를 두려워하는 것은 아니다(정신역동학적 견해는 다를 수도 있다). 그러나 중심적 믿음은 아주 기초적이고 기본적이어서 환자들은 그것을 가지고 있다는 것조차 모르는데 마치 물고기가 물에서만 살다보니까 물 자체를 인식하지 못하는 것과 비교될 수 있다. 마찬가지로 이 중심적 믿음과 평생 살아왔기 때문에 그 존재조차 모를 수가 있는 것이다.

방법

환자의 중심적 믿음을 발견하는 것은 이후 치료를 위해 아주 중요하다. 인지치료는 이 중심적 믿음을 다루어야만 치료효과가 있다.

1) 환자를 5분간 이완시킨다. 바깥의 일들에서 내부적인 일들로 주의를 전환시킬 수 있게 하는 것이다.
2) 환자의 초점을 A에 맞추게 한다.

3) A가 명확하게 떠오르면, Ce(감정)에 초점을 맞추게 한다. A를 연상하는 중 어떠한 감정이 느껴지는가? 감정을 만들어 내지 말고 느껴지는 대로 그냥 느끼도록 권장한다.
4) 다음 생각들에 초점을 맞추게 한다. "Ce를 느끼게 하는 A에 대해 지금 자신에게 어떻게 설명할 수 있습니까? 처음 떠오르는 생각을 마음속에 떠올리십시오."라고 한다. 필요하다면 이 과정을 잠시 중단시키고 그 믿음을 받아 적고 다시 환자의 정신적 초점으로 돌아간다(이 시점에서 치료자가 환자의 표면적 믿음을 이미 믿고 있어야 한다).
5) 그들의 믿음을 마음속에 확실하게 한 후 "만약?, 만약?", "왜 그것이 중요합니까?" 등 같은 질문들을 반복하면서 물어가면서 중심적 답변을 캐낸다. 환자들의 답변을 들어가면서 그들의 상상력이 "생각"을 만들어 낼 때까지 기다리는 것이 중요하다. 때로는 이 전체의 과정을 기록해 놓은 것이 환자의 답변들을 추적하는데 도움이 된다.

임상적인 예

어떤 사업가가 많은 인원의 전문가들 앞에서 연설을 하는데 두려움을 느끼고 있었다. 다음 단계를 통해 core belief를 발견해 낼 수 있었다.

1) 환자로 하여금 이완하고 마음에 귀를 기울이도록 준비하게 한다.
2) 많은 전문가들이 앉아서 그를 쳐다보고 있는 강당의 연단에 서 있는 자신의 모습을 연상시켰다. 그는 그들이 서로 주고 받는 대화들이 내는 소리들을 들을 수 있었고, 커피향도 맡을 수 있었고, 연단에 얹어 놓은 팔의 느낌도 느꼈고, 서류들을 넘기는 소리도 들을 수 있었다.
3) 그는 초점을 내부의 세계에 맞추었고, 긴장감과 가슴에서 느껴지는 조이는 감정도 느꼈다. 두려움을 느꼈다.
4) 초점을 생각에 맞추었을 때, 머릿속에 떠오르는 첫 번째 생각은 "저 사람들은 내 연설을 좋아하지 않을지도 몰라."였다.
5) 치료자는 그와 다음 대화를 나누었다.

질문 : 그 사람이 연설을 좋아하지 않는다는게 어쨌다는 것이죠?

답 : 그들은 나를 존경하지 않을 수도 있습니다.

질문 : 그들이 당신을 존경하는 게 큰 의미가 있습니까?

답 : 나를 존경하지 않으면 나는 마음이 불편할 것입니다.

질문 : 왜 마음이 불편한가요?

답 : 모든 사람들이 날 좋아하지 않으면 마음이 불편합니다.

질문 : 왜 모든 사람이 자신을 좋아해야 하나요?

답 : 왜냐하면요, 나는 나 자신을 좋아하지 않습니다. 다른 사람들의 긍정적인 평가로 내 자신을 북돋워야 하기 때문입니다.

"나는 나 자신을 좋아하지 않는다."가 core belief였다. 그의 대중연설 공포감을 치료하기 위해 믿음을 치료했던 것이다.

결론

환자들은 대개 중심적 믿음들의 시리즈를 가지고 있는데, 이것은 반대로 메운 피라미드 시리즈도 여러 개가 있어서 서로 연결된 것이다. 어떤 A-C 상황에서 몇 개의 피라미드가 작동되어서 감정적 · 행동적인 반응을 일으키는 것이다.

믿음들을 바꾸려 시도할 때, 중심적 믿음을 맨 먼저 다루면 안 된다. 그것은 환자의 의식에서 너무 멀리 떨어져 있어서 알아들을 수 없기 때문이다. 또한 core belief는 집단화된 다른 core belief들의 집합체와 연결성이 더 강해서 이런 믿음들의 실 뭉치에서 core belief를 찾아내기가 쉽지가 않다. 따라서 인지치료라는 표면적 믿음들에서 시작해서 밑으로 전진해야 하며 환자들이 이 표면적 믿음들을 잘 다룰 수 있게 된 후에야 중심적 믿음에 도전을 해야 하는 것이다.

삶의 주제들 *(Life Themes)*

원칙

환자들의 core belief는 어디에서 오는 것일까? 대부분의 환자들은 그것이 우리 모두들에게도 일어나는 삶의 크고 중대한 사건들에서 온다고 생각한다. 예를 들면 부모의 사망, 다쳐서 병원에 갔던 일, 동생이 태어난 날 등 이런 사건들은 우리의 성격형성에 중요한 역할을 하는 것이다.

이런 사건들이 중요하기는 하지만 연구결과에 의하면 환자들의 core belief를 형성하는 것은 이런 큰일들이 아니고 사소하고 중요해 보이지 않는 사건들이다. 환자들은 그들의 문제들을 겉으로 보기에는 사소한 일들에서 문제의 원인을 찾아낸다. 예를 들면, 생일 날 원하는 선물을 받지 못했거나 백화점에서 엄마를 잠시 찾지 못했을 때, 학교연극에서 대사를 잊어버렸을 때, 친구 생일파티에 초대되지 못했을 때 등이다.

사소한 일들은 대단한 파괴력을 가지고 있어서 환자들을 평생 괴롭힐 수 있다. 이 작은 일들은 상징적으로 깊은 곳에 감추어져 있는 갈등을 대표하기 때문이라는 학설도 있는데, 예를 들면, 대소변 가릴 때 느껴진 엄마에 대한 성욕은 닭똥에 미끄러진 사소한 일을 평생 기억하게 해 주는 것 등이다. 하지만 더 간단히 설명될 수도 있고, 왜냐하면 사건들은 어떤 일이 일어났는가가 중요한 것이 아니고 환자가 어떠한 일이 일어났는가 결론을 내리는 것, 즉 그 결론이 중요하기 때문이다.

만약 그들의 할머니가 돌아가셨는데 할머니가 오랫동안 잘 사시다 돌아가셨다고 결론 내리면 무난히 이겨낼 것이다. 그러나 금붕어가 죽었는데 금붕어에게는 천국이 없으니까 하느님은 금붕어를 절대로 죽게 해서는 안 된다고 믿고 있다면 그는 금붕어의 죽음에서 회복되지 않을 수 있다.

경험의 강도가 결정적이 아니고, 결론의 무지막지한 힘이 결정적인 것이다. 사소한 일에 대한 환자들의 결론은 대단한 것이다. 그것은 마치 삶을 살아가는 과정에서 조그마한 자갈에 걸려 넘어졌는데, 그 후 아주 다른 길로 가는 것과 같은 것이다. 사소한 일들에서 얻어지는 이러한 결론들은 그들에게 평생을 사는데 지도와 같은 역할을 하는 것이다.

방법

이러한 사건들과 거기에서 생성되는 삶의 주제(themes)들의 중요성 때문에 인지치료자는 환자의 삶에 있어서 중요한 일들의 목록을 작성해야 하는데 여기서 중요하다는 것의 기준은 객관적이 아니고 환자의 주관적인 판단에 의해야 한다. 30개의 목록을 만들어야 한다. 아동기의 10개의 중요한 일들, 사춘기의 10개, 성인이 된 후부터 10개이다. 이 사건들을 자세하게 토론하는데 환자가 어떤 결론을 내렸는가를 주의 깊게 살핀다. 환자의 의미부여(attribution)가 열쇠인데, 어떤 환자들은 몇 년이 지나도 같은 결론을 유지하기도 한다.

중요한 사건들과 삶의 주제들

1) 환자의 일생의 가장 중요한 30가지 사건들의 목록을 작성한다. 부정적인 것들(예 :

가족의 죽음)만이 아니고 삶의 중요한 변화의 시점들도 기록한다(예 : 졸업, 결혼 등–긍정적일수도 부정적일 수도 있다). 또한 객관적으로는 중요하지 않은 일이라도 환자가 결정하면 기록에 포함시킨다. 30개의 목록이 필요하다.

2) 그 사건들을 A와 Ce의 형태로 기록을 한다. 즉 어떤 일이 있었는가?, 어떻게 느꼈는가?

3) 30개의 A–C 사건들이 모여졌으면, 개개의 core belief를 찾아내야 한다. 그들이 괴로웠을 때, 자신들이 어떻게 이해했는가? 그들이 지금 어떻게 생각하는 게 아니고, 그 때 어떻게 생각했는가? core belief를 찾아낼 때 기대, 의미부여, 표시(label), 자기지도(self–instruction) 등을 기억하면서 찾아야 한다.

4) 아동기와 사춘기, 성인이 된 후의 사건들을 비교해 보며 반복되는 주제(theme) 또는 Bs(인지) 등이 있는가를 찾아낸다. 같은 주제라도 표현은 시간이 지남에 따라 바꾸어진다. 즉 어떤 A에 대해 아동기에는 "야구를 잘 못하기 때문에 나는 좋은 애가 아니야.", 사춘기에는 "예쁜 여자친구가 없어서 좋은 애가 아니야.", 성인으로서는 "회사에서 나를 승진시키지 않은 것으로 봐서 나는 능력이 없는가 보다." 등이다. 표현은 틀리지만 삶의 주제(life theme)는 같은 것이다. 즉 "나는 남자로서 열등하다." 이 믿음에 관한 목록을 작성한다.

믿음들의 주목록 (Master list of Beliefs)

환자의 믿음들을 수집하는데 마지막 단계로 master list를 만든다. 이것은 이미 발견한 모든 B를 포함시킨다. 최소한 30개 이상의 B가 있을 것이며 가능한 최대한 포괄적이어야 한다.

각 B에 순번을 매기고 각각 개별적으로 기록한다. 나중에 고칠 수 있으므로 표현에 신경 쓸 필요가 없다. 유일한 실수는 환자의 B들을 모두 포함시키지 않은 데 있다. 너무 많다는 일은 있을 수 없다. 나중에 삭제할 수 있기 때문에 중복되어도 좋다. 대부분의 인지치료 내용은 바로 이 목록에서 나오는 것이기 때문이다.

임상적인 예 1

살아가면서 환자들은 잘못된 주제들을 가지게 된다. 영식의 예에서 잘 알 수 있다. 영식은 초등학교 때 성적이 중간쯤이었다. 그의 형과 두 누나들은 우등생들이라는 점이 그에게는 아주 힘들었다. 한 학기 중 영식은 수학을 열심히 하기로 결심하고 노력한 결과,

주로 60점을 받던 것을 80점으로 끌어 올렸다. 성적표를 받자마자 아버지에게로 달려가서 보여드렸다. 그 성적표를 한 번 흘낏 본 아버지는 "괜찮군. 조금 더 노력하면 다음에는 A를 받을 수 있겠다."라고 말했다. 아버지가 말한 것은 그것이 전부였다. 소위 "사소한" 일에서 영식은 "커다란" 결론을 내렸다.

"내가 완벽하지 못하면 아예 하려고도 하지 말아라."

"훌륭한 사람이 되려면 최고가 되어야 해."

"나는 모든 면에서 다 최고가 될 수 없어서 영원히 좋은 애가 될 수 없어."

임상적인 예 2

희숙이라는 아이의 예를 들어 보자.

혼자 있는 것에 대한 공포감 때문에 치료를 받고자 했다. 혼자 있어야 할 때마다 강한 공포감을 느꼈다. 그 결과 그녀는 친구들을 많이 만들었는데, 친구가 많을수록 그녀가 필요할 때면 누군가와 같이 있을 수 있어서 좋다고 생각했다. 남자친구들도 계속 모았는데 친구의 숫자가 줄어들까 두려워 어떠한 관계도 끊어지는 것을 두려워했다. 집에서 생일파티를 할 때도 모든 남자친구들을 다 불러서 소파에, 바닥에까지 앉게 해야 할 만큼 잔뜩 모아서 서로들을 쳐다보고 있게 했다. 많을수록 안심이 됐다.

희숙은 자기 일생의 중요한 사건들의 목록을 만들었다. 예상과 틀리게 그녀가 부모나 다른 어떤 사람들에게서도 배척당했던 일은 없었다. 그녀는 대부분의 아이들이 겪는 몇 가지 일을 경험했을 뿐이다. 6살 때 Chicken pox를 앓았을 때, 엄마가 몇 날 밤을 옆에 있어 주었다는 것을 기억했고, 큰 길가의 집에 살았기 때문에 아버지가 습관처럼 거리에 절대로 혼자 나가지 말라는 주의를 준 기억이 있고, 그녀의 두 언니가 말썽을 피웠기 때문에 남자아이들을 조심하라는 주의를 반복해서 들은 것을 기억했다.

그러나 이런 일들로부터 그녀가 내린 결론과 삶의 주제들은 사소한 것이 아니었다. 이런 일련의 사소한 일들로부터 그녀는 다음과 같은 인생관을 만들어냈다.

– 세상은 넓고 위험하다. 나는 약하고 무력하다.

– 나는 주변에 사람들이 같이 있어야 안전하다.

이런 믿음들에 의하여 그녀는 결코 혼자 있는 것을 피했다. 그리고 가능한 한 많은 사람들로 하여금 그녀를 둘러싸게 했다.

이상의 두 가지 예에서 보다시피, 각각 다른 정신적인 문제들도 같은 근원을 가질 수 있다. 즉, 막대한 결론을 초래하는 사소한 일이 그 근원이다. 시간이 지남에 따라, 이런 삶의 주제는 특히 인생을 항해하는데 대하여 지도가 되어 주는 것이다. 만약 이런 주제들이 왜곡되어 있다면 그들은 길을 벗어나 전혀 원하지 않는 장소로 가 버릴 수 있는 것이다.

결론

인지치료에서 가장 유용하고 중요한 치료법 중 하나가 환자의 삶의 주제를 수립하는 일이다. 포괄적인 목록을 만들기 위해 많은 시간을 써야 한다. 이런 과정이 환자에게 많은 것을 깨닫게 한다. 그들은 아주 오래 묵은 인지적 실수에 의해서 얼마나 많은 상황들을 왜곡했는지 보기 시작한다. 이 주제 목록이 만들어진 후에는 인지치료 대부분의 시간이 이런 삶의 주제를 바꾸는데 사용되는 것이지 결코 어떤 한정된 상황에서 비롯한 몇 개의 잘못된 belief를 고치는데 쓰여지지는 않는 것이다.

추가정보

Geffrey Young은 삶의 주제를 유형(schema)이라고 표현했고, 이것들에 초점을 준 치료를 고안해냈는데 이것을 schema-focused therapy라 한다.

인지지도 *(Cognitive Maps)*

원칙

인지들은 마치 퍼즐 같다. 각 개개의 인지들은 제각기 중요하지만 부분적일 수 밖에 없다. 우리는 환자들의 이러한 퍼즐 조각들을 제자리에 찾아 끼워야만 그들의 문제들을 온전하게 이해할 수 있다. 환자들은 온전한 완성된 이야기나 전반적인 주제에는 반응하지만 이런 것들을 구성하는 부분적인 것에는 별로 반응을 하지 않는다.

방법

1) 믿음들의 master list에서 인지지도를 만들어 낸다. 그 list에서 개개의 생각들을 남아 있는 생각들의 하나 하나에 비교해 봄으로써 만들어 낼 수 있다. 스스로에게 또 환자에게 다음과 같이 질문해 보아야 한다.

"이들 생각들이 어떤 면에서 비슷하고, 어떤 면에서 다른가? 어떤 생각이 먼저 생겼고,

어떤 것이 나중에 만들어졌는가?"

예를 들면, 환자의 목록이 "나는 나쁜 인간이다."와 "나는 완벽해야 한다."라는 생각들을 포함하고 있다면 이 두 가지 생각들이 어떻게 연관되어 있는가를 알아본다. 즉, 완벽해지려고 노력하는 것을 "나쁜 인간"이라는 느낌을 상쇄시키는 것이다. 또한 "나쁜 인간"처럼 느끼는 것은 완벽주의적 기준에 맞추지 못한 결과로 느끼는 것일 수 있다.

2) 생각들 사이의 관계를 기록한다.
(그림 3-3, 3-4와 같다.)

3) 치료시간에 환자와 같이 지도를 검토하고 고칠 것은 고친다. 도표 3-2를 환자에게 그려주며 다음과 같이 설명해 준다.

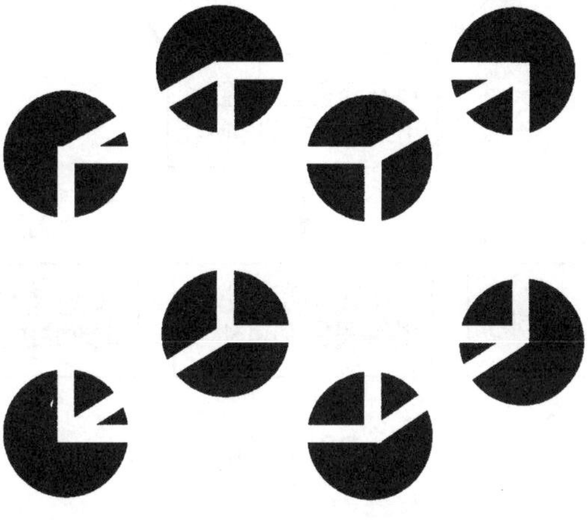

그림 3-2.

"이 그림은 인지지도가 어떻게 작용하는가를 말해 줍니다. 개개의 점은 개개의 생각을 의미하며, 8개의 점은 합쳐져서 표면적인 유형(pattern)을 만들어 냅니다. 그러나 자세히 보면, 상자 하나가 그 속에 있습니다. 인지지도는 각 개개의 점이나 표면적인 유형(surface pattern)이 아니고, 이 속에 있는 상자와 같은 것입니다. 한 번 이 상자를 보면, 각 개개의 점보다는 상자에 반응하게 됩니다. 같은 이치에 의해 우리는 개개의 믿음보다는 믿음들이 만들어내는 전반적인 유형에 더 주의를 기울이게 되는 것입니다.

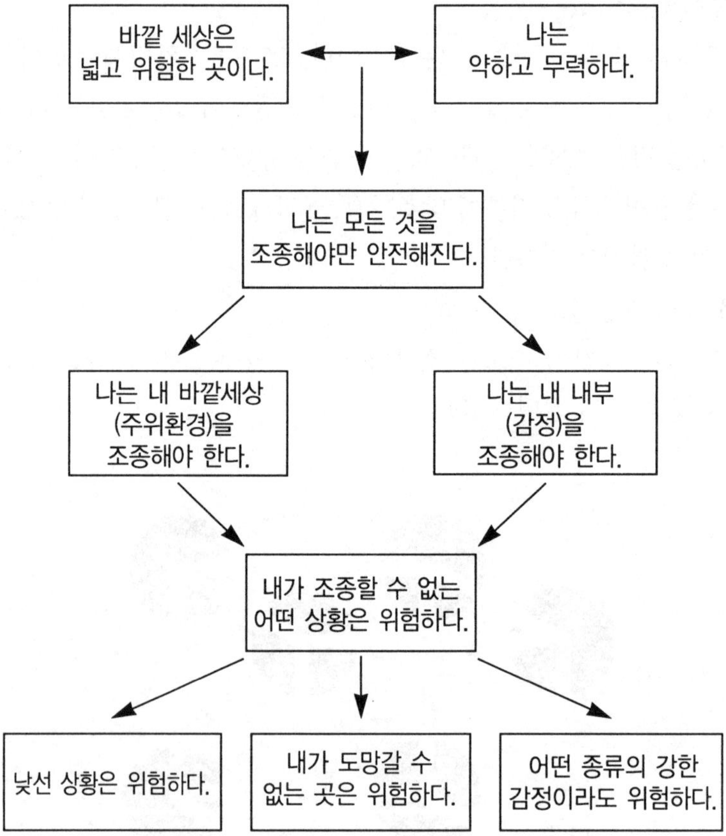

그림 3-3.

임상적인 예

각기 다른 문제들은 제각기 다른 인지지도를 가지고 있다. 많은 수의 문제들을 분석한 결과, 인지재구조 치료자들은 그림 3-3과 같은 인지지도를 만들었다. 이것은 공황증 환자의 지도이다. 대부분 환자들이 과잉보호를 받으면서 자라난 것이다. 그들은 바깥세상이 위험한 곳이며 자신들이 스스로를 돌보기에는 너무 나약하고 무력하다고 생각하는 것을 배운 것이다. 이것을 이겨내기 위해 그들은 모든 것을 자신의 조종 하에 두려고 한다. 즉 바깥세상의 환경 그리고 자신 내부들의 느낌들 조차 완벽하게 조종하려 하고 그래야만 그들이 안전할 수 있다고 생각한다.

그들 스스로의 조종 하에 있는 상황이 아닌 것을 직면하면 (즉, 다른 사람이 운전하는 차를 타고 가거나, 교회의 제일 앞줄에 앉아 있거나 또는 기쁨, 분노, 슬픔 등의 강한 감정을 느끼면) 공황증을 경험한다. 자신의 공포감을 조절하려고 노력하면 할수록 더 큰 공포감을 느끼게 되는데 인지지도가 이런 악순환을 유발시킨다.

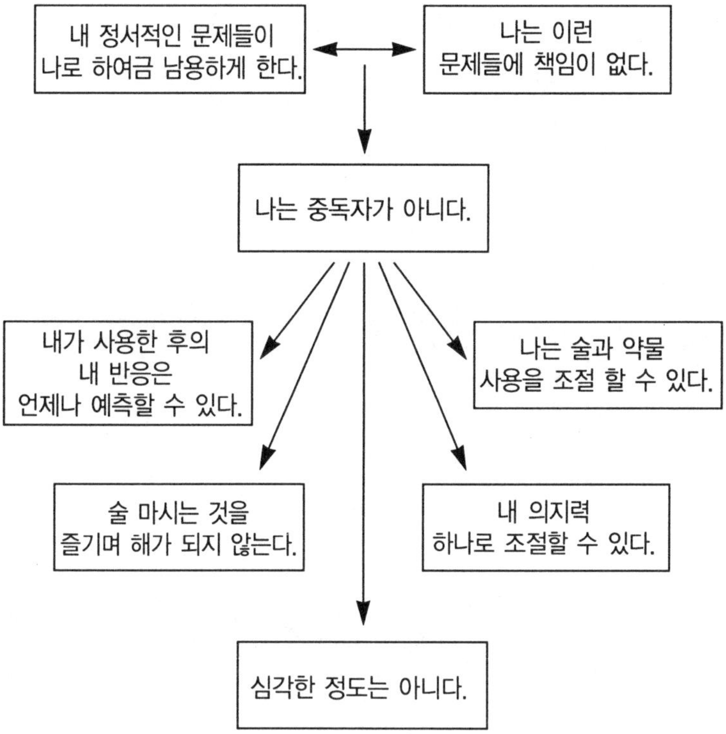

그림 3-4.

그림 3-4는 약물 · 알코올중독 환자의 인지지도이다. 이 인지지도의 중심에는 자신의 문제에 대한 부정(denial)이 있다. 이 근원으로 시작해서 표면으로 진행하며, 역설적으로 그들은 자신의 약물사용을 조절할 수 있다고 믿게 된다. 즉, "맥주 두 병만 마시고 그칠 수 있다." 등이며, 그들 스스로에게도 책임이 없다고 믿는다. "내 엉망진창인 성장과정이 나로 하여금 히로뽕을 쓰게 했다." 등이다.

결론

문제의 종류가 다양하기 때문에 수백 개의 인지지도가 존재할 수 있다. 또 개개인마다 다르다. 각 환자 나름의 정확한 인지지도를 그리는 것이 필수적이다.

4장

강력한 대응법
Countering Techniques : Hard

대응법을 이용하는 모든 인지재구조치료법들에게는 그 저변에 하나의 원리를 공유하고 있다. 즉, 불합리한 생각에 반대하면 할수록, 불합리한 생각은 약해진다는 것이다. 대응함에 있어 어떠한 감정상태가 생겨나고 이 감정이 부적정인 감정이나 불합리한 생각을 유발시키는 감정들을 제거하는 효과가 있는 것이다.

대응법은 철학에서 유래되었다. 반대하고, 논쟁을 하고, 말다툼을 하는 것들은 Plato의 대사보다도 더 오래된 것이다. 이런 방법들은 사람들 모두가 쓰는 것들이다. 술집에서 언쟁하는 것, 대통령후보들의 토론 등도 여기에 속한다.

대응법에는 hard(강한)와 soft(부드러운) 방법들이 있는데 이들은 감정상태와 인지를 짝지어서(pairing) 태도의 변화를 가져오는 것이다. 강한 대응법은 자기 주장하는 감정들, 부드러운 대응법은 이완감정들을 사용한다.

그 외, 객관적(objective) 대응법은 믿음들에서 감정을 제거시키는 방법들이다.

원칙

강한 대응법은 불합리한 생각들에 도전하는 인지들이다. 강한 대응법은 한 개의 단어 "엉터리", 또는 한 구절 "사실이 아니다.", 또는 한 문장 "야유회에서 내가 노래를 잘 하든 못하든 누구에게도 상관이 없어."이기도 하고, 또는 우아한 철학일 수도 있다. 즉, "내 인생의 목표는 사람들에게 인기가 있는 것이 아니고 내 잠재능력을 실현시키는 것이다."

이상적인 강한 대응은 가치관, 감지, 경험 등을 총동원해서 반대방향으로 흐르는 강한 급류 속에 불합리하고 파괴적인 생각을 익사시키는 것이다. 짧은 구절이나 표어 등은 대응하는 철학이나 믿음과 연관되어 있으면 유효하지만 그 자체가 불합리성을 극복시키게 할 만큼 강력한 것이 아니고 그 자체가 대응하는 철학을 상기시켜 주기 때문이다. 치료자는 환자가 이런 철학을 바탕으로 한 대응들을 작성하는데 도움을 주어야 한다.

방법

1) 환자들로 하여금 개개의 불합리한 생각에 각각 대응할 수 있는 강한 대응(hard counter)을 작성하도록 한다. 이 대응들이 불합리한 생각을 강하게 반대하는 것들인지 확인한다. 예를 들면, "하는 일마다 성공한다는 것은 불가능하다."와 "하는 일마다 성공한다는 것은 상당히 어렵다."보다 효과적이다.
2) 환자로 하여금 가능한 한 많은 대응을 작성하도록 한다. 많을수록 좋다.
3) 대응들이 현실적이고 논리적이어야 한다. 긍정적인 생각으로 치료하는 것은 때로는 스스로에게 거짓말을 하는 수가 있는데 인지재구조치료는 긍정적인 생각의 힘에 의존하지 않는다. 대신 진실된 현실적인 생각의 힘에 의존하는데 환자들로 하여금 자신들에 듣기 좋은 이야기 대신, 진실을 이야기하게 한다.
4) 환자로 하여금 불합리한 생각과 반복해서 논쟁을 하라고 지시한다. 환자들은 자신이 이미 시도해 보았고 또 다시 해야 하는 것을 시간낭비라고 생각할 수도 있다. 환자들의 시도들을 자세히 검토해 보면 그들이 두, 서너 시간만 하고 중지했던 것을 알 수가 있다. 환자들이 알아야 할 것은 그들은 이런 잘못된 믿음들과 믿었던 숫자, 시간만큼 논쟁해야 한다는 것이다. 그것은 하루에 한 시간씩 일년 또는 그 이상도 걸릴 수 있는데 평생 지니고 다닌 중심적 믿음을 없애기 위해서는 이런 막대한 노력도 필요하다.
5) 개개의 대응은 불합리한 생각과 같은 부류라야 한다. 즉, 시각적 문제는 시각적 대응으로, 언어적인 믿음은 언어적인 대응으로, 분노에 대한 믿음은 부드럽고 이해심 있는 대응으로, 수동적인 문제에는 강한 자기 주장식 대응으로, 신체감각적인 것에는 신체감각적인 진실 등이어야 한다. 예를 들면, 높은 건물이 무너질까봐 높은 건물에 대한 공포를 가지고 있는 환자에게는 건물들은 무너지지 않는다는 언어적인 대응보다는 거대한 바위 위에 세워진 견고한 건물을 시각적으로 연상하는 대응이 더 효과

적인 것이다. 대응이 불합리한 생각과 같은 부류와 논리의 형태라면 그 충격효과가 더 큰 것이다.

6) 환자의 불합리한 생각들을 하나도 남기지 않고 공격한다. 감정을 유발시키는 생각들 모두와 대응을 연결시켜 놓은 것이 중요하다. 중심적인 믿음들을 모두 공격하지 않으면 감정의 감소가 이루어지지 않는다.

임상적인 예

저자가 미국에서 개원 중, 근처 작은 마을의 신문사에서 가끔 정신과와 심리적인 것들에 대해 문의를 받은 적이 있다. 그 중 하나가 기억에 남는데, Cabin Fever(겨울 내 집에만 박혀 있을 때 생기는 답답함과 관련된 심리적인 문제들)에 대한 기사의 제목이 필요하다는 것이었다. 또한 거기에서 오는 심리적인 불편을 되찾을 수 있게끔 독자들에게 해 줄 조언도 부탁을 해왔다.(기자는 여러 가지 가운데 가장 중요한 한 가지만 이야기해 달라고 졸랐다.) 즉, 모든 심리적인 문제들의 중심에 있는 그 한 가지가 무엇이냐고 계속 물었다. 몇 시간 후, 그 신문기자에게 전화를 해서 "정신적인 문제를 가진 사람들 대부분은 그들이 포효하는 곳으로 뛰지 않기 때문입니다."라고 말해 주었다. 그 기자는 처음에는 이해하지 못하고 엉뚱한 대답이라고 생각했다. 그래서 그에게 다음 이야기를 해 주었다.

아프리카에 선교사의 가족이 살고 있었는데 그 선교사의 딸은 사자들과 가까이 자랐습니다. 그녀의 관찰에 의하면 다른 동물들은 늙어서 사냥을 하지 못하게 되면 저절로 죽게 내버려 두었는데 사자들은 달랐습니다. 사자들은 늙은 사자들이 사냥에 도울 수 있도록 배려해 주었던 것입니다. 젊은 사자들이 산양이나 다른 먹이들을 포위하면 한 쪽에는 젊은 사자들이 다른 한쪽에는 늙은 사자들이 진을 칩니다. 늙은 사자들은 있는 힘을 다해 포효합니다. 동물들은 그 포효성을 듣고 반대방향으로 뛰는데 거기에는 힘차게 사냥을 할 수 있는 젊은 사자들이 기다리고 있는 것입니다.(Baller. 1982)

이 산양들이 살아남는 길은 분명하다. 즉, 그들이 포효성이 나는 곳으로 뛰었다면 안전했겠지만 그 으르렁대는 소리에 너무 겁이 나서 위험에서 도망간다는 것이 그 위험속으로 뛰어든 것이다.

이 이야기의 신빙성을 알 수 없지만 환자들의 경우에 합당한 이야기이다. 불안한 환자들은 공포자체에서 도주해서 평온하고 안전한 곳을 찾으려 한다. 비행기 타기가 두려우면 혼자 있으려 하고, 물이 두려우면 호수나 바다에서 수영하지 않는다. 그러나 그들의 공포심은 절대로 사라지지 않고 반대로 심해진다. 도주하면 할수록 공포심은 증가한다.

우울한 환자들은 그들이 다른 사람들과 같다는 믿음으로부터 도주한다. 우울증 환자들이 오만하다라고 하면 이상한 소리 같고 그 반대일 것 같지만 우울증의 저변에는 자신들이 완벽해야 한다는 이상한 믿음이 도사리고 있고, 완벽하지 못하다는 것을 발견할 때 우울증이 더 심해지는 것이다. 그래서 그들은 다른 사람들과 마찬가지로 취약하다는 현실에서 도주하고 싶은 것이다.

알코올 중독자나 약물중독자는 자신들이 중독 되었다는 것으로부터 무서운 속도로 도주한다. 그들은 이런 진실과 싸우고도 아무 일 없기를 바란다. 그들은 다른 사람들이 조절해 마시는 것을 보고 자신들도 그럴 수 있으리라 생각한다. 그들은 신체적으로 다른 사람들과 다르다는 것을 받아들이기를 거부한다. 알코올 · 약물 중독자들은 가족, 직장, 건강 등 모든 것을 잃을 수 있지만 스스로는 아주 안전하게 마시고 약물을 안전하게 사용할 수 있다고 믿는다.

이런 문제들의 해결책은 "포효하는 곳으로 뛰어라."는 것이다. 즉, "이제 그만 도망가라."라는 것이다. 그들이 돌아서서 문제들을 직면한다면 많은 문제들을 해결할 수 있다. 물에 대한 공포를 가지고 있는 환자가 물을 피하지 말고 발을 담그고, 얕은 파도에 발을 담그고, 수영장의 얕은 곳에서 물장구 치고, 노를 젓는 보트에도 타보고 했다면 그 공포심은 벌써 옛날에 극복되었을 것이다. 우울증 환자가 자신도 한계가 있는 인간이라는 것을 받아들이면 실수할 때마다 우울증이 심해지지는 않을 것이며, 중독자가 중독을 인정하면 해결책을 찾을 것이다.

이런 모든 환자들이 배워야 할 것은 무엇인가? "포효가 들리는 곳으로 뛰어라."이다. 다음의 여러 가지 치료법들은 환자들로 하여금 문제를 직면하고, 자신들의 믿음들을 어떻게 공격할 수 있는지를 배우게 하는 방법들이다.

대응공격 *(Counterattacking)*

원칙

강한 대응은 감정적인 동시에 지성적인 절차이다. 치료자는 환자들의 믿음에 감정을 결합시켜서 환자들의 강한 감정들을 사용해 믿음을 직접적으로 바꾸는 것이다. 환자들에게 설명할 때, "양초학설"이라고 설명하면 이해가 빠르다. 즉, "생각은 두뇌 안에 있는 양초로 만들어진 모형들이라고 생각해 보십시오.

이 모형들은 우리가 공포심이라든가 분노 같은 강한 감정을 느낄 때 생깁니다. 이런 감정들은 모형에 뜨거운 열과 같이 작용해서 이미 있는 모형을 녹여 다른 믿음들을 만들어 냅니다. 감정의 열이 식으면, 생각은 모형으로 굳어집니다. 이 믿음들을 바꾸기 위해서는 그 양초모형을 조금씩 깍거나(이것은 많은 시간이 걸립니다), 그 양초모형을 다시 가열시켜 다른 생각의 모형으로 바꾸어야 합니다. 불합리한 생각에 대응해 분노하거나 강력한 자기주장을 하면 이것은 마치 믿음의 모형들을 다시 가열하는 효과가 있어서 다른 모형으로 만들어 낼 수가 있습니다."

성공의 비결은 감정의 강도이다. 불합리한 생각을 고칠 때는 강한 감정을 동반한 언쟁이 효과적이다. 이런 강한 감정을 표현하면 흔히 환자들이 시도하는 무기력한 반복을 방지할 수 있다. 역대응을 시작하기 전에 환자들로 하여금 분노하게 하는 것이 효과적이다. 사실인즉 불합리한 생각들이 환자들에게 많은 고통을 주었는데 어떻게 이런 불합리한 생각들을 친절하게 다룰 수가 있는가? 오직 공격적인 대응만이 이런 불합리한 생각을 뒤집을 수 있는 강한 감정을 불러 일으킬 수 있는 것이다.

방법

1) 강한 대응의 목록을 작성한다.
2) 환자로 하여금 강력한 대응을 하게 한다. 환자들은 치료자 앞에서 이 방법을 연습해야 하며, 치료자가 모델링을 해 준다. 모델링을 할 때 점진적으로 강도와 힘을 높여 간다.
3) 환자로 하여금 신체의 움직임도 사용하게 한다. 즉 점진적으로 근육을 강하게 수축하게 한다. 즉, 이완되었을 때 대응을 말하게 하고, 그 다음 조금 긴장되었을 때, 그리고 아주 강하게 긴장되었을 때를 말하게 한다. 대부분의 경우 감정의 강도와 근육수축의 강도가 일치하게 된다.
4) 또한 점진적으로 음성의 강도를 높이게 한다. 처음에는 부드럽게 입을 다물고 말하게 하고, 그 다음 입을 정상적인 대화를 하듯 말하게 하고, 조금 크게, 그리고 더 크게, 아주 크게 말하게 한다. 근육수축과 같이 분노의 정도와 음성의 크기가 일치하게 한다.

임상적인 예

철훈의 예 〉

철훈은 대학을 갓 졸업한 젊은이인데 강한 대응법으로 치료를 받은 예이다. 그는 190cm의 키의 100kg이 넘는 거구로 유도선수였다. 그의 주된 문제는 여자들에게 너무 부끄러움을 타고 소극적이어서 실연을 여러 번 당했고 이성교제도 거의 불가능한 상태가 되었다. 대학생활이 약간의 도움이 되었고 친구들의 도움으로 데이트도 시도했지만 오래 가지를 못했다.

그는 공격적인 남자들을 상대하는 데는 아무 문제도 없었고 남자친구들과도 잘 어울렸다. 인지지도를 완성했을 때 한 개의 중심적인 믿음을 찾아낼 수 있었다. 즉, 그것은 여자들이 약하고, 연약한 존재들이어서 남자들로부터 보호받아야 한다는 것이었다. 그는 자신을 거칠고 아둔한 거인으로 보아서 자신도 모르게 그들을 밟아서 다치게 할 수 있다고 믿었다.

개인력에서 보면 그의 아버지가 믿음을 가르쳐 준 것이 드러났다. 그의 아버지는 철훈의 커다란 덩치가 여자애들을 공격적으로 대하게 될까봐 두려워했는데 이는 아버지 자신이 자랄 때 그런 문제가 있었던 것이다. 이런 아버지 자신의 경험에 의해 그의 아버지는 철훈에게 여자애들을 대할 때 극단적으로 조심하고, 절대로 다치게 하면 안 된다고 가르쳤다. 이 교훈이 매우 효과적이어서 대학 졸업 후 2년이 지나도 여자친구도 없고, 여자들 주위에서는 불안해져서 단 한 마디도 못하게 되었는데, 그 이유는 그가 말을 잘 못해서 여자들의 감정을 다치게 할 것 같아서였다. 그 결과, 여자들은 그를 잘 생겼고 머리도 좋지만 지독하게 덜 떨어졌다고 여겼다. 여러 가지 믿음을 발견하면서 연습을 하는 과정에서 그는 상당히 정확하고 긴 대응의 목록을 그의 중심적인 믿음 대응하기를 위해 작성할 수 있었다. 그러나 그가 그 대응을 '연습할 때, 너무 약하고 수동적이어서 효과가 없었다.' 그래서 대응공격법을 써야만 했는데 다음과 같다.

"나는 철훈의 권투코치이지만 링 안으로 들어갈 수가 없습니다. 왜냐하면 그 링은 자신의 머릿속에 들어있기 때문입니다. 작은 '여자들은 극단적으로 연약하다.' 는 '중심적 믿음' 입니다. 이 믿음은 철훈을 오랫동안 두들겨 패서 이제 철훈은 여자에게서 지독한 수줍음을 타고 이성교제도 못하게 되었습니다. 자신은 이 잘못된 믿음과 별로 싸우지도 않았고, 가끔 덤벼들 때도 형편없이 약한 태도로 덤벼서 효과가 없었습니다. 이 믿음이 그의 눈두덩을 멍들게 하고, 패고 있는데, 이제는 자신을 방어할 때가 왔고, 이런 생각이 떠오를 때마다 싸워야 합니다. 잘못했다고 빌 수도 없고, 사정해도 소용이 없으며 마치 깡패들 같아서 사정을 안 봐 줍니다. 사정하면 할수록 더 세게 때립니다. 이제는 믿음을 향해, 있는 힘을 다해 덤벼들 때가 왔습니다. 처음에는 이 믿음이 철훈 자신보다 강해서 싸움에 이기겠지만 포기하지 않으면, 자신은 점점 더 강해지고, 그 믿음은 약해질 것입니다. 나중에 가끔 이기기도 하고 드디어 다시는 나타나지 않을 겁니다. 자, 이제 첫 번째 권투시합을 시작하십시다."

명희의 예 〉

명희는 졸도에 대한 극심한 공포심 때문에 치료를 원했다. 치료자는 그녀가 신체적인 운동을 대응공격에 쓸 수 있도록 다음과 같이 지시했다.

"감정적인 힘을 대응에 어떻게 사용하는가를 이해하기 위해 어떻게 해야 하는가를 보여드리겠습니다. 불안해지면 졸도할 것이라는 두려움이 있다고 말했는데 이 생각의 효과적인 대응은 무엇이겠습니까?" 그녀는 '나는 불안 때문에 졸도한 적이 없다.' 라는 대응을 선택했다. "좋습니다. 아주 좋은 대응을 선택하셨군요. 그러나 좋은 대응을 가지고 있다고 되는 게 아니고 그것을 어떻게 표현하는가가 중요합니다. 자, 연습삼아 그 대응을 입을 다물고 코로만 이야기하십시오. 우스꽝스럽고 부자연스럽지만 해 보세요! 좋습니다. 이번에는 입으로 얘기해 보세요. 다음에는 숨을 들이쉬고 얘기하세요. 자, 이번에는 아주 크게, 힘차게 온 힘을 다해 소리쳐 보십시오. 온 몸을 긴장시키고, 숨을 가득 들이쉬고 가장 큰 소리로 말해 보십시오. 잘했습니다. 이번 것이야말로 진짜 대응이었습니다. 그전의 것들은 아닙니다. 그전의 것들은 말은 맞지만 힘의 바탕이 없었습니다. 대응을 할 때마다 힘껏 하셔야 합니다."

결론

이 방법은 수동적인 환자들에 유용하며 우울증 환자에게 특히 선택적인 치료가 된다. 그러나 불안증 환자나 정신병 환자에게는 아주 조심스럽게 해야 하는데 왜냐하면 이 방법은 환자들의 감정수위를 높이기 때문이다. 또한 환자들이 자신이 아닌 자신의 믿음을 공격하는 것이 필수적이다. 환자들에게 그들의 믿음을 '바보 같다. 천치 같다. 말도 안 된다.' 라고 불러도 좋지만 자신에게 그런 표현을 쓰면 안 된다고 알려 준다. 그들에게 그런 믿음은 다른 사람들이 가르쳐 준 것이고, 누구라도 그런 상황과 경험을 통해 그런 믿음을 가지게 될 것이라고 설명한다.

대응법에 의한 치료가 불합리한 믿음을 바꾸는 데는 긴 시간이 걸리지만, 때로는 극적인 변화가 올 때도 있다. 예를 들자면, 공황증을 겪을 때마다 그 직장을 그만두는 여자환자가 있었는데 이 환자는 수년간 정신치료를 받아 보았지만 효과를 보지는 못했었다. 하지만 어느 날 그 환자는 자신의 문제에 대해 극도의 혐오감을 느꼈다. 어느 날 오후, 그 해에만 해도 세 번째 직장을 그만두었을 때, 이상한 일이 생겼다. 즉, 그녀는 자신에게 해주는 이야기 자체를 바꾸어 버렸다. 다음은 그 환자의 '자신과의 대화' 를 간추린 것이다.

"이제는 지겹다. 또 다시 제자리로 돌아왔구나. 나는 정신병에 걸리는 것이 두려워서 일을 그만두는 것이 그것을 방지할 것이라고 생각한다. 이건 정말 바보스럽다. 나는 내 인생을 망치고 있고, 치료에 많은 돈을 쓰고 있고, 많은 사람들이 나 때문에 걱정을 하고 있다. 차라리 그냥 미쳐버리는 게 낫겠다. 그러면 평생 엉망진창으로 살겠지. 이건 정말 지겹다. 만약 겁이 나면 그대로 그만이다. 겁먹는다고?, 그래서? 이젠 도망 다니기도 지쳤고 더 이상 도망 다니지 않겠다. 만약 미쳐버리면 미쳐 버리는 것이다. 될 대로 되는 것이다."

다음 주에 그녀는 그녀가 구할 수 있는 가장 좋은 직장을 구했다. 이것은 15년 전 일이다. 그녀는 다시는 불안 때문에 직장을 그만 두는 일이 없었다.

대응자기주장 *(Counterassertion)*

원칙

자기주장훈련은 과거 30년간 널리 쓰여져 왔는데 자기주장훈련은 상대방을 쳐다보는 방법, 자연스럽게 자기 의사를 표현하는 방법, 자세를 자기주장에 맞게 갖추는 방법, 음성을 어떻게 조절하는가를 가르친다. 이 훈련은 몇 달이 걸리지만 영구적인 변화를 가져오기도 해서 유효한 치료법이다. 그러나 약리가 더 깊은 문제를 가진 환자들은 치료가 끝나면 곧 예전의 상태로 돌아가기가 쉽다. 다른 사람들과의 관계에서 올바른 자기주장을 하는 것은 도움이 되지만 자기 자신과의 관계에서도 올바른 주장을 하는 것도 도움이 된다.

방법

1) 환자들에게 자기주장훈련의 요점들을 가르친다. 그러나 다른 사람들과 자기주장을 펼치기 전에 자신들에게 먼저 하라고 한다. 예를 들어서 투자를 잘못한 것에 대해 자

신을 비판하는 환자의 경우에는, “자신의 실수를 다루는 데는 4가지 방법”이 있습니다.

① 수동적(passive)

자신의 실수를 무시하고 아무 일도 없었던 척 한다. 이것은 효과적이지 못하다. 왜냐하면 계속 같은 실수들을 반복할 것이고 목표에 달성하지 못할 것이기 때문이다.

② 공격적(aggressive)

스스로를 공격한다. 스스로를 잔혹하게 공격하며 돈을 낭비한 것에 대해 잔인하게 자신을 나무란다. 이 방법은 고통스럽고 자신감은 낮추고 이후에 좋은 투자 기회라도 아마 잡지 못할 것이다.

③ 수동공격적(passive-aggressive)

스스로에게 앙갚음을 하되 간접적으로 한다. 즉 술에 취하거나, 과식을 하거나, 의식적으로 더 손해를 보는 투자를 다시 한다. 그러나 이 방법은 피해가 크다. 이것은 자신이 무슨 잘못을 했는가를 잊을 때까지 계속해야 하는 숨바꼭질이다.

④ 자기주장식 방법(assertive)

자신의 실수를 인정하고 자신에게 솔직해진다. 판단의 실수를 찾아내어 자신 성격의 결점으로 확대시키지 않는다. 실수의 실태를 파악한다. 즉, “투자 상담자의 말을 조사해 보지도 않고 그대로 따른 것이 잘못이다.” 그리고 앞으로는 어떻게 할 것인가를 확실히 해 둔다. 즉, “앞으로는 다른 투자상담자에게 제3의 의견을 묻는다.” 등이다. 이 방법은 자신의 투자목표달성에 도움이 될 것이며 모든 부정적이고 소모적인 감정을 유발시키는 자기 자신에 대한 공격심을 피해갈 수 있다.

2) 반복 연습

여러 가지 연습방법 중 다음의 두 가지가 효과적이다.

① 역할연습(Role-Playing)

환자가 직면하고 있는 갈등상황들의 목록을 만든다. 그 갈등이 내부적인 것이며, 외부적이 아니어야 한다. 그리고 환자에게 앞의 4가지 반응을 큰 소리로 연습하게 한다. 환자에게 그 네 가지에 따른 감정의 차이를 느끼도록 한다.

② 녹음된 연습(Taped Rehearsal)

환자들이 자신들의 목소리 크기와 반응의 내용에 만족할 때까지 자신에 대한 자기주장 반응을 녹음을 통해 연습하게 한다.

3) 내 안의 선생님(Inner Teacher)

자신에 대한 자기주장훈련의 마지막 부분으로 내 안의 선생님에 관한 설명을 상세히 해야 한다. 그리고 환자들로 하여금 그 선생님들을 발견할 수 있도록 도와준다. 필요하다면 그들 안에 있는 선생님들을 바꾸어 준다.

임상적인 예

표면적으로는 코카인 중독자들은 극단적으로 공격적이다. 코카인을 한 번이라도 하려고 누구와도 싸울 것이다. 자기 어머니들, 배우자들(아직도 같이 있다면), 경찰 누구와도 싸울 것이다. 그들은 필요하다면 훔치기도 하고, 공금을 횡령하기도 하고, 사기도 치고, 폭행도 하고, 몸을 팔기도 한다. 그러나 내부적으로는 대부분은 겁쟁이들이다. 영훈은 코카인 중독자였다. 그리고 충동이 들 때마다 아무 생각과 저항 없이 코카인을 했다. 충동이 들면 복종을 했고, 군소리 하나 없이 나약하게 그 충동에 복종을 했다.

영훈은 자기주장을 배울 필요가 있었다. 그에게 코카인 충동은 그를 괴롭히는 깡패로 보라고 했다. 10년 동안이나 그를 폭행해 온 그의 내부에 있는 깡패로 보라고 했다. 그는 지배자에게 단 한 번도 저항을 못했고, 어떻게 자신을 방어하는가를 배우지도 못했다. 그는 다음과 같은 핑계를 댔다. "코카인을 한 번 하는 것은 해가 없지. 나는 조절을 할 수 있어. 기분이 좋아지기 위해서는 이걸 해야 돼. 내가 중독이 된 것은 형편없는 어린 시절 때문이지. 내 정신적인 문제들이 사실 코카인을 너무 많이 하게 만들어."

이제 그에게는 그 깡패와 싸울 때가 되었다고 말해주었다. 그에게 꺼져버리라고 자기주장을 할 때가 되었다. 결국 그는 다음과 같은 자기주장을 써서 지갑에 넣고 다니기 시작했다.

"나는 절대로 한 번에 그친 적이 없었고, 앞으로도 한 번에 그칠 수 없다. 내 정서적인 문제, 자랄 때의 문제 또는 내가 상상해 내는 어떤 이유도 마약남용의 핑계가 될 수 없다. 마약 중독의 진짜 이유는 내가 형편없고, 투정부리는 썩어빠진 중독자이기 때문이다. 마약 때문에 생기는 문제들이 싫으면 노력하고, 치료도 받고, 내 인생을 바꾸어야 한다. 내가 노력을 하지 않으면 그 결과는 내 책임이다. 내가 선택한 것이다. 이제 선택을 해라! 이 외의 모든 것은 헛소리다."

어떠한 환자들은 이와 반대여서 겉으로는 수동적이지만, 안으로는 상상할 수 없을 만큼 공격적이다. 한 여자환자의 경우, 그 여자환자는 극단적으로 수동적이었다. 그녀의 친구들은 세상에서 가장 겁이 많다고 표현했고, 수동적이며, 겁에 가득 차 있었고 수줍음

자체였다. 하도 힘없이 얘기해서, 늘 사람들은 크게 얘기하라고 할 정도였다. 그러나 정말 이상하게도 그녀는 자신과의 대화는 잔인하고 파괴적으로 얘기했다. 그녀의 자기공격은 잔인하기 그지없어서 어떻게 견디나가 의문이었다. 한 번은 차 안에 키를 놓고 차문을 잠근 실수를 한 후에 그녀는 있는 대로 고함을 질렀다. "너, 쓸모없는, 매독 걸린, 천한 개 같은 년! ×같은 년!"하면서 고래고래 소리를 질렀다. 그러나 치료자에게 다른 사람이 이런 욕들을 하는 것을 듣는다면 그녀는 귀를 막지 않고는 견딜 수 없다고 말했다. 그러나 그녀는 자신으로부터는 이런 지독한 욕들을 계속 받아들이고 있었다. 자신을 그렇게 무자비하게 대하는 그녀에게 자기주장을 가르친다는 것은 무의미한 일이었다. 그녀에게 자기 자신을 그렇게 무자비하게 대하는 것은 잘못된 일이며 그녀 자신도 다른 누구와 마찬가지로 인간의 권리와 인격이 있으며, 다른 사람들뿐만 아니라 자신으로부터 존경과 친절을 필요로 한다고 말해주었다. 그녀가 스스로에게 하는 욕들은 그녀를 고통스럽게 했다. 다른 사람들과 잘 지내는 것도 중요하지만 자신과 잘 지내는 것이 훨씬 더 중요했다. 그녀는 자기존중, 자기에 대한 좋은 성의 있는 태도, 친절한 자기와의 대화를 필요로 했다.

그녀는 이러한 자기와의 대화가 고쳐질 때까지 연습을 했고, 도움이 되었다. 그녀는 어떻게 다른 사람들에게 자기주장을 하는가의 훈련이 필요 없었다. 그녀가 일단 자기 자신을 존중하며 대하기 시작하고 나서는 다른 사람들 앞에서 그녀의 권리를 주장하는 일은 아주 쉬운 일이었다.

결론

여자환자의 경우와 같이 자기주장훈련 등 환자들의 행동방식을 바꾸는 치료법에는 문제들이 많다. 환자들은 생각하는 대로 행동하기 때문에 행동만 바꾸어 놓으면 그 뿐이고, 곧 다시 예전 상태로 돌아간다. 생각이 바뀌어야 행동변화는 지속되는 것이다.

환자들의 수동성 또는 공격성은 그들의 자기개념에 뿌리를 두고 있다. 자신들이 자기를 존경하지 않는데, 어떻게 다른 사람들이 그들을 존경할 수 있겠는가? 그들의 태도(atttude)나 행동은 결합되어서 상관관계를 유지한다. 이것은 지속적인 원을 따라 서로에게 영향을 준다. 따라서 이들 둘 다를 고쳐야 행동변화가 항구적인 것이 된다. 수동적인 환자는 그들이 가치가 없다든가 열등하다는 믿음을 고쳐야 하며, 공격적이거나 이기적인 환자는 그들이 그렇게 잘났다는 믿음을 재검토해야 하는 것이다.

논쟁과 도전 *(Disputing and Challenging)*

원칙

REBTC(Rational Emotive Behavior Therapy)는 통상의 인지치료보다 더 자유분방한 접근법을 쓴다. REBTC에서는 환자와의 대화에서 나타나는 불합리한 생각에 초점을 맞추고, 치료자와 환자가 같이 논쟁과 도전에 참여한다. 이런 방법은 환자가 직면해 있는 문제를 직접 다룰 수 있다. 인지재구조치료는 더 체계적이며, 치료자의 접근법에 더 가깝게 진행된다. 전통적인 REBTC에서는 치료자가 환자에게 일련의 합리적인 질문들을 해서 환자 생각의 저변에 있는 불합리한 생각들을 찾아내는 소크라테스식 논리를 쓴다. 치료자는 불합리성의 중심에 자유스럽게 파고들어가서, 환자의 합리성에 대한 발견을 참조하게 하고, 강화시키기도 하고, 정보를 제공하기도 한다. REBTC는 인지재구조치료에 보조적인 방법으로 쓰이기도 한다. 이 경우 대부분 더 체계화되어 있는 다른 치료법들과 병행해서 쓴다.

방법

1) REBTC는 체계적인 접근방법은 아니지만 나름대로 치료단계에 따른 이미 정해진 몇 가지 접근법도 있다는 것을 알아야 한다.
2) 환자로 하여금 불안, 죄의식, 분노, 우울감 등의 원인이 되는 중심적인 불합리한 생각들에 초점을 맞추게 도와준다.
3) 그 믿음들에 대항하는, 반대되는 증거들을 다 파헤친다.
4) 환자의 극단화현상에 논쟁을 벌인다(예 : 절망적이고, 너무 엄청남 등). 또한 자신에 대한 강요에 논쟁을 벌인다(예 : 나는 이래야 돼!, 꼭 해야 돼!, 이렇게 되어야 해! 등)
5) 가능하면 대응을 직접적으로 주지 말고 환자에게 암시적이며 연결된 질문들을 하여 환자 스스로가 그 대응을 찾아내게 한다.
6) 환자들이 불합리한 생각들이 떠오를 때마다 논쟁과 도전을 하도록 격려해 준다. 매일 일정한 연습을 하고 녹음을 해서 연습을 하는 것이 도움이 된다.

선택의 강요 *(Forcing Choices)*

원칙

많은 치료자들이 다년간의 치료활동을 통해 배운 진실이 있는데, 누구나 공식적으로 이야기를 꺼려하는 것이 있다. 이것은 정신치료자의 가장 큰 고민 중의 하나인 것이다. 이 진실이란 무엇인가? 그것은 "환자들은 그들이 꼭 변화하면 안 될 때까지는 변화하지 않는다."라는 진실이다. 대부분의 환자들은 변화한다 해도 아주 조금씩 어렵게 변화해 간다. 어떠한 치료를 해도 그들은 어떤 위기가 절대적으로 어떤 선택을 하게 되기 전에는 대부분 계속해서 고통 받으며 산다. 이러한 위기가 와도 그들은 이 선택을 끝까지 미루거나 끝까지 회피한다. 그들은 어떤 선택을 해야 할 것을 알지만, 절대적으로 그리고 정말 어쩔 수 없는 순간까지 연기하는 것이다. 이것은 많은 고통과 시간을 소모하는 것이어서 정말 슬픈 일이다.

환자들에게 다음과 같은 예를 들어주면 이해가 쉬울 것이다.

환자들에게 변화의 과정은 마치 강물이 흐르는 것과 같다고 설명한다. 환자들로 하여금 그들의 믿음들은 강물과 같이 바다로 떠내려가는 것이어서 생각들이 유연하게 여러 가지 장애물을 이겨 가며 흐르면 문제가 없지만, 그들의 인지들이 경직되거나 변화하기를 그치면 강물은 막히고 더 이상 그들의 마음은 성장하거나 변화할 수 없다. 스스로가 만든 댐이 아주 견고해서 오직 극단적인 압력만이 이 댐을 부술 수가 있다. 이상의 설명을 해 준다.

환자들은 이 댐을 뚫고 그들의 믿음을 변화시키는 선택을 피하기 위하여 무엇이든지 감수한다. 강물과 같이, 그들은 주위를 돌아 강둑을 넘쳐흐르는 쪽의 믿음을 택한다. 모든 곳이 막혔을 때, 압력이 극단적으로 강해져야만 댐을 부수고, 그들의 인지는 유연하게 흐르기 시작하는 것이다.

우리 치료자들은 흔히 이 막힌 부분을 잘못 처리한다. 우리는 환자들이 덜 불안하고 좌절하도록 즉각 이 압력을 줄인다. 물론 좋은 뜻을 가지고 환자들이 덜 고통스럽도록 해주려는 것이다. 우리는 이완요법을 가르치고, 신경안정제나 항우울제를 처방하고, 입원도 시키고, 입원 중 그들의 친척들도 방문해서 그들을 위안하고 따뜻하게 대해 준다. 이 모든 것이 환자들의 고통을 줄이려 함이다. 그러나 이 모든 것은 어떤 환자들에게는 그들의 댐을 부수고 변화하는 것을 지연시키기도 한다. 압박감, 스트레스, 고통은 항상 나쁘지만은 않다. 이것들은 환자들에게 무언가 잘못되어 있고, 무엇인가 고통의 원인이 있다는 것을 보여준다. 환자들은 그 고통의 원인을 찾아내어 고칠 일이지 그저 무마만 할 일이 아닌 것이다.

힘든 일이지만 환자의 어려움과 고통을 최대한 빨리 사라지게 한다는 것이 좋은 일만은 아니다. 그들을 공감하지만 그 고통을 느끼게 함으로 우리가 아마 그들을 더 도와주는 경우도 있는 것이다. 기억이 그들로 하여금 댐을 부수어 버리게끔 선택하게 하는 것이다. 환자들이 이런 준비가 되었을 때, 치료자는 그들의 도피로를 막고, 진통제도 주지 말고, 일시적인 해결을 도와주지도 말아야 한다. 치료적인 변화를 선택하게 하는 데는 다음 4가지 원칙이 있다.

방법 1

1) 환자의 낡은 생각이 환자에게 고통이 되어야 한다는 조건이 있다. 그 생각이 환자의 불안, 우울, 분노 등의 원인이 되고 이들이 여기서 도피한다는 조건도 성립되어야 한다.
2) 환자들은 새롭고 합리적인 인지를 알고 있어야 한다. 낡은 것을 대신할 새로운 인지는 중요하고 합리적이어서 환자들이 일단 낡은 인지를 버리면 마땅히 의존할 수 있는 것이어야 한다.
3) 환자들은 낡은 생각에 질려 있어야 한다. 또한 그들이 낡은 생각에서 벗어나는 길은 그들의 태도(attitude)를 바꾸는 것 밖에 없다는 것을 알고 있어야 한다. 낡고 불합리한 생각에서 오는 고통은 약물이나 다른 방법으로 사라지게 해서는 안 되는데, 이유는 이 경우 환자들이 낡은 생각을 버리지 않고도 해 낼 수 있다는 착각을 하게 할 수 있기 때문이다.
4) 환자 문제에 치료자의 문제를 더 가중시켜서는 안 된다. 환자의 낡은 생각이 자연적으로 환자 고통의 원인이 되어야지 변화를 위해 인위적으로 그 고통을 심하게 해서는 안 된다.

방법 2

1) 환자의 고통 대부분을 유발시키는 중심적인 믿음을 발견해낸다.
   예) 환자 자신의 삶의 목적이 자신의 의무만 다 해야 한다는 믿음.
2) 환자의 잘못된 믿음을 가능한 많은 다른 의견들로 설득하는 대응책을 쓴다.
   예) 의무, "해야 한다.", "꼭 그래야 한다." 등은 사람들의 마음속에 존재하지, 세상은 사람들의 마음과 관계없이 그냥 존재할 뿐이다. 세상은 "해야 한다.", "꼭 그래야 한다."로 만들어지지 않는다.

3) 환자가 오직 두 가지의 선택 중 하나를 택해야 하는 상황을 찾아내거나 연습상황을 계속 믿거나 새로운 생각으로 바꾸는 것 하나만을 택해야 하는 상황들이다.

예) "꼭 해야 한다."가 해당되는 두 개의 상황에서 꼭 해야 하는 정도가 똑같은데 동시에 둘 다 할 수 없는 경우. 특히 둘 다 모두 불안, 우울, 분노 등 부정적인 감정을 유발시키는 경우.

4) 치료자는 환자가 그 갈등을 직면할 수 있도록 최선을 다한다. 만약 회피, 도피 방법을 가르쳐 주거나 장려하면 그들은 그 길로 갈 것이다.

5) 갈등의 절정에서 새로운 변화를 알려주고 환자에게 그 변화를 선택하도록 용기를 준다.

임상적인 예

명숙의 예 〉

명숙은 술에 찌들고, 그녀를 학대하고, 생활비도 벌어오지 않는 남편과 15년째 결혼생활을 하고 있었다. 그 남편은 바람을 피워 집에도 잘 들어오지 않고, 아이들에게도 무관심하며, 직장생활은 거의 안 했고, 그녀를 여러 차례 폭행했으며 그녀가 가진 돈을 빼앗아 노름으로 잃었다. 그의 이런 파괴성은 주위 모든 사람들도 알고 있었다. 명숙의 모든 친구들과 친척들은 남편을 모두 싫어해서 끊임없이 명숙에게 이혼하라고 충고했다. 불행하게도 명숙은 차마 이혼을 할 수가 없었다.

그녀는 이혼을 하지 말아야 하는 수 없이 많은 이유를 댔다. 그녀는 스스로를 나무랐고 끊임없이 그의 문제를 해결해서 그를 새사람으로 만들려고 노력했다. 그녀는 결혼상담을 받으러 갔으나, 남편은 상담받기를 거부했다. 남편을 A.A.에 데리고 갔지만, 그는 한 번 가고는 시시하다고 다시 가지 않았다. 그녀는 알코올 문제에 관한 책자와 치료안내서 등을 집안 곳곳에 놓고 그가 읽기를 바랐지만, 그는 그것들을 쓰레기통에 버렸다. 그가 파출소에 있으면 가서 빼내어 오고, 해고당하거나 놀음을 하고 돈을 다 잃고 와도 마치 아무 일 없는 듯이 그를 다시 받아들였다.

주위 모든 사람들에게는 그녀가 어떤 결정을 내려야 하는지가 너무도 분명했다. 남편은 정말 형편없고 그녀가 남편을 변화시킬 수 없다는 것이 분명했다. 그녀에게는 오직 두 가지 선택 밖에 없는 것이 분명했다. 계속 불행하게 사는 것을 받아들이거나, 떠나는 것

둘 중 하나였다. 주위 모든 사람들은–남자들, 여자들, 나이 먹은 사람들, 젊은 사람들 모두–그녀에게 그를 떠나라고 말했다. 그러나 그녀는 분명한 선택을 피하기 위해, 의사나 목사, 상담자들에게로 갔다. 그녀는 서점에서 결혼문제에 대한 모든 책들을 사서 읽었다. 즉 "결혼문제를 해결하는 법", "남편을 변화시키는 방법들", "온전한 여자가 되는 법", "성적매력을 위한 길", "병들어 가는 결혼을 구제하는 법" 등. 그러나 아무 소용이 없었다. 그리고 상황은 점점 더 나빠져 갔다. 명숙에게는 10살 난 아들이 하나 있었는데 명숙 곁에서 같이 덩달아 고통을 받고 있었다. 하루는 남편이 술에 취해서 왔는데 저녁밥이 식었다고 그녀에게 고래 고래 고함을 질렀다. 고함소리가 점점 커져서 그 아이가 소리를 들었다. 아이가 들어와 아빠가 엄마를 때리고 있는 것을 보게 되었다. 여러 번 엄마가 맞는 걸 보았지만 이번만은 참을 수가 없어서 아빠의 등에 뛰어 올라 아빠를 말리면서 엄마를 보호하려 했다. 아빠가 이 아이를 밀쳐서 떼어내는 바람에 그 아이가 바닥에 팽개쳐지며 의식을 잃었다. 이 아버지는 욕을 하면서 집 어딘가로 뛰쳐 나가버리고 명숙은 119를 불러서 병원 응급실로 아이를 데리고 갔다. 심하지 않은 뇌진탕으로 진단이 났다. 누가 보아도 '이젠 정말 끝장이구나!' 생각을 했지만, 명숙에게는 그렇지 않았다. 그녀는 남편의 책임이라는 걸 부정했고 며칠 후 남편이 다시 돌아왔을 때 아무 일 없는 것처럼 받아들였고 주위 모든 사람들에게 그 아이가 다친 것은 단순히 불의의 사고였다고 말했다.

하지만 그녀의 친구들은 내막을 다 알고 있었다. 그들 중 하나가 경찰을 불러 그녀의 남편을 아동학대로 고발했다. 시청직원이 조사를 하고 판사가 남편으로 하여금 집을 떠나 아이를 볼 수 없게 했고, 일년 간 술을 끊고 정신과 의사가 회복되었다는 진단서를 끊어주면 다시 집으로 돌아올 수 있다고 판결했다. 동시에 명숙에게 남편을 집에 들여서는 안 된다고 명령했다. 그러나 명숙은 그래도 선택을 하지 않고 그녀가 치료를 받고 무엇이든지 다 할 테니까 남편만은 집에 있게 해 달라고 애원했다. 그녀는 변호사를 사서 항소를 하려고 했지만 변호사는 이길 가능성이 없다고 했다.

명숙은 이 판결을 무시하기로 했다. 남편을 자주 몰래 집으로 들여서 정성들여 저녁도 해 먹이고 돌보아 주었다. 이렇게 어느 일요일 오후까지는 한 동안 지속되었다. 어느 일요일 오후, 그녀는 집에 혼자 있었다. 아이는 할머니 집에 가 있었고 남편은 동네 술집에서 술을 마시고 있었다. 그녀는 거실 소파에 앉아서 그녀의 모든 문제에 대해 생각하고 있었다. 그녀는 언젠가는 시청에서 그녀가 남편을 집에 들인다는 것을 발견할 것을 알았고, 그러면 그녀조차 구속될 수 있고 아이도 잃게 될 것을 알았다. 남편이나 아니면 아들을 잃어야 했다. 그녀는 코너에 몰린 것을 느꼈고 덜컥 겁이 나며 심한 불안을 느꼈다. 절망을 느꼈다. 자살을 할까 심각하게 생각해 보았지만 그래서는 안 된다고 마음을 먹었다. 그날 오후 내내 이런 고통 속에 시간을 보내다가 갑자기 의자에서 일어나 전화기를 들었다. 그녀는 남편에게 전화를 해서 다시는 집에 들어와서는 안 된다고 선언했고, 경찰에 신고를 해 신변보호를 부탁했다. 또한 변호사에게 전화를 해서 이혼서류를 즉각 작성해 달라고 의뢰했다.

나중에 치료자에게 그녀는 그 일요일 오후가 전환점이었다고 말했다. 그녀는 모든 것이 그 날 오후에 끝났고, 다시는 뒤돌아 보지도 않았고, 그 날의 결정에 대해 일말의 회의도 느끼지 않았다. 그녀는 이혼을 하고, 남편이 위협할 때마다 경찰을 불렀고 술을 마시지 않는 매력적이고 책임감 있는 남자친구를 사귀기 시작했다. 그리고 그 이혼에 대해 단 한 번의 후회도 하지 않았다. 그리고 이 모든 것은 그 일요일 오후, 그녀가 댐을 부수기로 선택한 오후에 일어난 일이었다.

결론

명숙의 예는 “사람들은 그들이 막다른 골목에 갈 때까지는 변화하지 않는다.”라는 해답을 다시 보여주는 것이다. 하지만 일단 선택을 한 후에는 그들은 다시는 되돌아보지 않는다. 그들은 낡은 문제의 뿌리 곁에서 오랜 세월동안 진통제를 먹으며 괴로워하다가 드디어 끝까지 가서 도피할 곳이 없을 때 스스로 자신의 변화를 창조해 낸다.

치료자는 언제 이런 치료법을 써야 할까 생각하게 된다. 이런 치료법을 쓰기 위해서는 환자의 환경이 아니라 자신의 잘못된 믿음이 정신적 고통의 원인이라는 것을 알고 있어야 하고, 그 잘못된 믿음이 무엇인가를 알고 있어야 하며 믿음을 대치할 새 믿음이 합리적이고 현실적이라는 것을 알고 있어야 한다. 이 모든 조건이 충족되었을 때 이런 치료법이 새로운 변화를 가져올 수 있는 것이다.

당연하지만 치료법은 자살, 자해 또는 폭행성향이 있는 환자에게는 써서는 안 된다. 학설적으로 보면 선택을 강요한다는 것은 모호한 일이다. 왜냐하면 만약 선택이 강요되었다면 그것은 진정한 선택이 아니기 때문이다. 따라서 치료법의 진정한 목적은 모든 선택을 없애버리는 것이 아니고 그것들을 오직 두 개의 선택으로 함축시키는 것이다. 즉, 계속 고통을 받는가 아니면 변화를 선택하는가 둘 중의 하나인 경우이다.

부조화를 만드는 법 *(Creating Dissonance)*

원칙

환자들은 자신들의 생각들을 자신들의 이치에 맞게 정돈을 해 놓고 있지만, 그렇다고 옳은 생각이라는 말은 아니다. 만약 그들이 아주 틀리고 불합리한 추측(assumption)으로 시작한다면 그 후 모든 정보들을 잘못된 시각으로 해석하게 되는데 여기에서 가장 중요한 목적은 정확성보다는 일관성이기 때문이다. 정돈된 인지유형(schema)에는 최소한 불협화음의 불편함은 없다. 불행하게도 모든 것이 논리적이고 옳다는 것은 있는 것이다. 그러나 이 조화된 상태(consonance)는 퍼즐과 같아서 한 조각만 흐트러 놓아도 나머지가 맞지 않게 된다. 이 유형은 흐트러지고 모든 것이 잘 조화되어 있다는 느낌이 사라진다.

환자들은 자신들의 유형(schema)이 정서적인 고통을 유발시킨다 하더라도 조화상태를 유지하려 하는데 부조화는 그들에서 생소한 나머지 더 압박감을 주고 심지어는 공황상태로 몰고 갈 수 있기 때문이다. 이것은 다른 말로는 다음과 같다. "불행한 것은 괜찮아. 현실이 이러니까. 이 길 밖에는 없으니까." 우울하게 느끼고 있더라도 환자들의 믿음은 어떤 증거를 대도 끝까지 방어하려 한다. 진실은, "그들의 현실이라고 생각하는 것은 마음속에서 만들어 낸 것이고 자신들과 자신의 세계에 대해 잘못된 믿음을 가지고 있기 때문"이다.

한 가지 접근법은 그들의 생각에 일관성이 없다는 것을 보여주는 것이다. 이것은 그들이 느끼는 조화는 착각이며 그들의 생각은 상반되는 것들로 가득차 있고 그들의 생각은 틀릴 수밖에 없다는 것을 보여주는 것이다. 환자는 여기에 대해 항의와 논쟁을 하겠지만 치료자가 끊임없이 노력하면 환자의 잘못된 인지체계에 부조화를 점차적으로 강하게 부각될 것이다.

일단 이 부조화가 어떤 강도에 도달하면 그들의 믿음 전체가 흐트러지고 환자들은 자신의 새로운 감지(perception)에 의존한 색다른 조화의 느낌에 적응해야 한다. 더 합리적인 체계를 만드는데 이것은 조심스럽게 진행되고 관리되어야 한다. 환자가 가장 중요하게 느끼는 것은 일관성이라는 것을 잊지 말아야 한다. 완벽하게 합리적이 아니라도 일관성만 있으면 환자는 받아들이려 할 것이다.

조화에서 부조화의 전환은 환자를 위해 가장 기능적이고 합리적인 결론을 만드는 것을 궁극적인 목표로 하는데, 이것은 전적으로 치료자의 책임이다.

방법

1) 환자로 하여금 자신과 자신의 주위에 대해 인지유형(schema)을 말하라고 한다. 그것은 어떤 특수한 유형이나 보편적인 것일 수도 있다. 치료자는 이것을 기록한다.
2) 준비된 환자의 인지유형에 도전할 준비된 질문들의 목록에서 뽑아낸 질문들을 사용한다. 대응 · 논쟁을 일으킬 수 있는 질문을 하는 대신, 환자를 부조화로 떨어뜨릴 수 있는 질문들을 한다.
3) 환자들은 대개 자신의 믿음들을 변명하거나 또 다른 합리화를 할 것이다. 치료자는 환자가 자신의 믿음에 의문을 가지게끔 계속 질문을 한다. 어떠한 경우에도 환자가 새로운 인지유형을 만들어 낼 때까지 이 부조화상태를 유지한다. 치료자는 환자에게 준 질문의 해답을 해 주어서는 안 된다.
4) 환자가 새로운 인지유형을 가지게 되면 이 새로운 믿음이 미개의 불행의 씨앗이 되지 않도록 주의 깊게 관리해야 한다.

임상적인 예 1

인지유형 : 세균이 묻지 않게 늘 경계해야 합니다.

부조화를 만들어 내는 질문 : 그럼 숨을 안 쉬어야 하는데 어떻게 사나요?

인지유형 : 만약 내가 이것을(자동차로 갈 때 발자국을 세는 것) 하지 않으면 자동차 사고가 날 수 있습니다.

부조화를 만들어 내는 질문 : 잘못된 방법을 쓰고 있겠군요. 더 좋은 방법은 발자국을 안 세는 것이겠지요. 어떻게 알아요? 발자국 세기를 시작하기 전에 자동차사고가 몇 번 났나요?

인지유형 : 다른 사람이 날 싫어하면 견딜 수가 없습니다.

부조화를 만들어 내는 질문 : 당신이 다른 사람을 싫어한 것도 그들에게 견딜 수 없는 일입니까?

인지유형 : 내 문제들은 모두 다른 사람들 때문입니다.

부조화를 만들어 내는 질문 : 다른 사람들이 어떻게 문제를 일으키지 않게 할 수 있습니까?

인지유형 : 누구든지 도움을 필요로 하는 사람이 있으면 내가 꼭 도와주어야 난 행복합니다.

부조화를 만들어내는 질문 : 누구든지 다 도와줄 수 있는 능력은 어디에서 얻습니까?

인지유형 : 내 부모님의 가르침이 옳았습니다. 나는 그것을 따라야 합니다.

부조화를 만들어내는 질문 : 당신 부모님의 가르침이 다른 부모님들의 가르침보다 우월합니까? 다른 이들의 가르침과 자신의 부모님의 가르침이 일치합니까? 그렇지 않다면 다른 모든 부모들의 가르침은 틀린가요? 어느 부모가 옳은지 어떻게 압니까?

인지유형 : 만약 내가 자기주장을 하면 다른 사람들이 날 싫어할 거예요.

부조화를 만들어내는 질문 : 자신이 지금 수동적인 것 때문에 사람들이 자신을 좋아하나요?

인지유형 : 옳게 사는 유일한 방법은, 강하고 엄격해서 다른 사람들이 나를 이용하지 못 하게 하는 것입니다.

부조화를 만들어내는 질문 : 그런 식으로 행동하면 어떤 사람이 당신을 좋아하겠습니까?

인지유형 : 여자들은 자꾸 진지한 관계를 원합니다. 내게 독립성을 허용하지 않습니다. 자꾸 내게 화를 냅니다.

부조화를 만들어내는 질문 : 당신이 여자였다면 자신과 데이트하겠습니까?

임상적인 예 2

경희의 예 〉 중년의 여자. 암에 걸리는 공포.

어떠한 질문과 조언에도 자신의 답이 좌절감이 있었고 공포는 호전되지 않았다. 이것은 느낀 치료자는 다음과 같은 말로 뜻하지 않게 부조화를 만들어 냈다.

"뭐 대단한 일이라구요. 그래 암에 걸려 죽는다는 말인데 죽는 게 뭐 그렇게 나쁜 일인가요? 모든 의사를 다 찾아보고 모든 예방을 다하고 모든 증상을 늘 찾아서 경계한다고 해도 아무 소용이 없을 것입니다. 언젠가는 자신이 어떤 노력을 해도 그런 모든 것이 아무 소용없이 죽을 거니까요. 암이 아니라면 다른 이유로 죽겠지요. 그래서 그게 뭐 대단한 일입니까? 자신 한 사람이 죽는다고 해서 우주가 소멸되나요? 기분 나쁘라고 하는 얘기는 아닙니다만 자신이 그렇게 대단한 사람인가요? 신이 자신에게 도움을 청하기라도 했나요? 이 세상이 자신이 없으면 도저히 지탱 못하나요?"

경희는 치료자가 냉담하고 너무했다고 생각했지만 죽음에 대해 생각하기 시작했다. 사실 그녀는 죽는 것보다는 죽는 데에서 오는 고통이 더 두려웠다. 그러나 그녀의 결론은 죽는 고통보다 암을 걱정하면서 온갖 힘을 기울이며 암 걱정을 해온 지난 30년간의 고통이 더 심하다고 결론지었다. 나중에 안 얘기지만 그녀의 중심적인 믿음을 부조화로 끌어들인 것은 "세상은 나 아니면 제대로 돌아갈 수 없다."라는 믿음이었다. 죽는 것보다도 존재하지 않는 것이 더 두려웠던 것이다. 언젠가 이 세상에서 사라진다는 것이 견딜 수 없었다. 그녀는 후생, 천국 등을 믿지 않는 사람이었고 현재의 생이 그녀가 가진 전부였다. 그녀가 죽은 후 슬퍼할 사람들도 몇 안 되었고 그녀의 장례식에 유명한 사람들도 많이 오고 가족은 조금 울겠지만, 그것이 전부였다. 그녀는 가족사진 속의 색이 바래지는 존재에 불과하고 150년쯤 후에는 아무도 그녀를 기억하지 못할 것이고 그녀를 아는 사람들은 없어질 것이고 마치 그녀가 전혀 존재하지 않았던 것 같이 되는 것이다.

이것이 경희의 두려움이었고 이상하게도 이것이 그녀에게 삶의 의미와 목표를 준 것이다. 그녀는 "분노하라. 싸워라. 끝까지 싸워라."였고, 그것을 포기하는 것은 마치 우주의 암흑 속으로 영원히 사라지는 것과 마찬가지였다. 사실 경희와 같은 환자는 많다. 즉, 죽는 고통이 두려운 게 아니라 아무 의미 없이 사라져가는 것을 두려워하는 것이다. 흔히 그들은 "목적이 무엇입니까? 삶의 모든 어려움과 고통을 삶의 목표가 없다면 왜 이겨내고 살아야 합니까? 죽음은 모든 것을 빼앗아 갑니다. 인간이 죽으면 살아서 무엇을 했는지 다 소용이 없지요."라고 말한다. 이렇게 보면 산다는 것조차 무의미해진다. 인간은 2백만 년 이상 존재해 왔고 수많은 인간들이 지구에서 살다가 가고 잊혀졌다. 이것은 변하지 않는 진실이다. 모든 제국과 철학과 업적들도 언젠가는 다 사라졌다. 더러 이름을 남긴 사람들도 있지만 그들 실체는 아무도 상관하지 않는다. 과거는 이야기와 역사책 속에만 존재하는 것이다. 우리 전에 지구에 있었던 모든 사람들은 그들이 아무리 고귀하게 태어났고, 부자였고, 아름답거나, 창의적이었거나, 힘이 세었거나, 성공적이었거나에 관계없이 모두 사라져 갔고 잊혀졌다.

이것이 경희의 원래의 고민거리였다. 즉 삶은 목표나 목적이 없이는 아무 소용이 없다고 느꼈고 그녀가 문제의 원인을 알고 난 후에는 마음이 조화상태를 이룩하게 하려고 치료의 방향을 잡았다. 경희는 치료를 통해 새로운 조화, 즉 새로운 결론을 찾았는데 그것은 삶은 절망적이지도 의미가 없는 것도 아니다라는 것이다. 우리 이전의 인간들을 개개인으로 놓고 보면, 겉으로는 아무 의미가 없는 것 같이 보이지만 인류전체를 크게 객관적으로 보면 인류는 진보하고 있고, 전진하고 있으며, 인류전체가 그 진보의 일부분이라는 것을 알 수가 있었다. 그녀는 무지, 미신, 질병, 가난 그리고 부조리에 대해 인류가 진보하고 성장하는 것을 알 수가 있었다. 그녀는 끝내 자신이 조그마한 역할이나마 그녀가 할 수 있는 일들을 통해 인류에 공헌할 수 있다는 것을 받아들였고 진보하는 인류라는 파도의 한 부분이라는 것을 받아들였고 그녀의 삶도 인생도 의미가 없는 것이 아니다라는 것을 받아들였다.

결론

그들은 잘못된 현실, 거기에 대한 믿음을 어떤 것에 대해서도 방어하며 이것은 잘못된 현실과 믿음이 그들의 고통의 진실된 원인이라도 마찬가지이다. 그들 중 일부는 이런 것을 고집하고 방어하는데 일종의 pride를 느끼며 이런 고집을 버리는 것은 나약함이며 또는 이율배반적이며, 불합리한 증거라고 생각하기도 한다. 아주 심한 경우에는 역의도치료(Paradoxical Technique)가 필요하기도 하다. 부조화는 고통스럽다. 이 치료법으로 치료하려면 때로는 환자에게 고통을 주어야 하는 치료법 가운데 대표적인 것이기 때문이다. 다행히도 이 고통은 길지가 않다. 왜냐하면 환자들은 빠르게 새로운 조화에 적응하기 때문이다. 치료자는 오직 새로운 조화에 결점들이 없는가를 확인해주면 되는 것이다. 어떤 환자들은 치료자의 특별한 도움 없이 자신들의 가치관과 욕구들을 다시 검토해 보는 것만으로도 자신의 부조화를 처리할 수 있다.

인지홍수법 *(Cognitive Flooding)*

원칙

강한 대응법 중의 하나이다. 즉, 환자들로 하여금 아주 불쾌한 자극(Cs) 상태에서 도피하지 못하게 하는 치료이다. 이들이 이 상태에 충분히 오랫동안 있으면 감정적 조건반응(CR)이 없어지거나 미약해진다. 이 현상에 대해 여러 가지 설명이 있지만, 한 가지 소견은 피로현상이 Cs와 합쳐져(pairing) 역조건반응이 된다는 것이다. 또 다른 설명은 소멸(extinction)현상이다. 즉, 무조건자극(UCS)이 일어나지 않기 때문에 Cs가 소멸현상에 의해 없어진다는 것이다. 또 다른 설명은 반사적 억제(reactive inhibition)가 일어난다는 것이다. 그러나 인지적인 설명은 다르다. 홍수법은 조건도피반응을 제거시키는 것으로 이해될 수 있다. 도피가 어떤 공포증이나 불안의 주요소이며, 환자가 그런 감정을 느끼면 그들은 이 상황에서 도피하려고 필사적으로 노력하는데 그들이 도피하는 것이 분명치 않은 경우도 마찬가지이다.

도피하는 것이 그들로 하여금 안전하다고 느끼게 해주고, 그들이 이런 상황에서 어느 정도 자신이 통제할 수 있다는 안도감을 주지만, 도피자체는 결국 그들의 공포감을 반대로 더 증가시킨다. 이유는 그들이 이 상황에서 자신들의 공포가 어떤 결과를 가져오는지 기다리지 않고 도피부터 하기 때문이다. 그들이 도피할 수 없다면 두 가지 중 하나의 현상이 일어날 것이다. 즉 실제로 피해를 받든지 아니든지 둘 중의 하나이다. 이 상황에 끝까지 버티는 방법이 이것을 알아내는 유일한 방법이다. 따라서 위기감을 조성하는 공포를 이겨내는 해결책은 그 위험 자체에 몰입해서 정말 어떤 일이 벌어지는가를 확인해 보는 것이다. 이것이야말로 궁극적인 실험인 것이다.

이 치료법이 효과가 있으려면 환자들이 도피하지 못하게 해야 한다. 만약 실험이 끝나기도 전에 도피할 수 있게 하면 환자들은 그들의 도피 때문에 위험을 벗어났다고 생각할 것이다. 만약 치료자가 안심시키거나 신경안정제를 주거나 어떤 다른 편안함을 주면, 역시 그것 때문에 위기를 벗어났다고 착각할 것이다. 철저하게 도피를 막아야만 그들의 공포가 비합리적이라는 것을 알 수 있을 것이고 앞으로의 도피를 포기하게 될 것이다. 여러 가지 홍수요법을 다음에 열거하겠다.

방법

연상홍수요법(Image Flooding)

1) 환자로 하여금 그들의 공포상황을 상세하게 연상하게 하고, 동반된 비합리적인 생각들도 생각하게 한다.
2) CR이 자연적으로 없어질 때까지 지속한다.
3) 환자가 비합리적인 공포감을 느낀다면 지칠 때까지 그 공포감을 느끼라고 한다.
4) 일상생활에서 시간을 내어 같은 장면을 연상하며, 스스로가 공포감을 느끼게 해야 한다.
5) 치료자는 최면술을 쓸 수도 있다. 즉, 홍수→이완→홍수→이완 cycle을 반복시키는 것이다.

언어적 홍수요법(Verbal Flooding)

환자가 그들 과거의 상처나 경험을 아주 상세하게 이야기하게 한다. 매번 경험한 것, 모두를 하나 하나 지칠 때까지 이야기하게 한다.

초점 홍수요법(Focused Flooding)

다른 홍수요법과 같으나 환자로 하여금 CRs에 초점을 맞추게 하는 것이다. 환자로 하여금 신체감각을 다시 만들어내라고 지시한다. 빠른 맥박, 구역질을 느끼는 위장, 어지러움, 숨쉬기 힘든 것 모두를 포함한다. 그들은 이 증상들이 자연스럽게 소멸될 때까지 계속해야 한다. 공포를 일부러 심하고 끝까지 계획적으로 느끼게 한다. 이 요법에는 3시간 반 정도가 필요하다.

계단식 홍수요법(Hierachy)

1) 환자로 하여금 가장 심한 공포와 가장 두려운 생각들의 단계적 목록을 만들게 한다.
2) 가장 편한 것부터 시작해서 연상하게 하고 CR이 없어질 때까지 하나 하나 계속한다.
3) 계속해서 끝까지 진행하고 다시 처음부터 반복한다.

임상적인 예

철민의 예 〉

철민은 정신병에 걸리는 것에 대한 강한 공포감 때문에 치료를 원했다. 감기약 용량을 잘 못 알고 먹은 후 환각을 경험했다. 일년 후, 대학 때, 정신병리심리학 강의를 들으면 자기가 곧 정신이상자가 될 것이라는 생각을 했다. 그 후 공황증을 일으켰고 이것 때문에 취직도 못 하고 대인관계도 기피했다. 철민의 중심적 믿음을 발견하는 데는 어려움이 없었다. 즉, "정신이상에 가까워졌다. 이제는 아무 때고 어떤 스트레스를 받으면 정신착란을 일으킬 것이고 평생을 정신병자로 살게 될 것이다."라는 것이었다. 이 중심적인 믿음을 Cs라고 볼 수가 있다. 고전적 조건반응에서는 Cs와 UCS가 시간적으로 근접해야 하지만 인지현상에서는 그렇게 중요하지 않다.

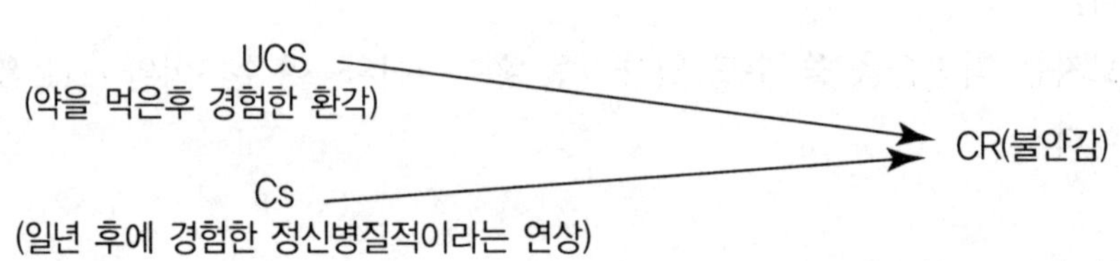

여러 가지 치료와 여러 병의 치료자를 거친 후 효과가 없어서 홍수요법을 하기로 했다. 다음 3주 동안 하루, 아침에 병가를 쓰도록 했다. 매번 이 요법에 시간을 충당하라고 했다. 매번 그는 침대에 눕기 전, 방안을 어둡게 하고 다섯 시간 동안 방해받지 말고 누워있으라고 했다. 전화를 받을 수도 없고, TV나 라디오도 다 꺼 놓고 침대에서 일어나 앉거나 걸어 다닐 수도 없고, 책을 읽는 등 주의집중을 방해할 어떤 일도 하지 말아야 했다. 그의 집중은 오직 정신적인 것에 대한 것이어야 했다.

그는 정신병자가 될 것 같은 공포심을 저항해서도 안 되고, 그 요법시간에는 어떤 식으로도 피해서는 안 된다는 지시를 받았다. 대신, 정신병자가 되는 것에 집중을 하고, 그 강한 불안감을 5시간 동안 그 공포를 강하게 유지하라고 지시를 받았다. 지칠 때마다 더 집중을 하고, 정신병자가 되는 것에 대해 생각하라고 했다. 이 생각을 극도로 유지하게끔 노력하고 매번 상담을 받게 했다.

그의 첫 번째 시도는 힘이 들었다. 처음 세 시간 동안은 파도처럼 몰려오는 공황증을 경험해야만 되었고 최소한 공황증을 8번이나 경험했다고 했다. 공포를 느낄 때마다 방안에서 뛰쳐나가고 싶은 강한 충동을 느꼈다. 그를 뛰쳐나가게 하지 않은 유일한 생각은 다음과 같았다.

"나는 이 공포에 10년이나 시달려 왔다. 내 인생은 망쳐지고 있다. 나는 친구와 애인들을 잃었고 취직도 못했다. 이 모든 것이 정신병자가 될 것 같은 공포심 때문이다. 만약 두려움이 사실이라면 나는 정신병자가 될 것이다. 그래서 정신병자가 될 거라면 언젠가는 걸린 건데 오늘은 어때. 정신병자가 되기 전에는 오늘이나, 내일이나 다 마찬가지다. 만약 정신병자가 안 된다면 오늘 알아내야 겠다. 오늘…"

처음 세 시간 동안은 정신병자가 되는 것을 두려워했고 다음 두 시간은 그 공포를 잊어버리지 않기 위해 힘이 들었다. 집중을 할 수가 없었고 저녁에 무엇을 먹을까, 어디로 낚시를 갈까, 차를 바꾸어야 하는데 어떻게 할까 등을 생각하기 시작했다. 5시간이 가까워지자 곧 이 시간이 끝나기만을 바랬다. 모두가 지루해졌다. 나머지 2번은 쉬웠다. 그는 그 믿음 자체에 초점을 맞추기가 힘이 들었고, 두 번 내지 세 번의 공황 밖에 안 느꼈다. 금방 지루해졌고, 정신병에 걸리는 공포가 조금 밖에는 느껴지지 않았다. 마지막 시간에는 전혀 문제가 되지 않았다. 그는 5시간 대부분을 다른 생각을 하면서 보냈다. 그는 그 공포에 집중을 할 수 없었고, 그 자체가 우스꽝스럽게 느껴졌다.

홍수요법이 그의 문제를 이렇게 쉽게 완치시키지는 않았고 몇 달이 더 걸렸지만 몇 번의 공황을 느낀 후 문제는 해결이 되었고 그는 이것을 후에 다음과 같이 정리했다.

"공포심은 그전과 같지 않아졌다. 약해진 것 같았다. 홍수요법 후, 나는 내 공포심이 허상인 것을 알았다. 나는 내 생각이 근거가 없다는 것을 알았다. 그 확신이 서기까지는 시간이 좀 걸리고 스스로를 몇 번이고 시험해야 했지만, 마음 한구석에 나는 문제를 해결했다는 것을 알았다."

수년 후에 연락을 한 그는 아직도 잘 지내고 있다고 보고해 왔고, 아직도 가끔 그 공포를 느끼고 있지만 인지치료로 쉽게 없앨 수 있다고 보고했다.

결론

홍수요법의 비결은 화자로 하여금 공포상황에서 도피하지 말고, CR이 줄어들 때까지 참아내는 것이다. 이것은 강한 대응법 중에서도 가장 나중에 사용할 것을 고려해야 하는데 그 이유는 이 요법이 아주 고통스럽기 때문이다. 또한 치료자는 US가 실제로 발생하지 않는다는 확신이 있어야 한다. 당연히 정신분열병 환자나 자살성향이 있는 우울증 환자에게는 금기이다.

인지적 혐오조건반응
(Cognitive Aversive Conditioning)

원칙

혐오조건반응은 강한 대응법 중 하나인데 치료자가 환자로 하여금 자신들의 불합리한 믿음들을 징벌하는 법을 가르쳐 주는 것이다. 그 원리는 다음과 같다. 혐오스러운 자극이 잘못된 믿음과 병합(pairing)하면 그 생각이 줄어들고, 생각들은 조건반응을 일으킬 가능성이 줄어든다는 것이다. 이것은 합리적인 믿음을 강화 시켜주는 정반대의 치료법이다. 즉 합리적인 생각을 하면 사탕을 먹는 대신, 부정적인 생각을 하면 설사약을 먹는 것과 같다.

여러 가지 자극들이 부정적인 생각을 유발시킨다. 즉, 부정적인 믿음들, 영상들, 감정들, 신체감각(충격), 구역증, 근육긴장감 또는 불쾌한 행동들이다. 이 자극이 충분히 혐오적이고, 반복해서 병합(pairing)을 시킨다면 생각들 자체가 혐오스럽게 느껴진다.

방법 1. 자기징벌(Self-Punishment)

1) 환자 믿음의 목록(master)을 사용한다.
2) 환자가 불합리한 생각을 하는 중요한 몇 개의 상황을 기록한다. 상황들을 상세하며 환자가 시각적으로 떠올릴 수 있게 한다.
3) 환자로 하여금 그 불합리한 생각과 연관되는 장면들을 연상하게 한다. 선명하게 연상될 때 다음과 같은 지시를 준다.
   "자, 이 생각과 관련된 최악의 상태를 상상하십시오. 이런 생각을 한 후에 어떤 나쁜 일들이 일어났었습니까? 이 생각 때문에 어떤 고통을 받았었습니까? 이 생각 때문에 무엇을 놓쳤고 할 수 없었습니까? 이 생각이 자긍심에 어떤 영향을 주었지요? 이 생각이 대인관계에 어떤 영향을 끼쳤나요? 이 생각이 자신의 삶에 해를 끼쳤습니까? 이 불합리한 생각과 연관된 모든 것을 아주 상세히 연상하시기 바랍니다. 그런 나쁜 일들을 그냥 생각만 하지 말고, 마치 그 상황에 지금 있는 것처럼 선명하게 연상하십시오. 그래서 그 부정적인 감정들을 느끼셔야 합니다."

4) 개개의 불합리한 생각에 연관된 혐오장면을 각각 3번씩 반복한다. 또한 환자로 하여금 그가 연상하는 것은 큰 목소리로 묘사하라고 할 수 있는데 이것은 혐오효과를 증가시키기 위해서이다.
5) 이 전체를 녹음해서 환자가 일주일에 3번, 4~5주 동안 듣게 한다.

방법 2. 표준적 혐오연상법(Standard Aversive Images)

1) 표준화된 구토장면, 뱀 소굴, 거미 떼, 모든 사람에게 멸시와 혐오를 받는 장면 등을 사용할 수 있다. 이런 장면들을 불합리한 생각 사이 사이에 삽입시켜서, 생각과 장면이 결합(pairing)하게 한다. 예를 들면, 어떤 여자환자는 아주 낮은 자신감을 가지고 있고, 다른 사람들에게 의존하는 것에 대해 자주 우울감을 느끼는 경우이다. 이 환자는 자신의 경제적인 것, 대인관계 등 자신의 삶의 대부분을 다른 사람들을 조종해서 처리하게 했다. 다음이 혐오치료였다.

"자신의 생활에 많은 문제가 생겼다고 상상하십시오. 보일러가 고장 났고, 차도 고장 났고, 싱크대가 막혔고, 대출상환 독촉도 받고 있다고 상상을 하십시오. 3년간 사귀고 있는 남자는 아직도 결혼할 마음이 없다고 그럽니다. 이젠 스스로가 생각하기를 누군가가 날 도와주어야 해. 누군가가 내 문제를 해결해야 돼. 나는 이런 문제를 해결하기에는 너무 약해. 이런 생각을 하는 도중, 갑자기 구역질이 납니다. 음식찌꺼기가 위에서 조금씩 올라오고, 쓰고 신 맛이 입에 가득합니다. 자, 그것을 삼켜버립니다. 이제 자신이 누군가에게 연락을 해서 도움을 청해야겠다고 생각합니다. 그러자 구토가 더 심해집니다. 눈에서는 눈물까지 납니다. 눈물이 흐르고, 콧물이 코에서 줄줄 흘러나와 입으로 들어갑니다. 위가 경련을 일으킵니다. 자신은 이제 남자친구에게 전화를 해서 나 좀 도와달라고 할 생각을 하고 어머니한테 전화를 해서 오늘 병가를 내겠다고 회사에 전화해 달라는 생각을 합니다. 이 생각이 구토를 더 심하게 해서 이제는 토하기 시작해 토해낸 음식이 가슴, 배, 허벅지에 가득 쌓이고 다리로 줄줄 흘러내립니다. 누구에게 도움을 청할까 다시 생각해 봅니다. 그러자 더 구토가 심해지며, 노랗고 똥 색깔 같은 것이 옷 전체에 묻어 있습니다. 이제는 더 이상 토할 것도 없는데 계속 헛구역질이 납니다. 이제는 위장까지도 입 밖으로 튀어나오려고 합니다."

2) 가장 좋은 혐오장면은 환자가 자신 나름대로 선택하는 장면들이다. 환자로 하여금 그들의 상상 속에 생길 수 있는 가장 혐오스러운 장면을 이야기해보라고 한다. 치료자는 간단한 단계들로 구분할 수 있다. 그런 다음 위의 예시를 짜집기 방식으로 혐오장면들과 불합리한 생각을 연결시킨다.

방법 3. 신체적인 혐오요법(Physical Aversion)

환자로 하여금 불합리한 생각을 하게 하고 선명하게 생각날 때, 외부적 · 신체적인 고통을 준다. 즉 경미한 전기자극이나 팔목에 찬 고무줄을 당기는 것 등이다. 혹은 배 근육을 당기는 것, 숨을 멈추는 것, 유황냄새 같은 혐오스러운 냄새를 맡는 것, 또는 고통스럽게 심한 운동을 하는 것들도 쓸 수 있다. 생각과 혐오자극을 반복적으로 결합시켜야 한다. 그러면 그 생각이 혐오스러워진다.

방법 4. 거부요법(Red Taping)

이 방법은 환자가 불합리한 생각을 할 수 있도록 허락하되 먼저, 여러 가지 혐오스러운 활동을 한 후에야 가능하게 하는 방법이다. 예를 들어, 환자가 "나는 온전치 못하고, 다른 사람들보다 못하다."라는 생각을 해도 좋지만, 단, 그 생각을 할 수 있는 권리는 벌어 놓은 후에야 한다. 이 권리를 획득하기 위해서는 다음과 같은 절차를 밟아야 한다. 15분간 운동을 하고, 큰 잔으로 물을 마시고, 강박관념에 잠길 장소를 찾고, 시간을 정하고, 강박관념이 아닌 다른 생각 모두를 20분간 기록한 후에야 강박관념을 생각할 수 있다. 이 모든 것을 완수했을 때, 그 강박적인 생각을 10분간 할 수 있다. 10분 더 하려면, 다시 위의 절차를 밟아야 한다. 이 대가(Respons Cost)가 얼마 후에는 너무 심해서 대부분의 환자들은 10분간의 강박행동을 포기하게 된다.

방법 5. 긍정적 자극제거법(Removing Positive Stimuli)

이것은 무엇인가 좋은 것을 없애는 방법인데, 부정적인 자극을 불합리한 생각과 연결시키는 것과 효과가 같다. 없앨 수 있는 긍정적인 것들은 많다. 휴식, 즐거운 연상, 즐거운 감정, 긍정적인 믿음 등인데 이것은 어느 한 개 또는 전부를 없앨 수가 있다. 그 시점은 부정적인 생각이 떠오르는 순간이다. 이것은 은밀한 반응대사(Covert response cost) 또는 부정적 징벌(negative punishment)로 불리기도 한다. 다른 은밀한(covert) 치료법과 같이 많은 반복이 필요하다. 환자들은 치료자와 같이 한 후, 녹음 테이프를 사용해 집에서 여러 번 반복한다.

방법 6. 부정적 명칭들(Negative Labels)

언어는 개념의 상징이며, 이 상징들은 흔히 부정적 의미를 갖기도 하며, 혐오감정을 불러 일으킨다. 이런 부정적인 명칭을 불합리한 생각과 연결시킴으로 생각자체에 대한 부정적인 반응을 만들어 낼 수 있게 도와줄 수 있다.

환자가 불합리한 생각을 하거나, 표현할 때마다 그들은 자신들에게 다음과 같이 말해야 한다. 바보, 겁쟁이, 천치, 미쳤다, 새대가리, 유치하다, 돌았다, 말도 안 된다, 덜 떨어졌다, 팔푼이, 우스꽝스럽다, 아니꼽다, 병신, 웃긴다, 건방지다, 미신이다, 의미가 없다, 지겹다, 지루하다, 지랄한다, 역겹다, 꼴 좋다, 둔하다 등이다.

때로는 환자에게 자신의 생각에 이런 명칭을 붙여 보라고 한다. 즉 "나는 어제 바보 같은 생각을 했는데, 새대가리는 아니었습니다.", "다른 사람들이 바보다, 잘났다는 지루한 생각을 했습니다." 등이다. 모든 혐오치료에서 동일한 점은 환자 스스로의 참여라서 환자가 이런 명칭들을 선택해야 한다. 그러나 자신을 그렇게 불러서는 안 된다.(예, "나는 똑똑하지만 이 생각은 멍청하다.")

결론

혐오요법으로 부정적인 생각을 고치려 할 때마다 생각뿐만 아니라 환자 자신들에 대해서도 부정적인 느낌이나 생각이 들 수 있는 위험이 있다. 환자들은 자신들 뿐 아니라 치료자나 치료요법에 대해서도 혐오감을 느낄 수가 있다. 따라서 정확한 분별훈련을 시켜서 자극의 일반화 현상을 막아야 한다.

인지도피조건반응법
(Cognitive Escape Conditioning)

원칙

도피조건반응법은 빈번히 혐오요법과 연관되어 사용된다. 혐오상태를 제거하는 어떠한 자극이라도 부정적 강화(negative reinforcement)가 된다. 치료자가 환자로 하여금 부정적인 생각을 할 때마다 고통을 느끼게끔 조건반응화했다면 합리적인 생각을 함으로써 이 고통에서 벗어나게 할 수도 있다. 그러면 이 합리적인 생각이 더 강해지면서 불합리한 생각은 그 횟수가 줄어들 수 있다.

전부를 갖춘 즉, 혐오-도시 공식을 만족시키는 치료를 covert conditioning=covert sensitization(은밀조건반응법)이라고 하며 다음 도표와 같다.

〈 비인지적(Noncognitive) 〉

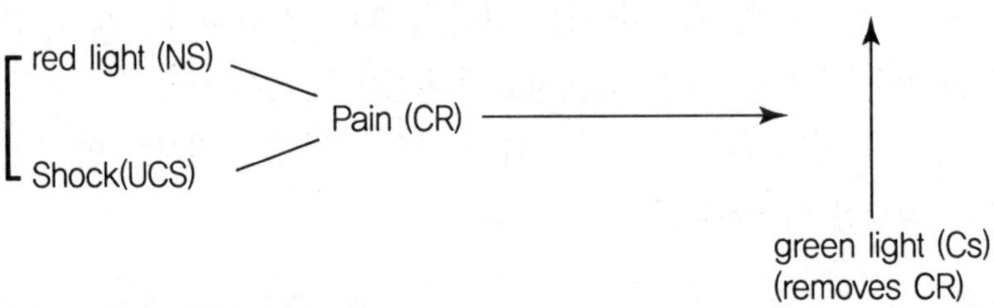

NS = Neutral Stimulus
UCS = Unconditioned Stimulus
CR = Conditioned respoNSe
Cs = Conditioned Stimulus

〈 인지적(cognitive) 〉

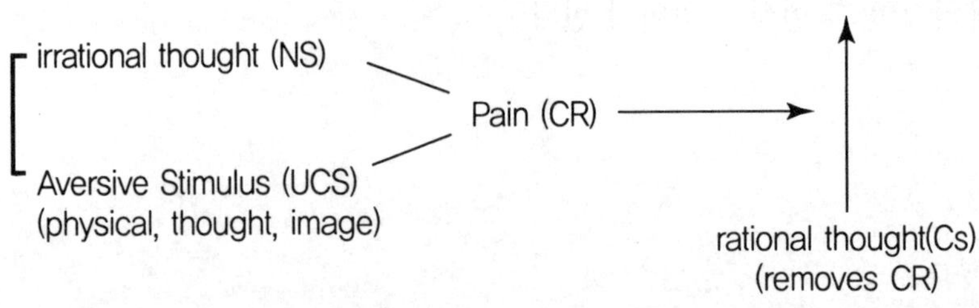

설명을 하자면, 어떤 실험동물이 shock와 연결되어져 있는 빨간색 등을 두려워하도록

조건반응된 경우, 지렛대를 눌러서 초록색 등이 켜지면 shock가 없어지도록 조건반응 시킨다. 이 때, 지렛대를 누르는 것과 초록색 등이 나타나는 것은 부정적으로 강화되어 있으며 그 횟수가 늘어날 것이다.

마찬가지로 인지활동에서도 같은 현상이 일어난다. 합리적인 생각이 불합리한 생각에 의해 생겨난 고통을 없앨 수 있으며, 이 때 불합리한 생각(NS)은 줄어들고, 합리적인 생각(CS)은 빈도수가 커진다. 결과적으로 합리적인 생각이 부정적으로 강화된 것이다. 이것은 Negative reinforcement에 의한 것이다.

방법 1. 혐오상태로부터의 해방

혐오자극을 부정적인 생각과 연결시킨다. 자기징벌, 혐오적 연상 장면들, 신체적 고통 또는 부정적 명칭 등을 사용할 수 있다. 혐오상황이 만들어졌으면 환자로 하여금 현실적으로 합리적인 생각을 하라고 한다. 그 생각이 선명히 떠오르면 즉시 그 혐오자극을 없앤다. 만약 손가락 충격장치를 사용할 경우 합리적인 생각을 떠올리면 충격을 즉각 중지시킨다. 만약 부정적인 장면의 연상을 사용했다면 긍정적인 생각이 들자마자, 긍정적인 장면으로 바꾼다. 예를 들면, 불합리한 생각과 구토를 연결시킨 경우 다음 도피 장면을 연상시킨다.

"아직도 심하게 구역질이 나고 또 토하려고 하지만 자신 스스로 어떻게 자신의 문제를 해결할건가를 생각하기 시작했습니다. 스스로가 차를 정비소에 가져다 줄 수 있고, 사람을 불러 싱크대를 고칠 수 있다는 생각을 합니다. 남자친구에게 대화를 요청할 수도 있습니다. 그러자 즉각 기분이 좋아집니다. 이제 숨을 깊이 들여 마시자 가슴이 시원해지고, 위장도 가라앉기 시작합니다. 이제 집 밖으로 나가 신선한 공기를 마음껏 들여 마십니다. 햇살이 따뜻합니다. 시원한 바람이 불고 있습니다. 잔디밭에 누워버립니다. 나뭇잎 사이로 밝은 햇살이 보이고, 스스로가 일을 처리하지 못할 이유가 없다고 생각하면서, 기분이 좋아집니다. 집 안으로 들어와 창문을 모두 열고, 집안을 깨끗하게 닦아내고 구토물이 묻은 옷들을 세탁기에 넣고, 옷을 깨끗하게 갈아입습니다. 구토가 묻은 것들을 닦아내는 것과 같이 문제들을 스스로가 해결할 수 있다고 생각합니다. 이제 다시는 다른 사람들에게 의존하지 않겠다는 결심을 합니다. 자신감과 안도감이 느껴집니다."

방법 2. 불안감해소법(Anxiety Relief)

이것은 또 다른 방법의 도피조건반응법이다. [방법 1]과 같은 절차를 사용하지만 환자가 다른 혐오상태가 아니라 불안감에서의 도피를 찾는 것이다. 도피연상에서 합리적인 생각에 의해 즉각적으로 불안감이 해소되는 것을 연상하는 것이다.

결론

모든 도피치료의 요점은 환자가 합리적인 생각을 했을 때 혐오상태가 제거되어야 한다는 것이다. 그래야만 생각이 부정적 강화(negative reinforcement)가 되는 것이다. 이 과정을 녹음해서 환자가 일주일에 최소 3번 이상 듣게 한다. 환자들은 당연히 도피요법을 혐오요법보다 훨씬 더 선호한다. 치료관계는 강해지며 환자들의 치료에 대한 의욕 역시 증가한다.

은밀회피요법 *(Covert Avoidance)*

원칙

이것은 도피조건반응법 중 하나이지만 혐오를 느끼는 대신 혐오감정을 피하는 행동을 강화시켜서 그 행동의 발생수를 증가시키는 요법이다. 이것은 생각과 행동에 모두 적용시킬 수 있다. 환자들은 불안감을 멀리하는 어떤 생각도 강하게 믿는 경향이 있다. 대표적인 도피생각의 예는 다음과 같다.

"내 문제에 대해 생각하지 말아야지."

"변화하지 말자. 변화는 위험하다."

"내 부모님(배우자, 상관, 치료자)의 책임이야."

"내 인생에 생긴 일들은 내 잘못이 아니야."

은밀도피요법은 이와 같은 원칙을 사용하여 환자들로 하여금 더 효과적인 생각으로 바꾸게 하는 것이다(그러나 어떠한 경우에도 극단적인 것을 피하고 목표는 고통을 피하는 것이지 매번 스스로의 책임을 회피하라는 것은 아니다). 합리적인 믿음이 불합리한 믿음을 대치하는 것이고, 효과적일 때는 합리적인 생각이 강해진다.

환자가 부정적인 장면을 생각할 때, 합리적인 생각을 하게 되면 혐오장면을 경험하지 않아도 되는 절차이다. 만약 합리적인 생각을 하지 않으면 혐오장면 전부가 막대한 힘으로 경험되어지며 이것은 환자가 합리적인 생각을 할 때까지 지속된다. 환자들은 합리적인 생각이 징벌을 연기시키거나 회피할 수 있다는 것을 배운다.

방법

1) 문제상황을 단계별로 나누고 단계마다 불합리적인 생각을 기록한다.
2) 가장 낮은 것부터 연상시키고 거기에 관련된 생각을 하게 한다. 생각을 부정적 감정, 연상, 외부적 자극과 결합(pairing)시킨다. 이것은 4~5회 반복해서 환자가 부정적인 감정과 불합리한 생각을 결합(pairing)할 때까지 반복한다. 이 때 부정적인 감정은 강하고 매우 혐오적이어야 한다.
3) 같은 상황들을 상상하게 한다. 이번에는 부정적인 감정이 들기 직전에 합리적인 생각을 하게 한다. 합리적인 생각은 강하게 믿으며, 혐오자극은 주어지지 않는다. 그 생각을 믿지 않으면 혐오자극이 주어진다.
4) 2와 3단계를 반복하면서 단계별로 합리적인 생각이 부정적인 결과를 회피하게 한다는 것을 배우게 된다.

임상적인 예

다음과 같은 합리적인 생각들을 하게 한다.

1) 모든 일이 완벽하게 되지 않아도 나는 행복할 수 있다.
2) 어릴 때는 불행했지만, 이제부터는 인생을 즐길 수 있다.
3) 과거의 내 실수를 나는 언제든지 용서할 수 있다.
4) 진짜 위험은 언제나 외부적인 것이다. 어떤 생각이나 감정도 실제로 나를 해칠 수는 없다.
5) 내가 어쩔 수 없는 일들에 대해 자신을 나무라서는 안 된다.
6) 나는 살다보면 불안해지기도 하고, 우울해지기도 한다는 사실을 받아들여야 한다. 행복해지기 위해서 이런 감정들을 영원히 완벽하게 없애야 한다는 것은 아니다.
7) 당혹스럽다는 것은 다른 사람들 뿐 아니라 나 자신에게도 즐거울 수 있다. 나는 내 자신이 우스꽝스러워도 좋다.
8) 내 인생이 인류에 절대적으로 중요한 것이어서 모든 어떤 가능한 불행한 일도 걱정하면서 살지는 말아야 한다.
9) 나는 우주의 중심이 아니다. 사람들은 내가 얼마나 많은 실수를 하는가를 보려고 그들의 인생 전부를 바치지는 않는다.
10) 세상은 자연에 의해 창조되었지 내가 창조한 것이 아니다.
11) 모든 일에서 내가 다른 사람보다 더 잘 하거나 잘 날 수는 없는 일이다.

12) 내가 사라진 후에도 내 사소한 잘못은 아무도 개의치 않는다.
13) 내 삶을 돌이켜 보면 내가 걱정했던 대부분의 일들은 결국 그렇게 중요한 것들이 아니었고 심각하지도 않다.
14) 내가 더 많이 얻을수록 사람들은 나를 싫어할 것이다. 사촌이 땅을 사도 배가 아픈 법이다. 또는 Mark Twain의 말, "우린 누구도 잘 되는 것을 견디지 못한다. 즉 남이 잘 되는 것을"은 기억해야 한다.
15) 내가 내 자신의 성취목적을 다 이루지 못한다고 해도, 인류의 발전이 중단하는 것은 아니다. 사실 인류는 그걸 알지도 못할 것이다. 그들은 자기 스스로의 생활에 모두 바쁘다.
16) 나는 내 주위의 모든 것을 잘 통제하고 조종할 수 있는 힘은 없다. 또한 세상 모두를 내가 책임진다는 것은 즐거운 일이 아니다.
17) 나만 불행한 것은 아니다. 사실 누구나 항상 행복한 것은 아니다. 다 가진 것 같이 보이는 자도 사실은 다 갖지 못했다. 다른 사람들이 다 갖추었다고 생각하는 것은 내 착각일 뿐이다. 내가 그들을 속속들이 알 수 있겠는가? 백만장자는 부서진 인간관계로 만들어진 무더기 위에 앉아 있는 것이고, 영화배우는 파파라치의 습격을 당하지 않고 거리에 나서지 못한다. 결혼한 사람은 지루함에 괴로워하고 독신자는 외로움에 괴로워한다. 우리 모두는 빛나는 순간들이 있었지만 그것들은 흔하지도 않고 참으로 짧다. 이런 얼마 안 되는 행복한 순간들을 거역하는 생각은 "이건 충분하지 못해. 이게 다야. 이런 건 아닌데. 곧 끝나고 말거야. 다른 사람들은 더 행복할 텐데…"하는 생각이다.

결론

회피조건반응법은 혐오-도피조건반응법을 녹음된 것으로 계속 연습하면 자연히 생기기도 했다. 그 이유는 합리적인 생각을 더 일찍 시작해서 혐오자극을 피할 수 있는데 있었다.

5장

부드러운 대응법들
Countering Techniques : Soft

강한 대응법들은 환자들의 감정을 고양시키는 방법으로 어떤 종류의 믿음들에는 효과가 있는데 특히 불합리한 생각들을 대응하는 분노 등에는 효과가 있다. 강한 대응법은 또한 우울증 환자나 수동 · 의존적인 환자들 뿐 아니라 감정까지도 바꾸어준다.

그러나 어떤 상황에서는 부드러운 대응법들이 더 효과적이다. 이 방법은 이완과 진정상태를 사용하는 것인데 감정적 흥분과 고양상태를 없어지게 하고 환자들이 그들의 믿음들을 보다 부드럽게 바꿀 수 있게 하는 방법들이다.

불안을 형성하게 하는 믿음들에는 이완된 상태에서 대응하는 방법들이 훨씬 더 효과적이다. 학설에 의하면 부드러운 대응방법들이 환자의 불안을 줄이며 강한 대응법은 불안을 증가시키는 방법이며 이완상태에서는 불합리한 믿음들이 대응생각과 대응감정 두 가지 모두에 의해 도전받는다는 것이다.

이완된 대응법 *(Relaxed Countering)*

원칙

부드러운 대응법들의 대부분은 이완훈련을 사용한다. 환자들이 먼저 여러 가지 중 하나의 이완법을 익히게 하고 그 다음 대응법을 사용하는 것이다. 치료의 가장 중요한 점은 환자가 이완상태를 계속 유지해야 한다는 것이다.

치료법은 이완상태와 불안을 유발시키는 자극들과 결합(pairing)시켜 조건반응화된 불안반응을 억제하는 방법이다. 이것은 역조건반응(counter-conditioning)과 비슷하다. 역조건반응에서는 긍정적인 자극을 부정적인 자극과 결합시켜 부정적인 것이 긍정적인 것에 의해 대체되게 한다. 역조건반응이 효과가 있으려면 긍정적인 자극이 부정적인 것보다 강력해야 한다는 조건이 있다. 이것은 환자가 두려워하는 상황에 점진적으로 노출되게 함으로써 이루어진다. 도표화하면 다음과 같다.

CS(−) ⟶ CR(−)
CS(+) ⟶ CR(+)

강한 CS(+)와 약한 CS(−)를 결합시키면 다음과 같은 결과가 온다.

CS(−) ⟶ CR(+)

전통적인 역조건반응치료에서는 CS(−)가 불안감을 조성하는 일련의 상황들로 구성되어 있고 점진적으로 행해진다. 이 연상들이 이완상태와 결합시켜서 이완반응이 불안반응을 대치하게 한다.

인지재구조치료에서는 위의 방법을 변형시켜 연상 장면들 대신 환자들의 믿음들을 탈감각시켜서 믿음과 연관되어 있는 부정적인 감정들을 제거하는 것이다. 연상 장면들은 여러 가지 믿음들을 연상시키는데 보조로 사용될 뿐이다.

방법 1

1) 이완훈련을 시킨다. 이것은 PMR, Biofeed-back, 맥박감소훈련, 배경소음, Alpha-theta 이완법, 자연의 소리, 자가최면 등이다.
2) 불안감을 일으키는 공포, 불안의 정도나 얼마나 강하게 그 믿음을 믿는가 등에 의하여 이루어진다.
3) 환자가 그 단계별 목록에서 가장 약한 상황을 상상하게 한다. 연상이 환자의 마음에 선명하게 떠오르면 이완을 시작한다. 환자가 긴장이 0(zero)이 될 때까지 반복한다.

치료자가 다음과 같이 실행한다.

"자, 이제 다음 단계의 생각에 집중하십시오.-생각을 읽어준다.- 이 생각에 집중하십시오. 원한다면 과거에 실제로 생각을 했던 상황을 생각하셔도 됩니다. 계속 이 생각을 하면서 집중을 하십시오. 마음속에 생각이 뚜렷해지면 오른쪽 둘째손가락을 올려 신호하십시오. (2~3초 후) 자, 됐습니다. 생각을 지워버리세요. 그리고 배운 대로 이완을 시작하십시오. 계속 깊은 이완상태로 가십시오. 아주 편한 거의 0(zero)상태라면 다시 신호해 주십시오. 자, 다시 반복하십시오. 그 생각을 다시 마음에 선명하게 떠오를 때까지 집중을 하십시오. 선명하게 떠오르면 신호를 주십시오. 생각이 떠오를 것 같은 상황을 생각해도 좋습니다만 매번 다른 상황이어야 합니다. 계속하십시오."

4) 단계별로 올라가면서 모든 상황이 0(zero)이 될 때까지 계속한다.
5) 이 과정을 녹음해서 환자 집에서 연습하게 한다.

방법 2

위의 치료방법에서 이완대신 긍정적인 신체반응, 자기주장반응, 자연의 소리, 환자가 주관적으로 즐거움을 갖는 긍정적인 장면들, 낮은 맥박수, biofeed-back 또는 EMG reading 등으로 대치할 수 있다.

방법 3

다른 보편적인 장면들을 이완 대신 사용할 수 있다. 이런 장면들과 불합리한 생각을 짜집기해서 그 장면들의 감정적 효과가 믿음을 능가하게 한다. 자신을 천하장사, 산신령, 람보, 예수님, 석가모니, 강, 바다, 산, 또는 부모, 성인, 어린아이로 보는 것, 동물로 보는 것, 꽃, 태양, 달 등이다.

더 효과가 있으려면 한 개 또는 두 개의 이런 장면들을 한 개의 부정적인 믿음에 결합시킨다. 예를 들면 "나는 키가 작아서 다른 사람들보다 열등하다."는 "작은 거인"을 연상시키는 것과 짝 지운다. 동양에서는 요가에서 이 방법을 오랫동안 사용해왔다.

임상적인 예

이완상태에서 다음을 사용한다.

"이 목록에서 다음 장면을 가능한 한 제일 선명하게 연상을 해 주십시오. 모든 감각을 다 사용하십시오. 이 장면은 연상하는 동안, 우리가 동의한 바 있는, 불합리한 생각들을 자신에게 말해 주십시오. 장면의 연상과 그 생각이 둘 다 동시에 선명해질 때까지 계속하시고 둘 다 선명해지면 신호를 해 주십시오."

– 환자가 신호를 한 다음

"자, 이제 이완을 하십시오. 깊은 이완상태로 향해 이완하세요. 온 몸에서 모든 긴장이 다 빠져나가서 온 몸이 흐느적거리고, 따뜻하고 무겁게 느껴지게 하세요. 완전히 이완되면 신호를 하십시오. 자, 계속 이완상태에 계십시오. 언제든지 긴장감이 오면, 다시 이완에 집중을 하십시오. 이완을 지속하면서 스스로에게 부드럽고 따뜻하게 이야기를 하세요. 침실에 도깨비가 있다고 두려워하는 어린 아이를 달래는 부모의 목소리같이 부드럽고 따뜻하게 자신에게 얘기해서 자신의 공포가 사실이 아니라고 스스로를 부드럽게 설득시키십시오. 어린 아이를 계속해서 설득시켜서 오래된 생각이 확실히 두려움이 없어질 때까지 부드럽게 설득을 계속하세요. 서두르지 마시고 그런 생각과 느낌이 없어지면 신호하세요."

이 과정을 두 번 더 반복한다. 다음 다시 그 문제 장면을 연상하게 하며 치료자가 이완상태를 점검한다. 만약 이완상태가 만족스러우면 다음 단계의 장면으로 올라가서 가장 힘든 장면까지 계속한다.

결론

이 방법보다는 부정적인 생각을 긍정적인 생각과 결합시키는 것이 더 효과적이다. 이완상태에 문제가 있는데, 특히 공황장애 환자는 이완하려면 그 자체가 control를 포기하는 것이라는 두려움 때문이고, 이완은 신체적 현상이며 생각은 인지이기 때문에 효과가 감소하기 때문이다. 따라서 두 가지 다른 감각(perceptual)방법을 사용하면 치료효과가 감소되는 것 같다.

반극단화 연습 *(Anticatastrophic Practice)*

원칙

환자들의 생각은 일관성이 있기 때문에 장소와 때는 달라서 똑같은 방법으로 현실을 왜곡시킬 수 있는데 가장 흔한 형태의 왜곡은 극단화(catastrophizing)인데 이것은 당면한 상황을 극단적으로 과장하는 것을 말한다. 많은 환자들이 어떤 상황에서 대단치 않은 위험을 당면하면 상상할 수 있는 가장 심한 위기가 왔다고 믿는다. 이런 극단화연습을 다년간 하다보면 습관이 되어서 만성 불안증과 상황에 대한 끊임없는 걱정으로 이어진다.

이 환자들은 극단상황이란 절망적인 위험, 불행, 사고라는 것을 잊고 그들의 마음은 조그마한 고통을 고문, 천하망신, 참을 수 없이 불쾌한 경험 등으로 확대시킨다. 극단화된 믿음들을 대응하는 데는 부드러운 대응법이 가장 효과적이다. 이 방법은 환자들이 이완상태에서 상상할 수 있는 가장 좋은 결과를 생각함으로써 불합리한 생각에 담겨져 있는 강한 감정적 에너지를 상쇄시키는 방법이다.

새로운 해석은 극단화에 의해 생긴 부정적 감정을 과도교정(overcorrection) 해 주어서, 끝내는 감정적 반응이 현실과 비슷하게 해 주는 효과가 있다.

방법

1) 환자가 극단화하는 상황들의 목록을 만든다.
2) 환자가 각 상황에서 기대하는 피해를 기록한다.
3) 1~10까지의 저울에서 환자로 하여금 결정하게 한다. 즉, 1은 피해가 전무한 것이고, 10은 극단적인 피해이다.
4) 역극단화 치료를 설명한 후 환자로 하여금 최소의 결과를 각 상황에 따라 결정하고 이것을 1~10까지 저울에 같이 기록한다.
5) 환자의 경험에 의해 극단적 결과, 최선의 결과가 실제로 일어나는가를 결정하게 한다.
6) 환자로 하여금 장래에 일어날 수 있는 상황에서의 위험을 예상하게 한다(이것이 적합할 때만). 그 상황이 실제 일어난 후 예상된 위험과 피해가 사실이었는가를 보게 한다.
7) 환자들은 자신들의 예상이 현실적이 될 때까지 정기적으로 반복한다.

임상적인 예

어떤 사업가의 예 〉

그는 사업가였는데 여러 대기업들에게 컨설팅 일을 하고 있었으며 성공적이었다. 그런데도 불구하고 만성 불안증이 있었고 매번 브리핑을 하기 전에 공황장애를 겪고 있었다.

일년 반 동안이나 신경안정제를 먹어 봤지만 약을 안 먹으면 또 공황장애가 왔다.

이는 불안증에 흔히 있는 일이지만 그의 중심적 믿음도 다른 사람들과 거의 같았다. 즉 그는 브리핑 중에 그의 머리가 긴장해서 떨리기 시작할 것이라고 상상을 했고 참석한 모든 높은 사람들이 그것을 보고 그가 알려진 대로 이성적이고 대담하고 정신력이 강한 사람이 아니라는 것을 알아차리고 관중석의 모두가 그를 "겁쟁이"라고 생각할 것이라는 그의 중심적 믿음이었다. 남자의 더 깊은 곳에 있는 중심적인 믿음은 그가 사실은 "다른 사람들보다 열등해서 그것을 숨겨야 한다."는 것이었고 다른 사람들이 가면을 벗은 모습을 보면 가장 완벽하게 즉각적으로 배척을 할 것이라는 것이었다. 따라서 그 피해는 회복할 수 없는 것이었고 이것이야말로 그에게 일어날 수 있는 최악의 상태였던 것이다.

남자의 중심적인 태고(attitude)는 다음과 같은 특수한 세분된 믿음들(specific sub-beliefs)로 나누어질 수 있었다.

1) 내 머리가 떨리는 것을 보는 순간 관중석의 모두가 내가 말하는 것을 무시할 것이다.
2) 그들은 내가 완전히 가식적인 존재이고 다시는 나를 믿지 않을 것이다.
3) 그들이 나를 겁쟁이로 보고 진짜 남자로 보지 않으면 모두 나와의 관계를 끊을 것이다.
4) 이들 최고의 위치에 있는 사업가들은 그런 겁쟁이와 같이 있으려 하지 않을 것이기 때문에 나는 다시 강의를 하지 못할 것이다. 나는 모든 친구들이나 여자친구들을 잃을 것이고 특히 여자 친구들은 내 나약함을 싫어할 것이다. 나는 가난하고, 외롭고, 비참해질 것이다.

그의 이런 생각 개개를 극단화 스케일로 만들었는데 다음과 같다. ×는 그의 생각대로 된다면 예상되는 피해정도를 의미한다.

얼마나 절망적일까?

〈 만약 모든 사람이 내 tic을 본다면? 〉

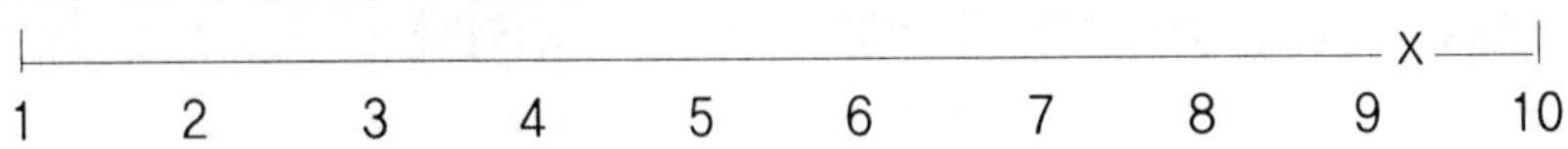

〈 관중이 내가 겁쟁이란 것을 안다면? 〉

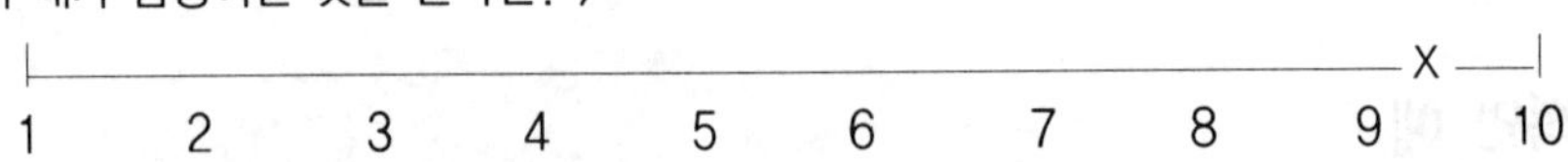

〈 직장을 잃고 친구를 다 잃었다면? 〉

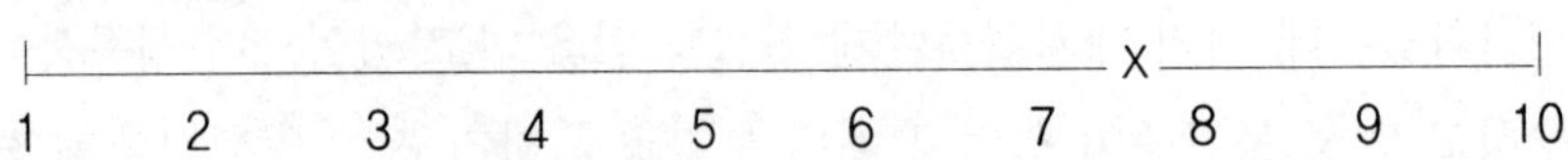

그 다음, 최선의 결과와 예상된 피해를 같은 scale에 표시했다. 그 결과 "오직 몇몇 사람만 그의 tic을 알아차릴 것이고 그 사람들조차 별로 신경을 쓰지 않을 것이며 친구나 직장을 잃지 않을 것이다."였다.

그는 이 결과들을 0(zero) 피해 근처에 표시했다. 최선과 최악의 결과들을 비교해 본 결과, 환자가 8정도 극단화하고 있는 것을 알 수 있었다. 그 다음 과거일들로부터 그가 예상했던 피해와 실제 결과들을 비교했는데, 실제로 그런 심한 피해는 없었고 예상된 최선의 결과는 최악의 결과보다 항상 실제의 현실과 비슷했다. 그는 수많은 상황을 검토해 본 결과 예상된 최악의 결과는 결코 일어나지 않았던 것이다.

다음 6주 동안 이 환자는 매 강의 전마다 예상되는 최선과 최악의 결과와 예상되는 피해를 scale에 표시하고 강의 후 검토해 본 결과 예외가 없이 예상된 최선에 가까운 결과가 있었다.

결론

scale이 필수적인 것은 아니지만 환자의 극단화 정도를 밝히는데 도움이 된다. 환자들은 흔히 "만약 가능성이 아주 적다고 해도 상상할 수 있는 최악의 사태가 벌어지면 어떻게 합니까?, 걱정을 안 해도 되겠습니까?"하고 묻는다. 치료자는 이 경우, 만약 모든 희박한 가능성의 일들을 우려한다면 운석을 피해 동굴에 살아야 하며 식중독을 피하기 위해 음식을 먹지 말아야 할 것이라고 이야기해 준다. 이런 일들이 물론 일어날 수 있지만 사람들은 그래도 거기에 구애받지 않고 행복해질 수 있다고 말해준다. 살아가는 데 있어서 우리가 해야 할 일은 흔히 일어날 수 있는 위험들을 피하는 것이지 모든 상상할 수 있는 위험들을 피하면서 살 수는 없는 것이라고 말해준다.

Beck에 의하면, 공황장애의 주요 인지요소는 상황을 극단적으로 잘못 해석하는 것이며 또한 사회공포증에서도 중심적인 현상이다.

대응문장 · 대응대사들 *(Coping Statements)*

원칙

많은 환자들이 자신들이 시도하는 모든 일에 형편없이 실패할 것이라고 기대한다. Bandura는 이 현상이 낮은 자기기대감(자신감) 〈low self-efficacy〉에 의해 일어나며 따라서 긍정적인 결과를 만들어 내기에 필요한 행동들을 실행하지 않기 때문이라고 한다. 이런 낮은 기대감은 일관적으로 자신의 대응능력을 과소평가한다. 그들은 자신들이 직업, 이성관계, 학교 등에서 실패할 것이라고 믿기 때문에 조만간 이것들이 자기충족성의 예언같이 되어버린다. 대응연상(coping imagery)은 이 현상을 바꾸어 놓아서 자기기대감(자신감)을 향상시킬 수 있다.

대응연상(coping imagery)은 부드러운 대응과정으로 해야 잘될 수 있어서 이완되고 안정된 상태에서 해야 한다. 습득연상(mastery imagery)과는 다른데 습득연상에서는 고양된 상태에서 어떤 임무를 완벽하게 실행하는 것을 연상하는 것이고 대응연상은 그 업무를 실행하는데 있어서 여러 가지 문제점들을 예상하고 그 문제점들을 이겨내는 것을 연상하는 것조차 포함시키는 것이다. 대응연상이 습득연상보다 더 효과가 있는데 그 이유는 대응연상에서 일어날 수 있는 실수에 대비시키며 그 실제상황내의 실수에서 회복하는 것조차 준비를 시키기 때문이다.

방법

1) 우울하거나 불안한 상황들의 단계별 목록을 작성한다.
2) 환자의 도움을 받아 문제가 되는 상황에서 사용할 수 있는 자기대화를 준비한다. 자기대화는 실수, 빠뜨리는 것, 부정적인 감정들과 이것들을 극복할 수 있는 자세한 지시들도 포함해야 한다. 자기대화는 상황 전, 상황 중과 상황 후까지도 포함시켜야 한다.
3) 단계별 목록에서 각 단계의 상황에 대비한 자기대화를 환자와 같이 힘찬 목소리로 연습한다. 치료자가 먼저 읽고 환자가 따라서 읽는다. 그리고 환자가 그것을 연상해야 한다. 연습과정 전체를 검토해서 잘못하는 것을 시정해 준다.
4) 환자가 가장 선호하는 방법을 사용한다. 어떤 환자는 치료자가 읽은 대화를 녹음해서 듣는 것이 가장 도움이 된다고 하고 어떤 환자들은 목록의 각 단계마다 자세히 쓴 대화의 녹음을 선호하는데 환자가 대화를 계속 들으면서 은밀하게(covertly) 연습하고 싶어하기 때문이다. 또 어떤 환자들은 카드에 대화를 적어서 실제 상황에서 읽기를 선호한다. 어떤 경우든지 환자들은 이 대화를 6주 이상 연습해야 한다.

임상적인 예

공황장애 여자 환자의 예〉

30대 후반의 여자환자는 공황장애로 2년 동안이나 고통을 받아 왔는데 그녀의 가장 심한 공포는 커다란 슈퍼에서 혼자 식품을 사는 것이었다. 슈퍼에 갈 때마다, 불안감이 심해져서 슈퍼 밖으로 나와야 했다. 그녀는 이미 1년 반이나 슈퍼에 가지를 못했다. 치료자와 함께 환자는 다음의 대사를 몇 번이나 반복해서 연습을 했다. 처음에는 그것을 녹음했고 환자가 녹음된 것을 일주일에 3번, 5주 동안 들었다. 다음에는 대사내용을 실제상황에서 6번 연습을 했다. 이것이 효과가 있어서 그녀는 대형슈퍼에서도 별 문제없이 쇼핑을 할 수 있게 되었다. 그녀의 대응대사는 다음과 같았다.

"오늘 아침, 나는 슈퍼에 간다. 처음에는 긴장을 하겠지만 이것은 내가 오랫동안 안 가봐서 그런 것이지 슈퍼에 내가 무서워하는 그 무엇이 있기 때문은 아니다. 슈퍼들은 위험한 곳이 아니다. 심지어는 아기들이나 아주 늙고 나약한 노인들도 간다. 슈퍼들이 정말로 위험한 것이라면 국가에서 슈퍼들 문 앞에 커다란 경고문을 붙여 놓을 것이다—경고, 슈퍼들은 당신의 건강에 위험합니다—라고(환자가 슈퍼에 들어서는 것을 상상하며). 자, 드디어 왔다. 한번 둘러보자. 다른 가게들과 같다. 여러 가지 식품, 고기, 야채, 과일 등이 진열되어 있다. 인류 역사상 아무도 복숭아 한 개로 전쟁을 시작한 적이 없다. 하지만 속으로는 불안감이 느껴진다. 슈퍼는 공포감을 만들어내는 능력이 없다. 하지만 속으로는 불안감이 느껴진다. 슈퍼는 공포감을 만들어 내는 능력이 없고, 단지 이 공포감은 내 마음속에 있는 것이다. 내가 마음속에 어떤 미신 같은 생각을 하고 있는지 검토해 봐야겠다. 그렇지. 해묵은 것, 내가 갑자기 감정조절을 못해서 모든 사람들 앞에서 창피당하는 것은 케케묵은 헛소리다. 나는 스스로에게 이 이야기를 2년 이상이나 해 왔는데 조절을 잃은 적은 한 번도 없고 앞으로도 없을 것이다. 이건 어리석은, 내가 나를 가지고 노는 장난이다. 마치 귓구멍으로 손가락을 넣으면 코가 떨어져 나간다는 식의 장난이다. 여기 있는 사람들은 내가 조금만 불안해져도 그것만 감시하려고 여기 온 것이 아니다. 이들은 자기가 사려는 것을 찾는데 더 관심이 있다. 더군다나 나는 불안 자체를 조절할 필요도 없다. 나는 여기서 오렌지 주스와 사과를 사 가지고 나가면 그 뿐이다. 뭐 대단한 일이라고. 내가 얼마나 불안해지는 것 그것은 상관이 없다. 내가 할 일은 불안감 없이 쇼핑을 하는 게 아니고 쇼핑만 하면 되는 것이다. 내가 어떻게 느끼든지 나는 쇼핑을 할 것이다. 기어서 나가더라도 나는 쇼핑을 하겠다. 내 삶은 어리석은 믿음들 때문에 파괴되어지고 있다. 이제 그만이다. 지겹다. 끝내야겠다(쇼핑을 끝내고 떠난다). 자, 나는 해냈다. 해냈다는 것만이 중요하다. 내가 내 삶에 있어서 무엇을 하는가가 어떻게 느끼는가보다 훨씬 더 중요한 것이다. 나는 내 미신 같은 생각과 공포심을 다 없앨 때까지 계속 할 것이다."

결론

치료법이 유효하려면 환자들이 궁극적인 상황에서 연습을 해야 한다. 그렇지 않다면 환자는 끝내 "이렇게 생각한다는 것은 좋지만, 난 아직도 가게에 가지를 않았습니다."라는 결과가 올 수 있다. 충분한 연습 후에 실제 상황에 노출시켜야 한다.

은밀한 소멸 *(Covert Extinction)*

원칙

고전적인 조건반응에서는 환자들이 충격적인 사건을 겪은 후 공포증을 일으킨다는 것이다. 또한 그 사건 중 동시에 존재한 어떤 자극이라도 조건반응을 일으킬 수 있다. 예를 들자면 어떤 환자가 차를 운전하고 가다가 호흡곤란을 느꼈는데 그 이유는 배기장치가 고장이 나서 일산화탄소가 차 안으로 들어왔기 때문이다. 호흡곤란은 강한 불안감을 일으켰다(UCR). 배기장치 고장을 발견한 후 차를 수리했다. 하지만 운전을 할 때마다 불안감(CR)을 느꼈다. 그래서 끝내 운전을 포기했다. 이 공포증을 도표로 그려보면 다음과 같다.

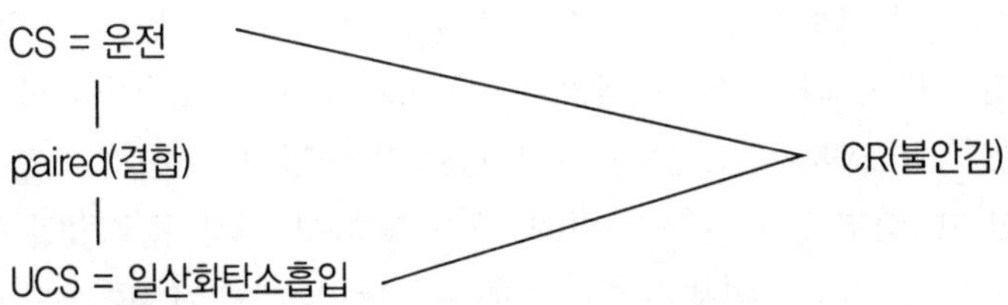

그렇다면 조건반응을 어떻게 없앨 수 있을까?: 몇 달 동안 운전을 하지 않아도 조수석에 다시 탔을 때, 똑같은 반응이 왔다. 이론적으로 보면 그가 운전을 UCS(일산화탄소)가 없는 상태에서 계속했더라면, CR(불안감)은 없어졌을 것이다. 이것을 소멸(ext inction)이라 한다. 그러나 그가 운전을 회피했기 때문에 CS-UCS연결은 소멸될 기회를 갖지 못했다. 이 문제를 해결하기 위해 은밀한 소멸(covert extinction)을 사용하기로 했다. 환자는 호흡곤란 없이 운전하는 것을 불안감이 없어질 때까지 연상했다. 연상장면을 3~4주 연습한 후, 운전을 시도했는데 이것은 실제 노출을 통해 공포증을 없애기 위해서였다. CS를

UCS없이 상상하는 것이 covert extinction의 열쇠이다. 소멸이 이전의 결합을 없앤다거나 또 새로운 학습이 일어난다거나의 설명들이 있지만 이 과정은 공포감을 없애는 데 도움이 된다.

믿음들, 또는 외부자극들은 충격적 사건과 연관되어 조건반응화될 수 있다. 따라서 강한 불안반응이 있을 때 했던 생각이 CS가 될 수 있는데, CS 자체-생각-가 나중에 공포증을 일으킬 수 있다. 따라서 은밀한 소멸법은 감정들로부터 생각을 단절시키는 데 쓸 수 있다.

방법 1. 실제상황에서의 행동치료 : Behavioral in Vivo

두려워하는 일이 소멸될 때까지 반복연습하는 방법인데 UCS가 일어나지 않는다는 확신이 있어야 한다.

방법 2. Covert

방법 1과 같으나 이 방법은 대신 연상법을 쓴다.

방법 3. 믿음의 소멸 : Belief Extinction

1) 불안의 원인들과 연관되어 있는 생각들의 목록을 만든다.
2) 부정적인 감정반응 없이, 여러 가지 상황에서 생각하는 것을 연상시킨다.
3) 그 생각들이 CR을 일으키지 않을 때까지 집에서 수백 번 연습한다.

방법 4. Time Extinction

환자로 하여금 만족감이나 행복감을 느낄 때만 불합리한 생각을 하게 하거나 읽게 한다. 만약 기분이 나빠지면 즉각 그것을 중단한다. 기분이 나쁠 때 이것을 연습해서는 안 된다.

방법 5. 무관한 장면연상법 : Neutral Images

1) 환자들의 불합리한 생각들과 그런 생각들이 생기는 상황들의 목록을 만든다.
2) 환자가 감정을 연결시키지 않는 무관한 장면들을 만들어 내는데 신문을 보는 것, 식사하는 것, 원예잡지를 쳐다보는 것 등이다. 환자와 이런 것들이 감정을 일으키지 않는다는 것을 확인한다.

3) 불합리한 생각과 무관한 장면들을 결합(pairing)시킨다. 수백번의 연습이 필요하다.

방법 6. 재단된 은밀 소멸법 : Shaped Covert Extintion

CS의 부분들만을 연상시켜 CR이 일어나지 않게 하는 방법이다. 예를 들면, 운전 공포의 경우 운전석에 앉아만 있는 것, 운전대를 쥐고만 있는 것 등인데 CS가 충분히 강력하지 않기 때문에 CR이 일어나지 않는다. 점차적으로 조금 더 강한 CS들을 연상시키지만 CR이 일어나지 않는 한도 내에서 하며, CS 그것 전체에 이를 때까지 계속한다.

1) 불합리한 생각들의 목록을 만든다.
2) 그 생각들을 논리적으로 세분화한다. 예를 들면, "계속 여러 가지 실패만 한다면 나는 가치가 없는 인간이다."라는 생각이 문제라면 그 여러 가지 일들을 더 세분화시킨다. 연필심을 부러뜨리거나, 쓰레기 버리는 것을 잊었거나, 뜨개질을 할 때 한 바늘을 잊었거나 하는 등이다.
3) 이런 세분화된 생각들을 여러 번 연상한다. 이 생각의 초점들이 불편함을 조성하지 않게 해야 한다. Biofeed-back이거나 환자보고를 이용해 CR를 느끼는지 안 느끼는지 알아본다. 만약 CR이 나타나면 그 생각을 더 세분화시킨다.
4) 감정반응이 일어나지 않는다면 생각을 본래의 생각으로 점차 키워서 근접시킨다. 불합리한 생각 전체가 부정적인 감정반응을 일으키지 않을 때까지 계속한다.
5) 치료법에서는 생각 대신 연상장면을 사용할 수도 있다. 예를 들면 승강기 공포증에는 큰 승강기, 유리승강기, 빈 승강기, 오직 한 층만 올라가는 승강기, 40층 올라가는 승강기 등이다. 이런 연상장면을 환자 자신의 모습을 바꾸는 것을 넣을 수도 있는데, TV 장면에서 승강기를 보고 있는 자기 모습, 미래에서 바라다보는 현재의 자기 모습, 승강기 안에서 친구들과 농담하는 자신의 모습 등이다. 이 모든 경우에도 CR은 일어나지 않는 한도 내에서 세분화한다.

방법 7. 모리타 요법 : Morita Therapy

일본의 선치료법에서 유래된 것이다. 20세기 초에 개발되었다. 우울증 환자를 일주일간 독방에서 지내게 한다. 이 기간 동안 우울 · 불안을 느끼지만 그 방을 떠날 수 없다. CR이 인위적으로 고양되지는 않지만 그들의 생각과 연상들을 있는대로 경험하고 그 결과도 일어나게 내버려두지만 이런 것들 죽음, 정신병, 조절을 모두 잃는 것 등이 발생하지 않기 때문에 소멸효과가 발생한다. 이 때 환자에게 다음과 같은 지시가 주어진다.

"우리가 생각하거나, 상상하거나, 느끼는 것은 우리가 인생에서 실제 행동하는 것보다 덜 중요하다. 증상들이 있다고 해도, 우리는 활기차고 목표를 가진 삶을 살 수 있다."

이 철학은 환자가 궁극적으로 생각이나 감정에는 UCS가 없으며(위험하지 않으며), 따라서 생각이나 감정을 피할 이유가 없다는 것을 깨닫게 해 준다.

임상적인 예

공황증 환자. 영수. 대학생 〉

공황증의 원인분석 결과, 오직 한 가지가 발견되었는데 그것은 그의 기숙사 짝이 학교를 그만두고 떠나서 그가 혼자 남게 되었다는 것이었다. 더 탐구해 본 결과, 그가 11살 때 거의 익사할 뻔했던 경험이 있다는 것을 알았다. 그와 그의 부모가 한 해변에서 여름휴가 중 수영을 하고 있었다. 그 곳에는 수중에 계곡들이 있어서 역류현상이 있는 곳이었다. 그는 목정도 깊이의 물 속에 서서 그의 부모가 어디에 있는가 보려고 하는 중이었다. 갑자기 커다란 파도가 쳐서 물결이 그를 수중의 계곡 쪽으로 끌어가고 있었다. 역류현상이 너무 강해서 그는 그 힘을 이겨낼 수가 없어 바다 쪽으로 끌려들어가고 있었다. 다행히도 인명구조원이 이것을 보고 있어서 그는 구조되었다. 이 사건 후 그는 바다를 매우 두려워했고 강, 호수, 연못, 개천, 커다란 수영장 등 모두를 피했다. 이상은 Aqua phobia(물공포)를 일으키는 전형적인 예이다.

도표로 보면,

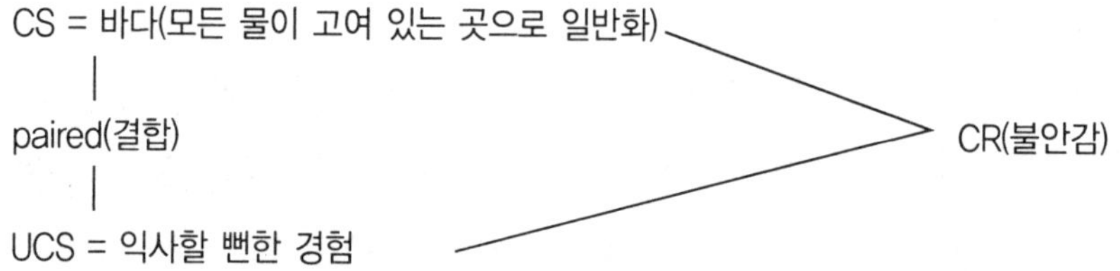

그가 모르고 있던 것은 다른 요소와 연관되었다는 것이다. 공황경험의 사건이 일어났을 때, 그는 물에 있었을 뿐 아니라 "나는 아주 혼자이다."라는 생각을 했었다. 그는 그의 부모를 볼 수도 없었고 주위에 아무도 없었다. 그 후 그는 물 뿐만 아니라 홀로 있는 것에 대한 공포증도 가지게 되었다. 어렸을 때 그의 부모에게 혼자 집에 두고 나가지 말아달라고 졸랐던 기억도 있었고 집에 언제든지 혼자 있기를 피했던 기억도 있었다.

도표로 보면,

CS1 = 바다, 물
CS2 = 혼자라는 생각
|
paired(결합) → CR(불안감)
|
UCS = 익사할 뻔한 경험

CS3 = 환경적 유발요소(기숙사 짝이 떠난 것)
|
paired(결합) → CR(불안감)
|
CS2 = 혼자라는 생각

치료시간 동안 여러 개의 녹음테이프를 만들어서 치료시간 동안 듣게 했다. 이것은 혼자 있는 것에 관한 것인데 연상장면들은 화장실에 혼자 있는 것부터 시작해서 주위 1,000km내에 아무도 없는 남태평양의 한 섬에 혼자 있는 것 등도 포함시켰다. 매 연상장면마다 부정적 결과가 없는 한 혼자 있는 것을 삽입시키라고 했고, 불편하거나 부정적인 결과를 예상하게 되면 즉각 그 연상을 중지하도록 했다. 그리고 불안감 없이 연상할 수 있을 때까지 반복하게 했다(Shaped Covert Extinction-재단된 은밀 소멸법). 또한 치료시간 외에는 오직 행복하거나 자신감을 느낄 때만 혼자 있는 것을 생각하게 했다(Time Extinction).

은밀 치료 후에 그는 실제로 집에서 혼자 있는 시간을 점차 늘려나가도록 했다. 혼자 있는 한 시간마다 스스로에게 일점씩 주고, 그는 매주 더 많은 점수를 따려고 노력했다. 그러나 불안해지면 그만두라고 지시했다(In Vivo Extinction).

결론

이 방법을 쓰는데 어려운 점은 UCS가 자꾸 생각나는 것이다. 무관한 장면에서 부정적인 장면을 배재시키는 것이 힘이 든다. 따라서 Covert Extinction은 다른 대응법의 보조로 쓰는 경우가 많다.

건강상념 *(Non-Pathological Thinking)*

원칙

인지재구조치료는 인지행동치료의 대부분이 그렇듯이 학습논리의 실험과 이론을 바탕으로 한다. 학습이론에서는 의학적 모델을 쓰지 않지만 많은 환자들이 의학적 그리고 질병적 모델에 의존해 생각한다.

환자들은 흔히 강한 감정들을 느끼면 불안해하고, 불쾌하고 심지어는 자신이 정서적으로 이상하다고 생각하는 수가 많다. 그렇게 생각하면 "이상 있음"이라는 표시효과(labeling effect) 때문에 이런 "이상한" 감정들을 더 자주 많이 표현할 수 있다. 즉, 이런 표시를 부친 후, 환자역할을 시작하며 수동적 성향, 무력감 등을 경험할 때 환자로 행동하며 의사가 그것들을 다 고쳐주기를 기대한다.

"이상 있음"이라는 표시(label)에서 오는 파괴효과는 그 표시가 틀리다는 것에서 온다. 이런 생각은 환자가 사실 제일 우선적으로 도전을 해야 하는 생각인 것이다. 어 때 병적인 표시(pathological labeling)를 바꾸는 데는 부드러운 대응법이 제일 효과적이다.

방법

1) 환자의 부정적인 감정들과 연결되어 있는 믿음들의 총목록(master list)을 만든다.
2) 믿음 하나하나 환자와 토론하면서 병적인 표시현상이 있는가를 검토한다.
3) 질병표시(disease label)의 부적합성을 설명하고 학습논리에 준한 새로운 model로 대치시켜 준다.
4) 치료기간 동안 꾸준히 어떠한 disease label이라도 고쳐준다. 항상 환자의 labeling에 주의를 기울여야 하는데 다음과 같은 표현을 주의 깊게 살펴야 한다. "정신이상", "정서불안", "미쳤다", "불균형", "무너진다", "정신착란", "정신병 발작", "돌았다", "아프다", "병들었다" 등이다.
5) 의학적인 모델을 학습 논리모델로 바꾸는 것도 한 방법이다. 환자가 아니라 학생으로 취급하는 것이 인지치료에 더 적합할 수 있다. 치료는 치료자와 환자가 50:50으로 하는 동업이라는 것을 강조한다. 즉, 치료자가 가르치고 환자가 배우는 것이다. 인지치료 시작 때, 환자에게 다음과 같은 안내서를 주는 것이 도움이 된다.

안내문

치료에 관하여 〉

이 치료는 인지치료라고 합니다. 환자와 치료자가 동참하여 최선의 치료를 선택합니다. 최근의 연구에 의하여 250가지의 치료법이 있습니다.

치료자의 철학에 관하여 〉

우리의 관계는 치료자-환자, 지도자-신봉자 등의 관계가 아니고, 선생-학생의 관계라고 믿습니다. 문제치료를 위하여 그 방법을 가능한 한 분명하게 설명해 드리는 것이 제 역할이며 그 방법을 쓰는 것은 자신의 몫이라고 믿습니다. 자신의 문제해결에 있어서 우리는 동업자 관계입니다.

열린 마음 〉

우리가 문제 해결에 있어서 동업자이기 때문에 제가 하는 치료에 대해 또한 그 치료기간과 제가 무엇이 원인이며 무엇이 해결책인가에 대해 알 권리가 있습니다. 나는 무슨 비결이나 마술을 쓰는 것이 아니며 따라서 제가 무엇을 생각하는 것을 이해하셔야 하며 제게 언제나 질문을 하셔도 좋습니다.

일반적인 안내 〉

알려진 치료법 등을 사용하고 필요에 따라서 그 변형들을 사용하겠습니다만 우리가 서로 협력해서 노력해도 치료효과가 부족하면 언제든지 다른 치료자에게 의뢰하여 보내드리겠습니다.

임상적인 예

일반성 불안장애의 환자 〉

다음과 같은 메모를 만들고, 녹음테이프를 듣고, 정신적인 훈련을 한다.

상황 ①

많은 사람들 앞에서 피아노 연주를 할 때, 심한 불안을 느꼈다.

병적인 생각 : 내 무의식 속에 무슨 문제가 있어서 나는 불안하고 두렵다.

합리적인 믿음 : 친구들 앞에서 실수할까봐 불안했다.

상황 ②

3주째 데이트를 취소한 남자친구에게 화가 났다.

병적인 생각 : 내 무의식적인 분노를 조심하지 않으면 그것이 폭발해서 미쳐버릴 수 있다.

합리적인 믿음 : 친구들 앞에서 실수할까봐 불안했다.

상황 ③

정신병 발작을 일으킨 것에 대한 소설을 읽고 공황증을 경험했다.

병적인 생각 : 내 깊숙한 곳에 나는 무슨 이상이 있고 나는 정서적으로 불안정한데 내 힘으로 어쩔 수 없는 것이다.

합리적인 믿음 : 나는 내가 불안정해서가 아니라 내가 불안정하다는 생각 때문에 두렵다. 내 깊숙한 곳에는 다른 사람들과 마찬가지로 아무 것도 없다. 다만 혈액, 조직, 뼈 등이다. 이 세포들은 어떤 마력이 있어 심리적 질병을 일으키지 않는다. 이런 책들을 읽어서 나의 미신적인 공포를 자극했을 뿐이다. 공포심은 추상적인 개념 즉 무의식과는 관계가 없다. 나는 내가 비정상적이고 불안정하다는 미신을 스스로 만들어내서 그 미신적 믿음이 나를 부셔버릴 것이라고 스스로에게 얘기했을 뿐이다. 공포심은 내가 스스로에게 이야기한 것에서 직접적으로 오는 것이지 상상이 만들어낸 요술 같은 것에서 오는 것이 아니다.

결론

치료법은 조건반응화된 불안증, 부적응적 인지 등에 의한 불안장애환자에게는 상당히 효과적이지만 의학적 문제가 있는 환자들은 자신의 문제를 인정하는 것을 배워야지 이처럼 부정하는 것은 안 된다. 정신병 환자들, 알코올 · 약물의존 환자들 등도 마찬가지이다. 갑상선 부진증 환자에게 그들의 기분장애를 말과 생각으로 없앨 수 있다고 가르치는 것은 파괴적이다.

은밀한 강화법 *(Covert Reinforcement)*

원칙

부드러운 대응법은 흔히 강화작용을 하는 믿음들을 사용한다. 인지들은 강화를 사용하는 치료법에서 여러 가지 역할들을 한다. 인지들은 강화도 사용될 수 있으며(예, '난 잘 해낼 거야.'), 또는 반응('내가 능력이 있어서 월급이 올라갔어.'), 차별적 자극(discriminating stimulus. 예, '내가 자신감을 가지면 내 능률이 올라가고 모든 사람들이 좋아하지.')도 쓰여질 수 있다. 어떤 특수한 자극(예, 월급인상)이 있는 상황에서 합리적인 믿음은 강화되고 불합리한 믿음이 강화되지 않는다면 미래에는 합리적인 믿음이 더 빈번하게 나타날 것이다. 은밀한 강화법(covert reinforcement)에서는 합리적인 믿음을 강화시킨다. 도표로 그리면 다음과 같다.

Sd ⟶ Realistic Belief ⟶ Reinforcement
(조건자극) 합리적 믿음 강화

S ⟶ Irrational Thought ⟶ No Reinforcement
불합리한 생각 강화없음

환자들이 자신들의 합리적인 믿음을 강화시키는데 다음과 같은 여러 가지 방법들이 있다.

방법 1. 최선의 믿음 : Best Possible Belief

1) 문제가 되는 상황들을 단계적으로 나눈 후, 상황마다 동반되는 생각들을 기록한다(10~15개의 상황을 만든다).
2) 각 상황마다 합리적 믿음을 작성한다.
3) 이완상태에서 환자로 하여금 최선의 결과를 연상하게 한다. 가장 합리적이고 현실적인 생각을 하는 자신을 그 상황에서 하고 있는 자신을 연상하게 한다. 또한 그 결과 느껴지는 좋은 감정들과 거기에서 생기는 새로운 성장, 성취 등도 치료자는 다음과 같이 말할 수 있다.

"자, 그 장면을 연상하십시오. 그러나 이제는 합리적인 생각을 하고 있는 자신을 연상하십시오. 가능한 한 자신이 아주 합리적인 감정을 느끼고 합리적으로 행동하고 있다고 연상하십시오. 이 모든 것을 아주 선명하게 연상할 수 있을 때까지 집중을 하십시오. 계속 집중을 해서 이 모든 것을 계속 선명하게 연상하십시오."

4) 환자가 선명하게 연상하면 새로운 생각에 의한 가장 좋은 결과들을 연상하게 한다. 이 때는 상황 뿐만 아니라 비슷한 모든 상황에서 성공하는 것을 연상한다.
"자, 이 생각으로 인하여 생길 수 있는 가장 좋은 결과를 연상하십시오. 자신이 모든 상황에서 이렇게 합리적으로 생각했다는 것을 연상하십시오. 어떤 좋은 일들이 생길 것인가요? 삶이 어떻게 좋게 변화할까요? 어떤 일들이 생길 것인가를 생각만 하지 말고 그런 일들이 생기는 것을 눈 앞에 보듯이 연상하십시오. 모든 것이 선명해질 때까지 계속 집중하십시오."

5) 매 상담시간마다 이상의 절차를 3회 반복한다. 원래의 장면을 연상해도 더 이상 부정적인 감정이 나타나지 않을 때까지 반복한다. 환자의 보고나 Biofeed-back을 사용하여 환자의 반응을 알아낸다.

6) 계속하여 각 단계별로 실행한다(1에서 만든 단계별 상황들).

7) 녹음해서 일주일에 3회 이상 듣게 한다.

방법 2. 표준화된 강화장면들 : Standard Reinforcement Images

[방법 1]과 같은 치료단계를 사용하나 4번째 과정이 틀리다. 환자가 상상할 수 있는 가장 좋은 결과를 창출해 내는 대신, 치료자가 그 일을 대신해 준다. 강화 효과가 있는 강한 긍정적인 장면들을 환자가 만들어내기 힘들 때, 이 방법이 효과가 있다.

"더 합리적으로 생각하면 할수록 자신감이 느껴지는 것을 연상하십시오. 과거에 문제가 되던 상황들을 이제는 쉽게 해결할 수 있습니다. 직장에서의 능률, 경제사정, 사람들과의 관계들도 모두 좋아지고 있습니다. 문제가 생기면 이제는 스스로 합리적으로 해결하고 다음 목표를 향해 나갑니다. 이제는 모든 목적과 목표를 달성해서 자신의 계획대로 되어가고 있습니다."

방법 3. 외부적인 포상 : External Rewards

합리적인 생각은 외부포상으로 강화시킬 수 있다. Premack(1965)의 실험대로, 빈번히 선택되어지는 행동은 드물게 일어나는 행동을 강화시키는데 사용할 수 있다. 이 경우, 사탕을 먹음으로서 합리적인 생각(high probability behavior 대 low probability behavior)

을 강화시킬 수 있다. 따라서 불합리한 생각으로 바꿀 때마다 스스로에게 상을 주는 것이다. 환자들은 의도적으로 긍정적 강화를 원하는 생각과 행동을 결합시킬 수 있으며, 그렇게 하도록 치료자가 격려를 해 주어야 한다. 특히 조그마한 상을 저축해서 커다란 포상이 되도록 하는 게 효과적이다. 따라서 많은 노력이 필요한 것에는 휴가같이 커다란 포상을 준비하여야 한다.

결론

흔히 환자들은 자기 자신을 포상하는 것보다는 자신을 나무라는 경향이 있어 자기 비하의 원인을 치료자가 더 깊이 탐문해야 하는 경우도 있다. 치료자가 그들에게 자신에게 상을 주어도 좋다고 허락해야 할 경우가 많다.

6장

객관적 대응방법

Countering Techniques : Objective

상당수의 대응치료법은 감정의 강한 유발 또는 부드러운 이완상태를 이용하여 불합리한 믿음들을 변화시키지만, 때로는 냉정하고 감정이 개입되지 않은 방법이 더 효과적일 수 있다. 이유는 객관적이고 개인감정을 배제한 상태에서 환자의 믿음들을 고려하면 편견화된 감정을 약화시킬 수 있기 때문이다. 반면에 강하거나 부드러운 대응법들은 그 편견이 더 강하게 할 수 있기 때문이다. 객관적인 대응법에서는 치료자가 환자로 하여금 그 잘못된 믿음을 지탱하는 합리성보다 그 생각이 고쳐져야 한다는 것에 대한 합리성을 더 많이 축적하여 그 믿음을 바꾸는 것이다. 치료자의 경험이 강하거나 부드러운 또는 객관적 대응법 중에 가장 효과적인 것을 선택하게 할 것이다.

하지만, 일반적으로 객관적인 대응법은 저항이 심한, 방어적인 환자들에게 가장 효과가 있는데 이유는 이 방법이 강한 감정적인 반응을 잘 일으키지 않기 때문이다. 우울증 환자에게는 부드러운 대응법이 공황증 환자의 경우에는 강한 대응법의 공격적인 접근이 더 효과적일 수 있다.

환자 믿음의 객관적인 분석은 깨끗하고 우아한 접근법이다. 다만 환자들은 치료자만큼 논리성을 중요하게 여기지는 않는다. 이런 환자들을 위해서는 객관적인 대응책을 바꾸거나 보강해야 한다. 다음은 객관적인 대응법의 기초가 되는 몇 가지 원칙들이다.

1) 환자로 하여금 부정적인 감정 저변에 있는 주요한 중심적 믿음들(core beliefs)을 찾

아내게 한다.

2) 각 개의 믿음을 논리적인 부분들로 세분하게 한다. 이 때 주관적인 판단은 적극적으로 피해야 한다.

3) 환자의 도움을 받아, 각 개의 믿음을 가감원칙으로 검토하고, 합리성 여부를 결정한다.

4) 환자가 그 믿음이 틀렸다는 결정을 하면, 그들로 하여금 왜 그런지 그 합리적인 이유들을 기록하게 한다.

5) 불합리한 생각이 들 때마다 기록된 이유들을 상기하라고 한다.

분석의 예

사람의 귀천은 타고 난 것이며 귀천에 따라 아예 사람이 본질적으로 틀리다라는 믿음은 사실이 아니고 따라서 객관적인 토론을 통해 약해질 수 있다. 신분에 집착을 하는 환자들은 만약 그들의 부모들이 낮은 신분에서 왔다고 믿는다면 우울증과 불안감을 느끼기도 한다. 자신들이 성공을 했는데도 불구하고 그들은 자신의 깊은 곳에서는 낮은 신분에서 왔기 때문에 어떤 약점이 있다고 믿는다. 이들은 이것이 알려지는 것을 두려워한다. 그들은 자신들의 재능과 성공을 사회를 향한 가식적 가면으로 판단하고 다른 사람들이 그것을 간파한 것을 경계하고 그들이 실제로 어떤 인물들인가를 알아내기를 두려워한다.

또 다른 환자들은 자신의 신분에 대해 다른 의미에서 걱정을 한다. 이들은 상류층 출신들인데 그들은 하류층 사람들이 갖는 삶에 대한 에너지, 의욕, 강인함, 문제해결능력 등이 부족하다고 걱정을 한다. 남자 환자들은 그들이 남성적인 특징이 부족하고 강인하지 못하다는 걱정도 한다. 환자에게 이런 생각들을 객관적으로 보게끔 하면, 이런 문제들을 발생시키는 개념이 확실하게 드러나고 분석된다. 다음 유형(schema)에서는 계급에 대한 개념을 분해한 것이다.

계층의 정의

동의어 : 혈통, 혈연, 인격, 계급, 지위, 선조의 계층

환자의 개념 저변의 논리적 추측

① 개인은 비신체적인 계층의 특징을 타고난다.

② 특징은 유전자를 통해 계승된다.

③ 바꾸어지지 않는 특성이다.
④ 상 · 중 · 하층의 타고난 가치가 우리의 계층신분에 결합한다.
⑤ 타고난 가치는 변하지 않는다.
⑥ 사람들은 자신의 신분과 타고난 가치를 육감적으로 안다.
⑦ 모든 사람들은 자신의 부모, 조부모, 그 조상들과 같은 신분이다.
⑧ 모든 사람들의 자녀, 손자들 등도 자신들과 같은 신분과 자질이다.
⑨ 만약 사람들이 타고난 신분이나 자질과 틀리게 보이면 이것은 가면이다. 그들은 가식이며, 사회를 속이고 다른 사람들이 언젠가는 알아낼 것이다. 그들은 시험해 보면 언제나 자신의 신분이 드러난다.

이 개념의 평가

사회적인 개념으로서 계층이나 신분은 유용한 개념이지만 사람들이 자신의 가치에 적용하면 무용지물이 된다. 이 개념은 존재하지 않는 특징을 전제로 하는데 그것은 '태아 때 생성된 신분' 이라는 것이다. 이것은 모든 사람들이 노력과 성취에 관계없이 태어날 때부터 신분이 정해져 있다는 가정을 하며 신분은 절대로 변할 수 없다는 것도 전제로 한다. 이것은 마치 모든 사람들의 사회적 영혼을 영감에 의해 등급을 정하는 것과 마찬가지이다.

논리적 대응법

① 증거가 없다. 또한 증거를 찾아낼 방법이 없다(신분이라는 비물리적인 개념, 즉 계층).
② 신체적이지 않는 것이 어떻게 유전되는가?
③ 가치를 측정하는 것이 어렵다. 가치는 순전히 주관적인 것이다.
④ 어떤 특수한 물리적, 정신적, 심리적, 영적 능력이 우리 몸 안에 있기에 우리가 몸 안에 우리의 신분을 감지할 수 있는가?
⑤ 사회학적 개념 이외에는 신분이라는 개념은 인위적인 개념이며 그것은 타인에 의해 강요되는 것이며, 한 사람이 다른 사람에 대한 감정을 표현하는 방법 외에는 의미가 없다.

대용해석 *(Alternative Interpretation)*

원칙

첫 경험은 모든 심리학에서 중요한 의미가 있다. 우리는 첫 번째 경험에 더 중요한 의미를 부여한다. 예를 들면, 처음으로 비행기를 탔을 때, 집을 떠났을 때, 연인과 로맨틱한 입맞춤을 했을 때 등이다. 그러나 사람들의 사건에 대한 첫 번째 해석은 대개는 최선이 아니다. 많은 환자들이 어떤 사건들에 대해 충동적인 유감을 가지게 되면 그 후 첫 번째 해석이 옳다고 추측하며 이것을 끝내 유지한다. 나중에 다시 해석하는 것은 설사 더 객관적이라고 해도 첫 번째 해석보다는 약한 의미를 갖는다. 예를 들면, 어떤 사람들은 불안감이 정신병을 일으킨다고 계속 믿기고 하고, 가슴에 느껴지는 통증을 심장마비를 의미한다고 계속 믿는데 오직 한 가지 이유는 그것들이 첫 번째 해석과 첫 인상이었기 때문이다. 한 번 마음에 새겨지면 바꾸기가 어렵다.

첫 번째 해석이 대개는 최하의 것이라는 사실은 불행한 일이어서 잘못된 생각을 가진 환자들은 이것을 알아야 한다. 그들은 첫 번째 판단을 더 많은 정보와 정확한 상황판단이 설 때까지 미루어야 한다.

방법

1) 일주일간 겪은 일중 제일 나쁜 감정을 기록하게 한다. 한 두 개 문장 내에 유발사건(상황)과 첫 번째 해석(믿음–belief)를 기록하게 한다.
2) 다음 주에도 이것을 계속하지만 이번에는 각 사건마다 네 가지 해석을 기록하게 하는데 네 가지는 첫 번째 해석과 달라야 하며 어느 정도 적합해야 한다.
3) 다음 주 치료시간에는 환자로 하여금 네 가지 해석 중 어느 것이 제일 객관적인가를 판단하게 한다. 이 때 주관적인 인상보다는 논리적인 접근을 해야 한다.
4) 환자로 하여금 계속 대용해석을 발견하도록 한다. 또한 시간과 공간의 여유가 있은 후에만 어떤 것이 옳은 해석인가를 판단하게 한다. 환자가 이것을 스스로 할 수 있게끔 이것을 한 달 정도 지속시킨다.

임상적인 예

상황 A) 25세 독신 여자 환자. 남자친구와 방금 헤어졌음.

– 첫 번째 해석 : 내 잘못이 무엇인가 있었어. 나는 부족함이 많고 아마 남자와 오랫동

안 좋은 관계를 지속하지 못할 거야.

- 대응해석들

① 나에게 a자는 남자를 만나지 못했다.

② 나는 지금 누군가에게 얽매이고 싶지 않다.

③ 내 남자친구와 나는 잘 어울리지 않았다.

④ 내 남자친구는 나와만 데이트하려고 하지 않았어.

상황 B) 일년간 신경안정제를 복용한 후 약을 끊었다. 다음 날 어느 정도 불안감을 느꼈다.

- 첫 번째 해석 : 봐라. 난 알았어. 불안감을 해소하기 위해서는 약이 필요해. 그렇지 않으면 견디지 못할 것이다.

- 대응해석들

① 난 무엇인가에 의존할 수 없어서 불안한 것이다.

② 약을 먹을 때도 불안했으니까 무슨 다른 이유가 있을 것이다.

③ 약을 먹을 때와 안 먹을 때도 수 천번이나 불안했었다. 그 불안감은 한 시간 정도 후면 사라진다. 이번도 마찬가지다.

④ 내 몸 안에 약기운이 없다는 것은 다른 느낌이다. 좋거나 나쁜 것하고는 관계가 없다. 나는 다른 느낌을 "불안감"이라고 불러 왔는데 왜냐하면 모든 "다른 느낌"이 무언가 겁이 난다고 해석했다. 나는 이제 이것을 "생소한" 것으로 부르겠다. 이것은 사실 위험하지 않다.

상황 C) 환자의 남편이 그녀보고 다리가 굵다고 했다.

- 첫 번째 해석 : 내 다리는 흉측하다. 나는 다리가 못 생겼다. 난 사람들이 볼까봐 반바지를 입을 수도 없다. 난 정말 못나게 태어났다.

- 대응해석들

① 내 남편은 바보다.

② 내가 저녁준비를 해 놓지 않아서 남편이 화가 난 것이다. 내 몸매에 대해 내가 예민한 줄 알고 내 감정을 일부러 상하게 하려고 한 것이다.

③ 남편이 중년기 위기를 겪고 있어서 내가 18살짜리처럼 보이기를 원하는데 이유는 자신이 젊게 느끼려 하는 것이다.

④ 남편 다리는 더 살찌고 보기 싫으니까 나한테 투사(projection)하는 것이다.

상황 D) 6년 전 공황장애를 가지기 시작한 여자환자. 4개월 간 두 사람의 의사를 거치고도 아직까지 공황증을 겪고 있음.

- 첫 번째 해석 : 나는 정신병 환자다. 두 사람의 의사조차 고치지 못했으니까 나는 평생 집에서 나갈 수가 없을 것이다.
- 대응해석들

① 두 의사 모두 실력이 없었다.

② 그들의 치료방법이 내 문제해결에는 맞지 않았다.

③ 나는 충분한 기간 치료를 받지 않았다.

④ 공황증을 극복하기에는 4개월 이상이 걸린다.

⑤ 나는 노력을 하지 않았다.

결론

치료법이 효과가 있으려면 해석의 정확함이 중요한 것이 아니고 환자의 대응해석이 가능하다는 것과 첫 번째 해석이 첫 번째이기 때문이지 무슨 마술적 진실을 가지고 있지 않다는 것을 깨닫는 것이다.

어떤 사건에 다른 방법의 해석과 분석이 있다는 것을 알면 첫 번째 해석에 중요성을 두지 않고 계속해서 다른 해석들을 고려하며 아마도 피해가 덜 심한 해석을 찾을 것이다.

합리적 믿음들 *(Rational Beliefs)*

원칙

다른 여러 가지 치료법과 마찬가지로 불합리한 마음을 대응하는 치료법도 한 가지를 치료하면 그 과정에서 새로운 문제를 만들어 내기도 한다. 성공적인 대응법은 불합리한 믿음을 약하게 하지만 동시에 거기에 초점을 맞추는 효과도 내는 것이다. 불합리한 믿음들에 초점을 맞추는 것은 부정적인 감정들을 만들어 내고 그래서 대응법은 그 자체가 만들어낸 부작용인 부정적인 감정들을 없애야 하는 부담이 있다. 사실 대응치료법은 생각과 그 생각이 유발시키는 감정을 동시에 치료해야 하는 것이다. 그러기 위해서는 강력한 대응이 필요한데 그 이유는 부정적인 감정이 불합리한 생각들을 강화시키기 때문이다.

따라서 더 효과적인 대응법은 불합리한 생각을 아예 피하게 해서 불합리한 생각에 초점을 맞출 때 생기는 부정적인 감정 자체가 안 생기게 하는 것이다. 합리적인 믿음들(Rational Beliefs)의 치료법이 바로 이 방법이다. 환자가 환경적인 유발요소에 노출되는 즉시 합리적인 믿음을 연상하는 방법이다. 이 방법을 통해 불합리한 생각과 언쟁을 할 필요 없이 합리적인 생각에 집중을 하는 방법이다.

방법

1) 환자가 경험한 어려운 고통스러운 상황들의 목록을 만든다. 이 상황들은 과거, 현재 또는 환자가 경험할 수 있는 보편적인 생활 속에서도 찾을 수 있다.
2) 합리적인 믿음들을 또는 스스로에게 해줄 말들을 준비해서 실제상황에서 사용하게 한다. 그 상황에 대해 긍정적 또는 부정적인 면을 과장해서는 안 되고 오직 일어나고 있는 것에 대해 객관적인 관찰이어야 한다. 그 상황에 대한 가장 옳은 해석을 찾는데 충분한 시간을 써야 한다.
3) 휴대할 수 있는 메모지 한 편에 각 상황을 유발시킬 수 있는 요소들을 적고 다른 한 편에는 환자가 찾으려 하는 합리적인 해석을 자세하게 쓴다.
4) 하루에 4~5번씩 최소한 6주 동안 환자는 그 상황에 있는 것을 명확히 연상할 때까지 연습을 한다.
5) 시각적 연상이 명확하게 떠오를 수 있으며 그 상황에서 자신이 합리적인 생각을 하고 있는 것을 연상한다.
6) 환자들은 그들이 상황이 떠오를 때마다 자동적으로 합리적인 생각을 하는 자신을 연상할 수 있을 때까지 연습한다.
7) 만약 잡념이 생기면 Wolpe가 개발한 "생각중지-Thought Stopping"를 써야 한다. 그리고 다시 시도해야 한다.

임상적인 예

다음은 환자들이 흔히 경험할 수 있는 상황들과 그들이 사용할 수 있는 합리적인 믿음들이다.(S : 상황, R : 합리적 믿음)

S : 처음 보는 사람들을 만나기가 두렵다.

R : 새롭고 흥미로운 사람들은 만날 기회가 왔다.
S : 성적인 꿈을 꾸었다.
R : 성적인 꿈은 흥미진진하다.
S : 실수를 했다.
R : 새로운 것을 배울 기회가 왔다.
S : 친구에게 무시당했다.
R : 안 된 일이지만 극단적인 상황이 아니다.
S : 잘 대해주지 않았다.
R : 앞으로는 나에게 잘해 달라고 주장할 수 있다.
S : 대중 연설 공포감.
R : 다른 사람들에게 내 실력을 보여줄 기회가 왔고 내 생각들을 전달할 수 있다.
S : 불안하다.
R : 불안감은 불쾌하지만 위험하지는 않다.
S : 열등감을 느낀다.
R : 어떤 면에서는 나는 열등하지만 다른 면에서는 그렇지 않다.
S : 겁이 난다.
R : 공포감은 내 몸이 만들어내는 생리작용일 뿐이다.
S : 다른 사람들에게 비난을 받았다.
R : 만약 그들이 옳다면 나는 무엇을 배운 거고 틀리다면 나는 그것을 무시할 수 있다.

결론

이 때 합리적인 믿음은 가장 긍정적인 것이 아니고 가장 합리적인 것이어야 한다. 합리적 믿음을 만들어 내기 위해 치료자는 상황들을 세심하게 관찰하고 연구해야 한다.

실용적 대응법 *(Utilitarian Counters)*

원칙

객관적인 대응책들 중 여러 가지가 환자의 논리상 결점을 고치는데 목표를 가지고 있지만 이 때 종류가 다른 객관적 대응법이 있는데 이것은 생각의 사실, 합리적 여부는 그 대응법이 실용적으로 효과가 있는가 없는가만 고려하는 것이다. 사실 합리적인 것보다 중요한 것은 없지만 때로는 합리적이지만 유용하지 않은 것들이 있다. 예를 들면, 우리 모두가 언젠가는 다 죽을 것이라는 것은 매우 합리적인 생각이지만 살아있는 동안 잠시도 잊지 않고 이것을 생각하는 것은 유용하지가 않다. 실용적인 대응법은 합리적이지만 유용하지 않은 생각을 하는 환자에게 유효하다. 이 방법은 환자로 하여금 믿음의 합리성보다는 실용성을 검토하게 하는 방법이다.

방법

1) 불합리한 생각들의 목록을 작성한다.
2) 이런 생각들이 흔히 생길 수 있는 상황들의 목록을 만든다.
3) 각 상황마다 원하는 특수한 행동의 목표를 정한다. 스스로에게 묻게 한다. "무엇을 해낼까?" 예를 들면, 억울한 비난에 자기주장적으로 반응할 수도 있고 실수를 했다고 공개적으로 인정할 수도 있다.
4) 각 개인의 생각마다 "이 생각이 내가 원하는 것을 달성하게 해 줄 것인가"를 스스로에게 묻도록 한다.
5) 그 생각이 사실인가 아닌가를 무시하고 목표달성에 유용한 말을 찾도록 도와준다.
6) 기회가 올 때마다 비실용적인 믿음을 실용적인 믿음으로 바꾸라고 지시한다.
7) 목록 전체를 실용적인 생각으로 바꾸도록 검토한다.

임상적인 예

(I : 비실용적인 믿음, G : 목표, U : 실용적인 믿음)

: 그녀가 나를 떠난 이유는 내가 기본적으로 열등한 남자이기 때문이다.

G : 장래에 실연당할 가능성을 줄인다.

U : 그녀는 내가 그녀가 싫어하는 행동–전화는 자주 안 하는 것, 그녀만 만나겠다고 약속 안 한 것–을 했기 때문에 떠났다. 다른 여자들도 이런 행동들을 싫어하기 때문에 실연당하지 않으려면 이런 행동들을 바꾸어야 한다.

I : 행복해지기 위해서는 내 모든 감정들을 조절해야 한다.

G : 행복해지는 것.

: 과잉조절은 불행을 초래한다. 기분이 좋지 않을 때는 감정의 원인을 알아내고 그 원인들을 바꾸려 해야 한다. 나는 내 감정반응을 조절할 필요가 없다.

I : 나는 언제 일어날지 모르는 위험에 늘 준비가 되어 있어야 한다.

G : 자신을 보호해야 한다.

U : 걱정은 나를 보호해주지 않는다. 상황이 닥쳤을 때 나는 먼저 위험이 실제로 있는지 없는지를 결정할 것이다. 만약 실제로 위험하면 그 위험을 줄이기 위해 실제로 효과가 있는 조치를 취할 것이고, 아무런 조치도 취할 수 없다면 그냥 받아들이겠다. 한 번 결정을 내리면 나는 평상시처럼 매일 해야 할 일을 하면서 살아가겠다. 왜냐하면 더 생각하는 것은 쓸모가 없기 때문이다.

I : 나는 내가 하려는 모든 면에서 최고여야 한다.

G : 최고가 되고 싶다.

U : 최고가 되는 가장 좋은 방법은 내가 하려는 일에 시간과 힘을 집중하고 필요 없는 일에 그런 것들을 낭비하지 않는 것이다. 모든 일에서 최고가 되려는 것은 중요하지 않은 분야에서도 많은 힘을 허비해서 어떤 분야에서도 잘 할 수 있는 가능성을 줄여준다.

결론

실용적 대응에는 주의해야 할 사항이 있다. 실용적인 면만 고려하면 이것을 불합리한 생각을 고치기는 커녕 오히려 더 심하게 할 수 있다. 예를 들면, "나는 대부분의 사람들보다 열등하다."라는 불합리한 생각을 직접 다루는 것이 "자신을 향상시킬 수 있는 유용한 길들이 있다."라는 것보다 더 효과적일 수 있다.

자신을 이인화시키는 대응법 *(Depersonalizing Self)*

원칙

이인증(Depersonalization). 이것은 자신으로부터 자신을 분리시키는 방법이며 때로는 신경증 내지 정신병의 증상으로 고려된다. 이것은 자신이 자신에게 생고하고, 분리되어져 있거나 실감이 나지 않는 현상이다. 그러나 한정된 내에서는 치료 효과가 있다. 이인증의 반대는 동일하게 피해를 주는 과인증(Hyperpersonalization)이 있다. 과인증 환자는 모든 것을 주관적으로 만드는데 즉, 주위의 모든 것의 원인은 자신들이라고 보는 것이다. 이것은 심각한 우울증과 강박증으로 진행될 수 있고, 우리가 "정상"이라고 규정 짓는 합리적인 믿음들과 행동들은 이 두 극단의 중간쯤에 있다. 도표는 다음과 같다.

과인증 ———————— 정상 ———————— 이인증

과인증 환자에게는 모든 것이 자기 탓이며 자신의 삶에 문제가 생기면 주위상황을 변화시키는 대신 자신의 가설적인 결점을 변화시키려 한다. 예를 들면, 공황증 환자의 경우, 환경적 유발요인을 발견하는 대신 불안감을 자기조절로 극복하려하고, 강박증 환자를 치료하는 치료사는 의식적으로 과인증 쪽에서 이인증 방향으로 환자의 인지를 바꾸려고 노력한다. 목표는 이인증 끝까지 밀어내는 것이 아니고 정상의 약간 오른쪽까지 밀고 가야 할 필요성이 있다(예: 자기 자신을 나무라는 정도가 심한 경우). 그 이유는 치료가 끝난 후, 자연적으로 다시 과인증 쪽으로 복귀하는 현상이 있기 때문이다.

이인화의 첫 번째 단계는 과대 개인화된 원인발견방식이다. 치료자는 환자로 하여금 자신을 마치 다른 사람들이 보듯이 밖에서 보아야 하며, 환경의 영향을 받는 스스로가 원인만 제공하는 존재로 보아서는 안 된다.

방법

1) 환자가 최근에 경험한 20개의 부정적인 사건들의 목록을 만든다.
2) 그런 일들이 자신의 가설적인 자기결점에 의해 생겼다는 것들을 기록한다(즉 과인증을 일으키는 믿음들).
3) 환자들에게 자신 외의 다른 것에서 원인을 찾으라고 가르쳐 준다. 과학적인 방법을 사용한다. 즉 이런 부정적인 사건의 자극, 강화들, 작동요소들(operants), 환경요인(유발효과가 있는)들을 찾도록 한다. 모든 내부적인 이유들을 외부적인 것들로 바꾼다.
4) 여러 가지의 원인들이 있을 때에는 가장 옳은 원인을 발견하기 위하여 가장 명료한 이유부터 사용한다.
5) 매일 일어나는 일들의 목록을 기록하게 하고 동시에 그 일들의 내부적인 원인들, 외부적인 원인들을 기록하게 한다. 자신과 다른 사람들을 환경 영향의 대상으로 보라고 가르친다.
6) 일단 환자들이 이런 환경적 영향이 자신의 책임이 아니라는 것을 배우며 환경을 변

화시킬 수 있는 문제해결방법(problem solving methods)을 가르친다.

임상적인 예

과인화의 예는 환자들이 자신의 직감을 존중하는데서 찾아볼 수 있다. 그들은 자신의 마음 깊숙한 어딘가에서 흐르는 진실과 틀림을 느낄 수 있는 그 무엇인가가 있다고 믿는다. 그들은 이 직감을 거의 모든 지식을 찾는데 쓰는데 진실에 대한 영적인 능력으로 간주한다. 많은 환자들에 있어서 이 직감이 자신들이 "좋다, 나쁜 인간이다. 죄를 짓고 있다."라고 말해주고 있고 모든 것이 "자기 탓"이라고 말해준다. 이것이야말로 궁극적인 과인화 현상이다. 옳고 그른 것에 대한 판단을 자신 속 깊은 곳에 놓아두고서 객관적인 관찰이 연결될 수 없게 한다.

그러나 과연 그것이 존재하는 것일까? "마음 깊숙한 곳에서 나는 내가 옳다는 것을 알고 있다."라는 주장, 그리고 자신들의 직감을 아무리 부정적인 것이라 해도 결코 틀리지 않다는 것을 환자들은 흔히 주장한다. 과연 연구, 조사, 논리가 없이 진실을 알아내는 육감이나 직감이 과연 존재하는 것일까? 한 연구에 의하면 모르는 사람들을 만나 그 직감들을 기록하라고 한 결과, 60%에 있어서 진실과 틀렸다. 환자들의 직감(intuition)을 조사한 결과, 대부분의 경우에는 틀린 결과가 나왔는데 그 이유는 개인적인 편견(personal bias)이었다. 환자들은 알아차리지 못하고 있었지만 이것이 판단력에 독을 먹였고 어떤 부류의 사람들에게 의해 유발되어 조건반사적으로 반응을 보였던 것이다.

환자들의 직감에는 깊숙이 숨겨진 비밀이 있다. 사물을 선명하게 꿰뚫어 볼 수 있는 훌륭한 감각, 즉 직감이라고 부르는 것의 실체는 편견이다. 대부분의 환자들이 유아기 때부터 이 일반화 현상(편견)을 먹고 자랐다. 그들의 직감은 저절로 느껴졌고 확실하게 느껴졌는데 왜냐하면 그 저변에는 조건반응이 기초를 이루고 있었기 때문이고 따라서 논리적인 생각이 개입될 틈이 없었기 때문이다. 또한 그들이 어떤 유형의 사람을 만나면 자동적으로 그런 반응이 나타났던 것이다.

환자들의 직감은 자주 틀리는데 그 이유는 사람들이 어떤 모습이며 어떤 목소리를 가지고 있으며 혹은 어떤 종류의 직업을 가지고 있는가, 어느 지방 출신인가 등에 의한 편견이 직감에 의해 발동되기 때문이다.

결론

이상은 직감에 관한 아주 멋없는 견해이지만 과인화현상으로 보면 멋있는 견해이기도 하다. 환자들은 처음에는 이런 직감들을 포기하기를 주저하지만 점차 그들의 감지(perception)를 바꿀 의욕을 가지게 된다. 치료자는 언제 이 치료법을 사용하는가에 대해 조심을 해야 한다. 우울증 환자들은 자주 과인화한다. 그들의 강력한 직감이 주위 모든 일들이 그들 때문이라고 얘기해 주는 것이다. 그러나 또 다른 환자들은 이 과인화 현상을 많이 필요로 하기도 한다. 약물 · 알코올 중독자들, 배우자 학대자들, 도둑들, 범죄자들 또는 폭력배들은 모두 자신의 행동을 다른 사람들의 탓으로 돌리고 자신들의 책임을 부인한다. 이들에게 이 치료법을 쓰면 당연히 그들의 문제들은 더 심각해질 것이다.

대중적 의미 *(Public Meanings)*

원칙

환자들이 자신의 삶에 일어나는 여러 가지 사건들을 보는 견해에는 상반되는 성질의 현상들이 일어나는데 어떤 현상도 "개인적-private"과 "대중적-public" 의미가 내포되어 있다고 볼 수 있다. 개인적(private) 의미는 사람들이 어떤 일이 일어나고 있는 동안 느껴지는 감정의 강도와 연관되어 일어나며 주관적이다. 대중적(public) 의미는 그 일이 관찰자의 입장에서 외부적으로 경험되어지는 경우이다. 두 가지 의미의 차이는 우리가 못을 박다 망치로 실수를 해서 우리의 손가락을 내려쳤을 때 일으키는 반응을 보는 것의 차이와 같다.

환자들에게 자신의 믿음을 이인화 하게끔 가르치는 것은 편견의 원인이 되는 강한 감정적인 요인들로부터 자신들의 생각을 제거하는 방법이 된다. 치료법의 성공여부는 오랜 시간동안 많은 연습을 하는가에 달려 있다. 치료법은 환자들이 자신에게 고통을 주는 어떤 사건들에 대한 개인적 의미를 대중적 견해로 바꾸는 방법이다.

방법

1) 사건과 사건에 대한 자신의 생각의 차이를 구별하게 가르친다.
2) 사건들을 개인적과 대중적 의미로 각각 관찰하게 한다. 대중적인 의미는 환자들로 하여금 상황들을 다른 사람들의 입장에서 관찰하게 함으로써 알게 된다. 사건들은 객관화되어야 한다. 환자들에게 그들은 이미 대중적 의미를 가지고 있는데 그 이유는 다른 사람들의 상황을 수도 없이 관찰하며 살아왔기 때문이다. 치료자는 그들이

다른 사람들에 대해 가지고 있는 견해를 자기 것으로 이동시키는 일을 도와주는 것이다.

3) 개인적 의미를 대중적 의미로 전환시키기 위해서는 환자들은 자신들을 여러 가지 감정적 요인들, 강력한 자기내부관찰, 어떤 직감적인 추측들로부터 분리시켜야 한다. 이것은 완벽하게 이루어질 수 없지만 사건들을 더 객관적으로 볼 수 있을 만큼 해야 한다.
4) 대중적 의미에 대한 설명을 해준 후에 환자들이 자신들이 경험한 큰 사건과 일들의 목록을 작성하도록 도와준다. 왜냐하면 모든 사건에는 개인적과 대중적인 의미가 동시에 존재하기 때문이다.
5) 처음에는 환자들이 자동적으로 개인적 의미를 감지한 후 다시 대중적 의미로 해석하는 현상이 일어나겠지만 점차적으로 객관적인 견해를 실제 발생하는 사건들에 근접시키게 되며 궁극적으로는 개인적 의미를 대중적 의미로 바꾸어 버리게 되는 것이다.

임상적인 예 1

(E : 사건, PR : 개인적 의미, PU : 대중적 의미)

E : 공황발작
PR : 나는 죽을 것이다.
PU : 아드레날린과 다른 물질들이 나의 혈액 내로 들어가고 있다.
E : 다른 사람에게서 비난받았다.
PR : 내가 무엇인가를 잘못했다. 나는 부족한 사람이다.
PU : 내가 한 일에 대해 누군가가 동의하지 않는다. 의견차이의 원인을 알 수 없다.
E : 직장에서 계획한 일이 실패했다.
PR : 나는 능력이 없다. 나는 실패작이고 성공에서부터 점점 멀어지고 있다.
PU : 내 계획과 준비가 효과가 없었다.
E : 언쟁에서 졌다.
R : 나는 약하고 우유부단하며, 소심한 사람이다.
PU : 그가 그 분야에서 나보다 더 많이 알고 있었다. 또 나보다 언쟁경험이 더 많은 것 같다.
E : 친구가 별로 없다.

PR : 사실 나의 내면세계를 보면 나도 사랑스럽지 않다.
PU : 나는 친구를 만들려 노력을 하지 않고 사람들을 잘 대접해 주지 않는다.
E : 운동을 잘 못한다.
PR : 나는 형편없는 남자다.
PU : 나는 운동신경, 연습, 훈련이 부족하다.
E : 17살 때보다 몸무게가 10kg이 더 나간다.
PR : 자제력을 잃었다.
PU : 37살 난 여자는 십대 소녀의 대사 작용과 다르다.

임상적인 예 2

공포심의 개인적 의미는 어떤 경악할 일이 곧 벌어지며 따라서 어떤 대가를 치르더라도 그것을 피해야 한다는 것이다. 대중적 즉 더 객관적인 의미는 위험이 있을 수도 없을 수도 있어서 실제로 위험요소가 있는가를 알기 위해 상황을 더 관찰해야 한다는 것이다. 어떤 문제가 있는 환자들에게는 다음의 5가지 원칙을 가르쳐 준다.

다음의 "만약"이 충족된다면 진짜 위험이 있을 것이다.

1) 만약 실제위험이 있고 진짜 피해가 올 수 있다면, 다락방에 귀신이 있다고 두려워하는 것은 불합리하다. 그 이유는 귀신은 존재하지 않고 존재하지 않는 것은 우리를 해칠 수 없기 때문이다. 어떤 환자들은 무당, 점쟁이, 도사들을 무서워한다.
2) 만약 공포의 정도가 피해의 정도와 동일하다면, 손가락에 가시가 박히는 것에 대해 극심한 공포를 느낀다면 불합리하다. 왜냐하면 공포심에 비하여 피해는 비교가 안될 정도로 미약하기 때문이다. 어떤 환자들은 공식석상에서 아주 조그마한 실수를 하는 것을 매우 두려워한다.
3) 만약 공포가 위험의 피해가 발생할 확률에 의한다면, 떨어지는 운석에 맞는 것을 두려워한다는 것은 불합리하다. 확률이 적기 때문이다. 어떤 환자들은 확률이 큰 자동차 사고는 두려워하지 않고 확률이 훨씬 적은 비행기를 더 두려워한다.
4) 만약 위험을 조종할 수 있다면, 태양이 언젠가 식어버리는 것은 우리가 조종할 수 없기 때문에 두려워할 필요가 없다. 많은 환자들은 무슨 선천적인 질병이 그들의 몸 속에 숨어 있을 것을 두려워한다.
5) 만약 공포심이 쓸모가 있다면, 이 경우 공포심이 경각심을 일으켜 위험을 피할 수 있기 때문이다. 정신착란을 일으키지 않으려고 늘 조심하는 것은 실제 착란을 예방하

는데 도움이 되지 않는다.

불합리한 믿음에 이의를 제기하는 법
(Disputing Irrational Beliefs(DIB))

원칙

자신들의 생각들이 진위성을 깨닫는데 있어 어려움들을 겪고 있는 환자들에게는 이 치료법이 간단하고 강력하다. Ellis에 의해 개발된 이 치료법에 의하면 환자들에게 자신의 생각을 분석할 수 있는 형식으로 이야기하라 하고, 대답을 할 수 있는 일련의 질문들을 하는 것이다. 어떤 환자들은 자신의 객관적 사고기술을 강화시킬 필요가 있고 증거원칙에 더 밀착해서 생각할 필요가 있다. 이 분석은 명확한 생각과 다른 방향으로 새어나가는 것을 적극적으로 피해야 하는데 둘 다 습득하기 어려운 것들이다. DIB는 고도의 개념에 휩쓸려 있는 환자들에게 유용하다.

방법

1) 환자들이 자신의 믿음의 진위성을 시험할 때 다음 6가지 질문들을 순서대로 자신에게 물어보라고 한다.

① 어떤 생각이 자신에게 어려움을 주는가?

② 이 생각(믿음)을 합리적으로 인정할 수 있는가?

③ 이 믿음의 오류에 대한 어떤 증거가 있는가?

④ 진실에 관한 어떤 증거가 있는가?

⑤ 현실적으로 객관적으로 계속 이런 생각을 하면 어떤 현상이 일어날 것인가?

⑥ 계속 이런 믿음을 가지고 있으면 어떤 일들이 계속 발생할 수 있는가?

2) 환자의 믿음 하나하나에 이 질문들을 연습하라고 한다. 집에서 이 연습을 할 수 있지만 그 기록을 치료시간에 가져와야 한다. 또한 다른 인지치료법들을 사용해서 아직도 남아 있는 문제들을 치료한다.

임상적인 예

우울증 남자 환자 〉

이 환자는 여자친구와 헤어진 후 우울증과 애도문제 때문에 치료를 받으러 왔다. 그들은 2년 동안 애인사이였는데 사이가 좋은 적은 거의 없었는데도 둘 다 외롭다는 이유 하나로 계속 관계를 지속했지만 둘이는 항상 다투기만 하고 제각기 서로를 원망하며 변화하라고 요구만 했다. 끝내 서로에게 너무 많은 상처들을 주게 되어 강화보다는 혐오가 더 강해져서 이 관계는 깨어졌다.

이런 종류의 우울증에서는 환자가 대개는 자신이 자격이 없다고 믿게 되는데 이 DIB를 사용해서 치료를 했다.

1) 어떤 생각이 고통스러운가?

- 나는 그녀를 가질 자격이 없다고 생각한다.

2) 합리적으로 생각을 뒷받침할 수 있는가? 생각의 오류에 대한 증거는 있는가?

- 없다. 내 장 · 단점에는 여러 가지 측면들이 있고 이 생각은 매우 주관적인 생각이다. 내 결론은 전적으로 나의 어떤 부분과 그녀의 어떤 부분을 비교하는가에 달려 있다. 또한 내 "내부적 가치"에 등급을 매기는 정확한 방법이 없다.

3) 진실성에 대한 어떤 증거가 있는가?

- 내가 그녀에게 자격이 없다는 어떤 증거도 없다. 그녀는 나보다 어떤 면에서는 월등했는데 나보다 더 사교적이었고 인기가 있었다. 그러나 나는 더 책임감이 강하고 생각이 명료한 편이다. 우리 모두 일정의 가치가 있다.

4) 현실적으로 객관적으로 볼 때 어떤 일이 발생하기가 쉬운가?

- 나는 조만간 그녀를 잊게 될 것이고 내게 더 적합한 여자를 만날 것이다.

5) 내가 계속 이런 식으로 생각한다면 어떤 일이 계속 발생할 것인가?

- 나는 계속 자격이 없다고 느낄 것이다. 나는 이런 심정으로 여자들을 사귈 것이며 자신감 없는 행동들로 인해 계속 실연당할 것이고 그 때마다 더 자격이 없다고 생각할 것이다.

논리적 분류 *(Logical Analysis)*

원칙

객관적 대응법은 심리학 외에 다른 분야로부터 치료법을 찾아오기도 한다. 그 중 하나가 논리적 분석이다. 이 방법은 법학, 통계학 등에서 쓰는 방법이다. 논리적 분석의 몇 가지 부분은 불합리한 믿음과 싸우는데 쓸 수가 있다. 환자의 고통이 생각으로부터 오기 때문에 치료자는 인지치료법을 통하여 환자의 생각의 합리성을 검토하고 그것에 의해 발생하는 감정적인 문제들을 치료할 수 있다.

다음 세 가지 과정이 필요하다.

1) 환자의 생각이 사실 무엇을 의미하는가?

2) 이 생각을 검토할 방법을 환자가 알고 있는가?

3) 합당한 증거가 있는가 등이다. 더 정확히 말하자면, 논리적 분석은 5가지 단계를 사용한다. 이 단계들은 다음의 예를 들면 더 쉽게 이해가 갈 것이다. 즉 환자로 하여금 자신의 믿음들을 법정에 세워 재판받게 하는 것을 연상하게 한다. 환자 자신이 판사이고 목표는 유죄 · 무죄인가, 진실 · 허위인가, 합리 · 불합리적인가를 결정하는 것이다. 실제 법정에서와 같이 인지적 법정에서도 고소, 맞고소, 증거검토와 판결과정이 있는데 각개의 믿음에 대한 판결을 내려야 하고, 그 과정은 다음과 같다.

제1단계 : 감정을 믿음으로 바꾸는 것–죄명을 제시하는 것(Turning Feelings into Belief Assertions–resent The Charges)

원칙

법정에서 제일 먼저 일어나는 일은 피고자가 특정한 범죄를 지었다고 지적하는 일이다. 이 때 범죄는 모호하거나 광범위한 것이 아니다. 검사는 "재판관님, 피고의 죄명은 좋은 사람이 아니라는 것입니다."라고 하지 않는다. 이 때는 특정한 죄명이 있어야 한다. 즉, "ㅇㅇ씨는 2002년 7월 10일 시청 앞 네거리에서 교통사고에 연루되고도 현장을 임의로 떠난 죄입니다."

환자들은 자신에 관한 또한 세상을 향한 어떤 믿음을 가지고 있지만 대개는 인지적으로 모호하다. 그들은 고통스러운 감정 때문에 치료를 받기를 원하며 감정적 고통을 유발한 생각보다는 그들의 느낌을 모호하게 이야기할 것이다. 대부분의 환자들은 자신들의 감정표현 저변에는 주위환경에 대한 것과 또는 세상이 어떻게 되어야 한다는 숨겨진 생각이나 주장이 있다는 것을 모른다.

감정의 표현방식은 사실이냐 아니냐의 형식을 취하지는 않지만 그 저변에 있는 믿음은 그 형식을 따른다. 따라서 논리적 분석의 첫 단계는 환자의 감정 저변에 숨어 있는 믿음을 찾는 것이다.

방법

1) 환자로 하여금 문제가 되는 감정들의 목록을 작성하게 하고, 그 감정들에 관해 자세히 말하도록 한다.
2) 각 감정들에 관련된 그들의 주장 · 믿음들을 살펴보고, 동기나, 가치가 있는 말들을 과학적이고, 분석적인 표현들로 바꾸어 준다("맞는다." 또는 "틀린다."라는 방법으로 정리해 줄 수도 있다). 다음 예와 같이 환자의 감정들을 논리적으로 정리해 준다.

예 〉

• **환자의 표현 " 두려워요."**

숨겨진 주장 "무언가 위험한 것이 있고, 내가 그것을 두려워하는 것이 쓸모가 있다."

• **환자의 표현 "남자들을 증오한다."**

숨겨진 주장 "남성이란 족속들은 혐오되어져야 한다."

• **환자의 표현 "불쾌한 감정을 느껴야 한다는 것은 견딜 수 없는 일이다."**

숨겨진 주장 "인간에게 일어날 수 있는 최악의 일 중의 하나는 불쾌한 감정을 갖는 일이다."

• **환자의 표현 "나는 부자가 아니라서, 가치가 없는 인간이다."**

숨겨진 주장 "인간의 가치는 그가 소유한 재물에 의해 결정된다."

• **환자의 표현 "절대로 내게 그 일은 일어나서는 안 되는 것이었다."**

숨겨진 주장 "세상에는 일정한 법칙이 있고, 이런 자연적인 법칙이 어겨지면, 나는 그 결과에 대한 보상을 주장할 수 있다."

제2단계 : Defining Beliefs(믿음에 대한 정의를 내리는 것) "어떤 법칙이 어겨진 것인가?"

원칙

법정에서 죄명이 거론되면, 그것은 "판사님, 우리는 그가 한 행위를 싫어합니다." 등의 애매모호한 것이 아니고, "사고현장을 떠난 것은 지방법 5,039조의 위반입니다."의 분명한 표현이 된다.

일단, 환자들의 감정들이 분석되어진 형태로 정리되면, 치료자는 각개의 주장과 의미를 환자들에게 분명하게 정의를 내리도록 도와준다.

사람들은 애매모호한 추상, 감정적 폭발 또는 달콤하게 포장된 태도를 그들의 감정표현에 응용하기도 하고, 또는 감정을 유발하는 인지 그 자체에 응용해서, 의사소통에 혼란을 준다. 따라서, 그들의 주장을 확실하고 분명하게 정의를 내리도록 하는 것이 치료자의 역할이다.

방법

1) 중심적인 믿음들의 목록을 작성한다 : 환자들로 하여금, 분석되어질 수 있는 형태로 서술된, 자신들의 중심적인 믿음들의 목록을 작성하게 한다.
2) 분명하게 만든다. : 각개의 주장을 하나 하나씩 검토하며, 모든 중요한 단어를 각각 검토한다. 환자로 하여금 각각의 단어를 분명하고 확실하게 표현하도록 하는데, 다음의 지시를 사용할 수도 있다. "단어들은 여러 가지의 추상적 의미를 포함하고 있습니다. 생각을 효과적으로 분석하기 위해서는, 우리는 확실한 표현을 사용해야 합니다.

   예를 들어, 이 탁자(방 안에 근처에 있는 탁자를 가리키며)는 아주 특수한 탁자입니다. 이 탁자는 우주에서 오직 하나인 탁자입니다. 그러나, 우리는 좀 더 추상적으로, "방안에 있는 탁자" 또는 "가구" 또는 더 추상적으로 "방에 있는 물건"이라고 표현할 수 있습니다. 이런 표현 하나 하나가, 확실함에서 멀어져, 추상적인 의미로 변해갑니다. "방에 있는 물건"까지가면, 그것은 아무 의미도 없습니다. 맞느냐, 틀리느냐 정도까지 진행해서, "방에 있는 물건이 갈색인가 아닌가?"까지 추상적으로 진행한다면, 우리는 대답을 할 수가 없을 것입니다. 너무 보편적으로 되어 버렸기 때문입니다. 색깔을 알기 위해 우리는 어떤 특수한 물건을 알아야 하기 때문입니다. 우리의 생각들도 마찬가지입니다. 예를 들어, "나는 행복해지기 위해서는 부유해야 한다."라는 경우, 우리는 "행복해지기 위해", "부유", "행복" 등의 특수한 의미를 알아야 합니다. 만약 당신이 "부유"하다는 것은 백만장자를 판단해 보아야 하며, 더 많은 재산을 가질수록 더 행복한가도 알아보아야 합니다. 그러나 당신이 "부유하다는 것은, 가난하지 않다는 것"을 의미하거나, "생활에 부족함이 없다."라는 것을 의미한다면, 우리의 판단 · 결론은 아주 다른 것이 될 것입니다.
3) 개념들을 확실하게 결정한다.

   개념들을 확실하게 결정하도록, 일련의 질문들을 준비한다. 예를 들어, 환자가 "나는 열등하다.", "나는 못났다." 등의 개념을 가지고 있으면, 치료자는 다음의 준비된 질문들을 사용한다.

"당신의 어느 부분이 열등한가?, 늘 열등했는가?, 누구와 비교해서 열등한가?, 언제?, 항상 또는 가끔?, 모든 면에서 혹은 몇 개의 부분에서? '나는' 이라는 것이 어떤 의미인가?, 어느 정도의 열등함을 의미하는가?, 당신은 아주 밑바닥 정도로 열등한가 아니면 조금만 열등한 것인가?, 자신의 열등함을 측정하기 위해 사용하는 척도는 무엇인가?, 이 척도가 객관적인가 아니면, 그냥 기분이 상해서 만들어 낸 척도인가?"

4) 믿음들을 다시 쓰게 한다.

환자와 같이 각각의 단어를 특수한 의미를 가지게 변형시킨 후, 새로운 의미를 포함하거나, 사용해서, 그 문장들을 다시 쓰게 한다. 예를 들면, 어떤 남자환자가 다른 남성들에 비교해서 열등감을 가지고 있었는데, 애초의 서술은 추상적이고 애매모호했지만, 그의 의미를 확실하고 분명하게 다음과 같이 다시 쓸 수 있었다.

"나는 책에서 읽은 남성의 평균 성기의 길이보다 1.5cm 짧아서, 남성으로의 가치가 적다."-새로 쓰여진 이 문장을 보고 그 환자는 "아, 정말 내가 어리석었군요. 그렇지 않아요?" 하고 그 환자가 말했다.

5) 연습 : 환자들로 하여금, 그들이 애초에 서술한 문장들을 그들이 확실한 정의를 내릴 수 있을 때까지, 다시 쓰도록 한다.

제3단계 : (개념의 의미 자체를 발견해 내는 것), (법칙이란, 무엇을 확실하게 의미하는가?)

원칙

법정에서 검사는, 어떤 법률이 위반되었는가에 대해서만 진술하는 게 아니고, 고의적이었는가 아닌가에 대해서도 자세히 토론한다.

개념이 가진 의미들에 대해 분명하게 정의를 내리기 위한 것은 단순히 환자가 무엇을 의미하는가를 분명하게 하는 것이 아니다. 예를 들어 "진정한 남성이란 것은, 성이 남성이며, 난자에 한 정자를 생산할 수 있는 남성"이라는 사전에 명시된 표현일수도 있지만, "자신감 있고, 키가 크며, 근육질이고, 성기가 크며, 털이 많고, 맥주를 잘 마시며, 축구경기를 즐기고, 도전하는 누구든 때려 눕힐 수 있는 남자"라는 의미로 해석할 수도 있다. 환자들의 서술 뒤에 숨어 있는 의미를 발견하기 위한 좋은 방법이 있다. 영국의 철학자 James Wilson(1963)은 "개념의 분석법"이라는 방법을 개발했다. 이것은 치료자가 쓸 수 있는 강력한 방법 중의 하나인데 model case를 상상하고 그것을 기준으로 비교하는 방법이다.

방법

1) model case : 치료자와 환자가 분석되어질 수 있는 믿음에서 따 온, 핵심개념의 정확한 사용의 예를 선택한다. 이 예는 이상적이어야 하며, 사실상 모든 사람들이 정확한 예라고 인정할 수 있어야 한다.

예

정숙은, 강력한 죄의식 때문에 치료를 원했다. 그녀는 자신이 나쁜 여자이며, 도덕감도 없고, 악마 같다고 믿었으며, 여러 번 자기를 사랑해주는 사람들에게 피해를 주었기 때문에, 자신이 벌을 받아야 한다고 믿었다.

그녀의 행동이 "정말 나쁜가?"를 판단하기 위해, 사실상 모든 사람들이 "나쁘다."고 판단할 수 있는 예를 그녀에게 생각해보라고 한다. 그녀는 몇 년 전 읽은 신문기사를 떠올렸다. 몇 년 전, 세 명의 남자들이 노루사냥을 갔는데, 언덕에 앉아서 노루가 나타나기를 기다리다가 지루해졌다. 그러다 계곡 밑에 그들이 처음 보는 한 남자가 지나가는 것을 보고, 재미로 그 남자를 향해 총을 쏘기 시작했다. 몇 번씩 발사한 후 드디어 그 남자를 쏘아 죽였다. 그들은 그 남자를 길에 쓰러져 죽은 채로 두고 저녁식사를 하러 갔다. 치료자는 정숙의 예는 아주 적합한 예라고 동의했고, 이것이야말로, 모든 사람이 나쁜 행동으로 규정할 수 있을 것이라고 동의했다.

2) 반대의 model : 첫 번째 예와 비슷하지만 반대의 경우를 선택한다. 단, "나쁘다." 라는 의미가 분명하지 않은 경우.

예

어떤 남자가 커다란 나무와 잡목이 무성한 좁은 길에서 늦은 밤, 조심스럽게 제한속도 이내로 운전을 하며 가고 있었다. 그는 술을 마시지 않은 사람이었다. 갑자기 잡목 뒤에서 한 아이가 차 앞으로 뛰어들었다. 그는 급정거를 했지만, 어쩔 수 없이 아이는 차에 치어서 죽었다. 그 아이를 살리려고 온갖 노력을 다했지만 그 아이는 결국 죽었고, 그는 경찰을 부르고 거기서 기다렸다.

3) model case와, 그 반대의 case를 비교한다. 즉 model case에 있는 요소들 중, 반대의 case에는 없는 것을 발견해낸다. 유사점과, 틀린 점들은 무엇인가? 그것들의 목록을 만든다.

예

model case에서 "나쁜 행동"의 예를 분석해 본 결과 만든 목록이다.
① 무모한 사람이 살해당했다(나쁜 일이 일어났다).
② 세 남자가 그를 죽였다(그들이 원인이다).
③ 그 남자를 살해할 이유가 없다(정당한 이유가 없었다).
④ 그들은 그를 죽이기로 결정했다(의도적이었다).
⑤ 그들은 그를 죽이지 않을 수도 있었다(자유선택이었다).
⑥ 그들은 자신들의 행동을 잘 알고 했다(의식적이었다).

그 반대의 case를 분석해 본 결과, 유사점들은 다음과 같았다.
① 아이가 죽었다(나쁜 일이 일어났다).
② 운전자가 그를 죽였다(그가 원인이다).
③ 운전자는 그 아이를 죽일 이유가 없었다(정당한 이유가 없었다).

4) "나쁘다."라는 개념에 어떤 원칙과, 원칙들이 필수적인가를 결정하기 위해, 개개의 요소들을 사용해서, 이 요소들만 빼고 다른 요소들을 다 포함한 경우들을, 역으로 검토해 본다.

예

① 사람이 죽었다–만약 아무 일도 없었다면, 즉, 사람대신 깡통에 대고 발사했다면, 아무도 다치지 않고, 위협받지 않았다면 –"나쁘다."라고 할 수 없을 것이다.
② 그들이 원인이다–만약 그 사람이 벼락에 맞아 죽었거나, 아무도 그를 상해하지 않았다면, 우리는 이 사냥꾼들을 나무랄 수 없을 것이다.

③ 정당한 이유가 없었다–만약 그 남자가 먼저 사냥꾼들을 살해하려고 그들에게 발사했다면–그들의 행동은 나쁠 수 없다.

④ 의도적이었다–의도적이 아니었다면? 나쁘지 않을 수 있다. 예 : 좁은 길에서 운전하다 의도적이 아니고, 피치 못하게 아이를 친 운전자는 무죄이다.

⑤ 자유선택–만약 피치 못할 경우라면? 예를 들어, 어떤 어른이 어린아이의 손을 강제로 잡아서, 그 아이의 누이동생을 죽게 했다면, 그 아이는 무죄이다.

⑥ 의식적이었다–만약 정신병증상이 심한 예비역 군인이, 전쟁터에서 적에게 습격당하고 있다는 환각 속에서 어떤 사람에게 발사했다면, 그는 무죄이다.

우리의 이 예에서는, 이상 6개의 모든 요소들이 "나쁘다."라고 정의를 내리기 위해 필요했다. 정숙이라는 환자는 어떤 행동이 "나쁘다."라는 개념을 사용했는데, 그것은 다음의 요소들을 포함하고 있었다. 즉,

① 나쁜 일이 벌어졌다.

② 그 일이 타인에 의해 행해졌다.

③ 그 행동을 정당화시킬 좋은 이유가 없다.

④ 의도적이었다.

⑤ 자유선택이었다.

⑥ 의식적이었다.

정숙의 주장에 의하면, 6가지 요소 중 하나만 빠져도 "나쁘다."라고 할 수 없었다.

좁은 길을 운전하던 남자의 경우, 그는 무죄이다. 그 이유는, 의도적, 자유선택, 의식적이라는 세 가지 요소가 빠져 있기 때문이다. 분명히, 사람들은 아무 이유 없이 다른 사람에게 피해를 주었다는 이유 하나만으로는 "나쁘다."라고 할 수 없는 것이다. 그들이 이 경우 "죄의식"을 느낀다는 것은 그들의 생각이 잘못되었기 때문이다.

이 비논리적인 현상이, 단순히 학술적인 토론의 의미를 벗어나, 실제 상황이라면, 심각한 것이다. 즉 ④ ⑤ ⑥의 원칙 때문에 이 세 사람의 사냥꾼들은 살인죄로 처벌을 받아야 하며, 이 원칙들 때문에, 아이를 친 운전자는 무죄판결을 받게 되는 심각한 원칙들이다.

5) 이상의 원칙들을 환자의 "나쁘다." 등의 믿음에 응용을 한다.

예

정숙의 경우, 그녀는 자신의 지난 모든 행동들이 "나쁘다."라고 더 이상 정확하게 단정지을 수 없었다. 몇 가지 경우에는, 이상 6가지 원칙 중 단 한 개도 적용이 되지 않았다.

그녀가 자신의 비논리적인 생각들을 알아내고, 깨달았을 때, 그 이후, 다른 인지재구성의 방법들을 사용할 수 있게 되었고, 많은 발전이 있었다.

제4단계 : 증거의 확실성 여부를 결정한다(배심원이 증거를 검토한다).

원칙

법정에서 변호사들은 피고에 관한 여러 가지 증거를 재검토하고 재현하며 치료상황에서는, 치료자와 환자가 같이 증거들을 포함시켜서 결론을 내리는 방법을 사용한다. 그러나, 많은 환자들은 이 포괄적인 방법 즉, 어떤 특수한 사실로부터, 보편적인 결론과 가정을 추출해내는데 많은 어려움을 경험한다. 그들은 증거에 의해 결론을 내리는 것이 아니고, 그들 나름대로의 느낌과 상상에 의해 결론을 내리기 때문에 사건의 잘못된 해석을 하게 되고, 이것은 곧바로, 많은 감정적인 혼란에 빠지게 한다.

환자들이 어떤 기본적인 원칙들을 배운다면, 그들은 무작위적인 결론을 내리지 않게 되고, 따라서 상당한 정신적인 고통을 피해나갈 수 있게 된다. 여러 가지 방법이 있지만 너무 복잡하고, 그 중 "graphic analysis-그라프 분석법"이 가장 단순하며 유효하다고 생각 되어진다.

그라프 분석법을 이해하기 위해, "증거"라는 단어의 의미를 분명하게 해야 한다. "증거"라는 것은 두 가지 또는 그 이상의 것들의 연관관계를 의미하며, 더 과학적인 정의를 내려보라면, 2개 또는 그 이상의 변화요소들의 상관관계들을 의미한다. 법정에서 그 변화요소들은 범죄행위가 되고, 또는 경찰 등을 포함할 수 있고, 치료상황에서는 환자들의 증상들이 요소들이 될 수 있다. 즉, 치료자는 약물과 조증증상들, 술 마시는 것과 배우자 학대, 자기 자신감과 실제 성취상태, 우울증과 결혼상태 등의 연관관계를 검토할 수 있다.

증거를 수집하기 위해서, 환자와 치료자는 여러 가지 요소들과 증상들과의 상관관계들을 검토해보아야 한다. 그러나 이 과정은 상당히 어렵다. 왜냐하면, 부정확한 요소들의 개입과, 상관관계가 과연 사실인가 아닌가 등의 어려움이 따른다.

그라프를 통해 어떤 요소들이 서로 상관관계에 있는가를 알 수 있는 길이 열린다. 최근에 저자는 거의 모든 환자들에 그라프 분석법을 사용하는데, 그 결과가 대부분 좋고, 환자가 스스로 자신의 변환요소들을 발견하고 사용할 수 있는 길을 열어 준다.

방법

1) 그라프 용지에, 치료자와 환자가 중요하다고 생각되는 2개 또는 그 이상의 변환요소들을 그린다(예를 들면 어떤 환자의 공황발작과 결혼, 직장 등).
2) Y축에 증상, 감정, 행동 등의 강도를 1~10 사이로 기록한다(예 : 공황발작의 인도).
3) X축에는 이런 행동이나 증상이 발생한 시간, 기간을 기록한다(시간, 주, 달, 연간기록 또는 일생기록을 사용할 수도 있다.). 또는 충격적인 사건 전후를 비교할 수도 있다(여기에 예를 든 환자의 공황장애는 2년 전에 시작했고, 2년간 매 2개월마다 기록을 했다).
4) 같은 그라프에, 치료자가 연관되어져 있다고 판단한 다른 요소들을 포함시킨다(공황장애, 결혼, 직장을 Y축에 기록한다).

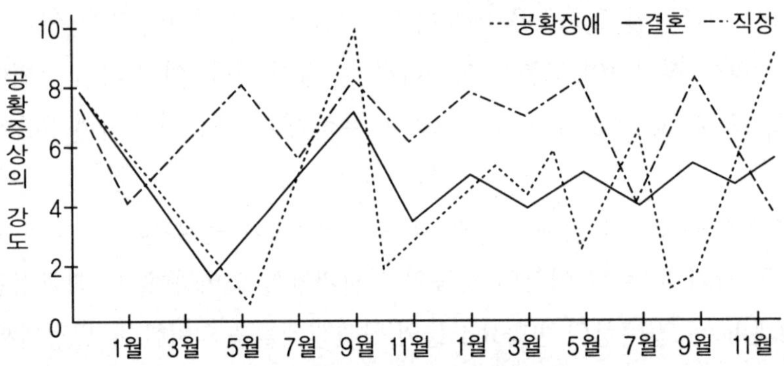

도표 6-1. 공황증의 유발 요인들

이 그래프를 환자와 같이 토론한다. 이 환자의 경우 직장과 공황장애는 크게 연관이 없지만, 결혼문제와 공황장애는 밀접하게 연관되어 있었다.

예

다음의 도표는 한 여자환자의 행복감과 의존성 간의 연관 도표이다.

여자환자는 아동 성학대 경험이 있으며, 과거 두 번에 걸친 결혼에서 모두 남편에게 학대받은 병력이 있다. 그녀가 그들에게서 벗어난 후에야, 그녀는 행복해졌다.

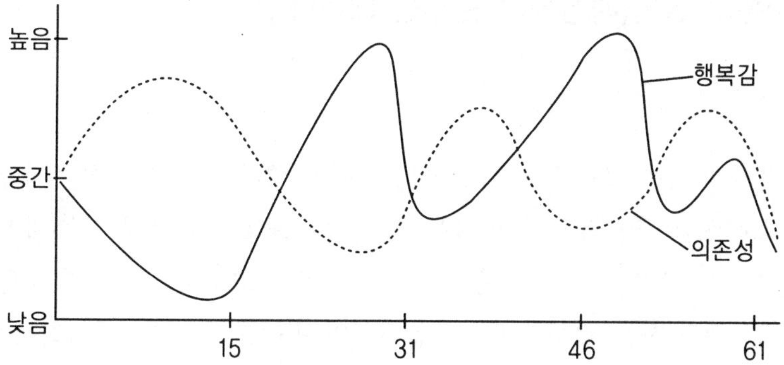

도표 6-2. 알코올 남용과 행복감

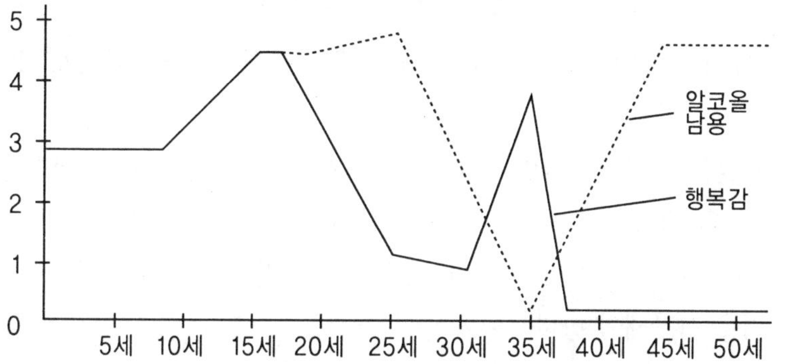

도표 6-3. 알코올 남용과 행복감-(연령과의 관계)

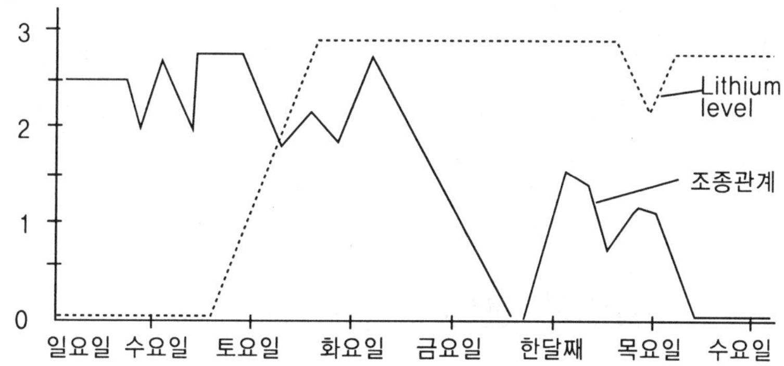

도표 6-4. Lithium과 조종관계

제5단계 : 결론과 실행(배심원이 판결을 내린다.)

원칙

법정에서, 재판의 목적은 유무죄를 결정하는 것이고, 임상에서 논리적 분석을 사용하는 목적은 환자로 하여금 자신의 믿음이 옳은가, 틀린가를 결정하게 해 주는데 있다.

그러나 환자들은 많은 변화 대신, 자신의 오래된 믿음을 고수하려는 성향이 있어서, 마지막 과정을 회피하려고 하는 경우가 많다. 인지적인 변화를 위해서는, 변화하겠다는 결심이 중요한 것이다.

방법

1) 환자에게, 그들의 믿음이 맞는지 틀리는지에 대한 결정을 지금, 여기서 내리라고 한다.
2) 만약, 그들의 믿음이 사실이라면, 상황을 변화시켜야 하며, 상황이 변화될 수 없다면, 그들은 그것을 체념하고 받아들이는 것을 배우기 시작해야 한다.
3) 만약, 그들의 믿음이 틀리다면, 시간이 얼마나 오래 걸리는 것과 상관없이 그 믿음을 고치려는 노력을 시작해야 한다.
4) 환자들은 자신의 결정과 그들이 어떻게 그 믿음들을 고쳐 나가겠다는 것에 대한 치료적인 계약서를 쓴다.
5) 때로는 치료자의 생각과 달리 환자는 자신의 믿음이 옳다는 결론을 내릴 때가 있다. 그것은 환자의 권리이다. 치료자는 그 결과, 문제성에 대해 지적해줄 수 있지만, 궁극적으로는 환자의 결정이며, 이것은 궁극적인 환자의 권리이지만, 논리적 분석과정을 통한 환자는, 자주 이후에 믿음을 바꾸게 된다.

논리적 오류 *(Logical Fallacies)*

원칙

논리적 오류는 마치 이들이 증명된 사실처럼, 강한 믿음으로 전달된다. 이들 중 어떤 것은 환자의 감지과정에서의 오류(예 : 극도의 일반화과정)에서 발생할 수도 있고, 때로는 심리적 오류(예 : 위기화 현상), 논리적 오류(예 : 편견)에 의한 것이기도 하다. 때로는 연관관계를 원인으로 잘못 판단했을 때 이런 오류가 발생하기도 한다.

어떻게 생성되었던 간에, 이런 오류들은 자생력이 있어서, 예를 들면 미디어에 일단 유명해지면, 때로는 국가적인 현상이 되기도 하는 것이다. 일단 어느 정도 굳어지면, 필요한 사람에게 악용되기도 한다. 이러한 오류는 논리적 분석과정에서, 환자의 잘못된 믿음을 다루는 과정에서 환자와 치료자 사이로 숨어들기도 한다.

환자들이 "후회하느니, 안전한 것이 좋다."라는 말을 하기도 하는데, 이것은 그 소극성이 「증거의 법칙」과는 아무 상관이 없다는 것을 인식하지 못하고 하는 말이다.

환자들에게 이런 논리적 오류에 대해 교육을 하는 최선의 방식은 이런 잘못된 발언을 할 때마다 그것이 우리가 시도하는 것, 즉 어떤 믿음이 옳은 것이냐, 그른 것이냐를 판단하는 것과는 아무 관계가 없다는 것을 지적해 주는 것이다.

대부분의 경우, 이 오류들은 환자들이 평생 축적해 온 잘못된 개념을 고수하기 위한 한 방편이 된다. 노트북의 한 쪽에 생각할 수 있는 모든 미신들을 적고, 그 반대편에 확실한 증거를 기록해 보면, 이 저울은 즉각, 증거의 편으로 기울 것이다.

방법

논리적인 오류가 얼마나 공허한가를 발견하게 한다. 또한 이런 표현적 우회를 피하게 지적해준다. 가장 좋은 방법은, 예를 들어준 후, 그들이 미신의 공허함을 확실히 알게 될 때까지, 계속 반복시키는 방법이다.

임상적 예

1) Sensationalism(극적인 변화)

간단하고, 별 의미가 없는 감정이 때로는 위기를 조장한다.

· 휴가 후에도 슬픈 감정이 드는 것을 보면, 나는 우울증에 걸린 것이 틀림없다.

· 불안해진다는 것은 위험한 일이다.

2) Overgeneralization(과일반화 과정)

부분적인 사항을 확대 · 일반화해서 전체적인 사항으로 변화시키는 것.

· 내 친구가 테니스게임에서 나를 자주 이기기 때문에, 나는 그에 비해 못난 사람이다.

· 철자법을 잘 모르는 사람은, 지능이 낮은 사람이다.

3) Personalizing(개인적으로 받아들이는 것)

별 의미 없는 것을 개인적인 일로 해석하는 것.

· 내가 죄를 많이져서, 다리에 골절상을 입었다.
· 어떤 사람에게 좋지 않은 일이 생겼다면, 그것은 그 사람이 무언가를 잘못했기 때문이다.

4) Anchropomorphoism(의인화)

물체들에게 인간의 특징을 붙이는 것.
· 차가 움직이려 하지 않았다.
· 천둥이 화가난 것처럼 치기 시작했다.
· 행운의 여신은 내 편이 아니었다.

5) Permatizing(영구화)

일시적인 것을 영구적인 것으로 변화시키는 것.
· 나는 평생, 공포에 질려 살 것이다.
· 나는 평생 행복해질 수 없을 것이다.

6) Fault-finding(다른 이에게 책임을 전가하는 것)

· 내 결혼에 파탄이 온 것은 내 배우자의 잘못이다.
· 모든 범죄자들은 나쁜 부모에 의한 것이다.

7) Pathologizing(습관을 병으로 부르는 것)

· 늘 불안한 사람은, 정말로 정신이 이상한 사람이다.
· 지나친 공격성은 병이다.

8) Perfectionism(완벽주의)

사람들이 도달할 수 없는 가장 높은 수준에 비교해 모든 사람들을 비교하는 것.
· 나는 절대로 실수를 하면 안 된다.
· 나는 어떤 면에서도 다른 사람보다 더 훌륭해야 한다.

9) Dichotomous thinking(양극성 사고)

– all or – nothing

good – and – sad thinking
· 낙태는 옳거나, 그르거나 둘 중의 하나이다.
· 할만할 가치가 있으면, 잘 해야 할 가치도 있는 것이다.
· 이 세상에서, 당신은 승리자이거나 또는 패배자 둘 중의 하나일 뿐이다.
· 어떤 사람은 재능이 있고, 어떤 사람은 전혀 재능이 없다.

10) Awfulizing(최악화 현상)

어떤 사건에서, 최악의 결과만 생각하는 것.

· 내 다리의 통증은, 암 때문일 것이다.
· 남편의 귀가가 늦어지고 있다. 아마 바람을 피우고 있겠지.
· A학점을 받지 못 하면, 나는 결코 의과대학에 진학하지 못할 것이다.

11) Musturbation(절대화 현상)

원하는 것을 "절대로", "반드시", "꼭 해야만" 하는 일들로 바꾸는 것.

· 반드시 그녀를 다시 내게 돌아오도록 해야 돼.
· 나는 행복해지기 위해서는 반드시 유명한 배우가 되어야 한다.
· 나는 결정을 내리기 전, 반드시 확신이 서야 한다.

12) Entitlement(특권주장)

· 직장에서 시키는 자질구레한 일들을 내가 해내야 할 이유가 없다.
· 수표를 사용하기 위해 내 신분증을 보여야 한다는 것은 불공평한 일이다.
· 공항에서, 왜 내가 다른 사람들처럼 줄서서 기다려야 하나?

13) Psychologizing(심리화현상)

· 탁자에 부딪친 것을 보니까, 아마 나는 자해하려고 한 것이다.
· 무의식적인 불안감이 내 어깨의 통증의 원인이다.
· 당신이 내 이름을 기억하지 못하는 것은, 무의식적인 이유 때문이다.
· 당신은 결혼이 두려워서 독신으로 사는군요.
· 당신은 성공에 대한 공포 때문에, 성공하지 못했군요.
· 당신은 무의식적으로 실패하고 싶어서 실패한 것입니다.

14) Nonparsimonious reasoning(복잡화 현상)

· 당신은 내 비판을 싫어하는데, 그 이유는 당신의 사랑 · 증오에 고착된 당신의 아버지와의 관계 때문이고, 모든 남성은 당신에게는 아버지의 의미를 지닌다.
· 당신은 유아적인 적대감을 내게 전이하고 있을 뿐입니다.
· 사람들은 정신적인 발달과정에서 퇴행하기 때문에 정신병을 일으킨다.

15) Reification(추상화)

추상적인 특징을 실제 존재하는 물질로 바꾸는 것(I.Q, 성격, 정신분열병 등)

· 그는 용기가 부족하다.
· 그는 근본적으로 게으르다.

· 평등, 아름다움, 도덕성이야말로 궁극적인 현실적 실체이다.-그리스 철학자
· 그녀는 의지력이 부족하다.
· 나는 정신착란을 일으키고 있다.

16) Homocentric Error(자기중심적 해석)(인간이 신의 총애물이라고 추측하는것)
· 신이 인간을 위해 우주를 창조했다.
· 태양은 지구를 중심으로 회전한다.

17) Egocentric Error(이기적 해석)
자신이 자신의 세계의 중심이기 때문에 자신은 다른 모든 사람들의 세계에서도 중심이라고 가정하는 것.
· 모든 사람들이 나에게 친절해야 한다.
· 나는 내가 인생에서 소유하고 싶은 것을 소유할 수 있어야 한다.
· 세상은 공평해야 한다.

18) Subjective Error(주관적 오류)
자신이 다른 사람들의 행동과 감정을 일으킬 수 있다는 믿음.
· "당신을 우울하게 해서 미안합니다."
· "내가 내 남편을 불행하게 만듭니다."

19) Slippery Slope(기술적 회피)
한 상황에 맞는 것이 모든 상황에도 맞는다는 가정.
· "자동소총 소유금지를 허용하면, 곧 경기용 소총도 금지시킬 것이다."

20) Apriorismos(역논리)
사실들에서 원칙을 추정하는 대신, 원칙에서 사실을 추정하는 것.
· 여성은 턱이 작기 때문, 치아의 숫자가 남성보다 작다.(아리스토텔레스)
· "녹는 눈은 나일강을 범람하게 할 수 있다. 그 이유는 적도지방은 눈이 내리기에는 너무 덥기 때문이다.(플라톤)"
· "사람들이 친절할 때는, 그들이 무언가 당신에게 얻고자 하기 때문이다."

21) Overpowering(완력주의)
완력으로 모든 문제를 해결하려는 것.
· "어려울 때는 더 몰아부쳐야 한다."
· "알코올중독은 의지력 하나만으로 극복할 수 있다."
· "당신이 필요한 것은 오직 감정 뿐이다."

22) Possibilities equal Probabilities(과대추정)

어떤 일이 생길 가능성이 있다면, 아마도 일어날 것이다.

· "무언가 잘못될 수 있다면, 잘못될 것이다."

· "식물에서 병이 옮을 것을 염려해야 될 것이다."

· "비행기를 타는 것은 위험한 일이다."

23) Anecdotal Evidence(우연의 일치)

· "어떤 사람 얘기인데, …"

24) Arguing ad Hominem

상대방의 주장 대신 상대방을 공격하는 것. 또는 원인제공자체를 공격하거나, 다른 사람의 잘못에 모든 책임을 돌리는 것.

· "그 때 당신은 거기에 있어서, 내게 조언을 했어야만 했다."

· "당신은 대학을 졸업하지 못했기 때문에, 당신의 의견은 가치가 없다."

· "다른 약물중독자를 돕기 위해서는, 당신 자신이 약물중독자이어야 한다."

25) Opse Dixit(인용현상)

권위자가 그렇게 말했기 때문에 그것이 진실이라고 믿는 것. "Freud가 말하기를", "Skinner가 말하기를", "공자 왈…".

· "유명대학의 교수가 말하기를…"

· "다섯 병의 의사 중 네 명이 말하기를…"

26) Competition(경쟁)

자신의 가치를 늘 다른 사람과 비교해서 추정하는 것.

· "나보다 더 잘하는 사람들이 많기 때문에 나는 형편 없다."

· "이기는 것이 전부다."

27) Mystification(신비화 시키는 것)

물리적인 현상을 초자연적 또는 기괴한 해석으로 설명하는 것.

· "연령퇴행 최면으로 얻어진 전생에 대한 기억이 전생이 존재한다는 증거이다."

· "Exodus 대한 구약성서의 사건들은 혜성에 의해 일어난 것인데, 그 혜성은 후에 enus라는 별이 되었다."

· "신체외의 경험-죽은 후 자기 신체를 떠난 영혼이 자신의 육체를 본다는 경험담-은 죽음 후에도 삶이 지속된다는 증거이다."

· "Nitinol이라는 금속은 초정신적 힘에 의해 휘어진다."

· "사람들은 멀리 떨어진 물체들을 시각이 아닌 그 무언가에 의해 볼 수 있다."
· "Peru의 Nazca선들은, 그것이 고대 우주선을 위한 착륙기지였다."
· "푸른 하늘, 별이 반짝이는 현상, 백야 등은 우주에너지 때문이며, 이것이 모든 생명의 근원이다."
· "임신 그 다음 날의 경험조차 태아의 무의식에 흔적을 남긴다."

28) Correlation equals causation(상관관계를 원인-결과 관계로 바꾸는 것)(역관계)

어떤 두 사건이 연관되어져 있으면, 한 사건이 다른 사건의 원인이 된다고 가정하는 것.

· "자신에 대한 무의식적인 분노가 모든 우울증의 원인이다."
· "비행기 안에서만 공포심을 느끼기 때문. 비행기는 공포심을 일으키는 존재다."
· "우뢰가 번개를 일으킨다."

29) Ignoring Counter Evidence(반대요소를 부정하는 것)

어떤 학설이 필요한 것은 오직 그것을 증명하는 조건들만 필요하다고 가정하는 것(증명하는 요소가 부정하는 요소보다 더 강하다는 것도 학설의 증명에 필요한 것이다.).

· "PSI연구에서 이것은 높은 확률을 보였기 때문에 초감각적 감지능력이 증명된 것이다."
· "MAO 억제제, 항우울제, 신경안정제가 어떤 환자들에서 공황증상을 감소시켰다는 것은, 모든 공황장애가 신체적이며, 심리적인 치료가 필요 없다는 것을 증명한다. "

30) Oversocialiged thinking(과사회화 현상)

사회적으로 풍미하는 상식을 비판 없이 사회적 정의로 받아들여서, 대중의 편견에 가장 흔한 요소가 된다.

· "여성의 본연의 위치는 주부이다."
· "옳거나 그르거나, 내 조국에 관한 일이다."
· "결혼은 죽을 때까지 유효하다."
· "30세 이상의 그 누구도 신임할 수 없다."
· "애들은 때리지 않으면 버릇이 없어진다."
· "낮은 자긍심이 모든 정신적인 문제들의 원인이다."

31) Self- Righteousness(독선적)

좋은 의도가 결과보다도 중요하다고 믿는 것.

· "오직 도와주려는 의도 뿐이었는데…"

· "자유수호를 위해서는 수단과 방법을 가려서는 안 된다."
· "불평등을 제거하기 위한 폭력은 도덕적이다."
· "내가 좋은 뜻으로 했으니까, 이것만이 진실이다."

32) Sidetrading(우회전술)

자신의 약점을 숨기기 위해, 쟁점과 별로 관계가 없는 것으로 몰아가는 것.

① Dishonest questions(부정직한 질문)

속사포식으로 계속 질문을 해서, 상대방이 그 질문에 대답하기 위해 토론을 멈추게 하는 법.

· "내가 늦었다고 왜 나를 비판하는 거지?, 오늘 당신일진이 나빠 있나?, 생리 중인가?, 약 먹었어?, 정말로 나한테 화가 난 다른 이유가 있는 모양이지?"

② Pointing to another's wrong(상대방의 잘못을 지적하는 법)

· "내가 비만이라고 그러는데, 네 허리에 두른 그 타이어 같은 것은 무언데?"

③ archeological blaming(과거를 꼬집는 것)

· "내가 파티에서 무례하다고 나무라는데, 작년 파티에서 당신이 나를 당혹스럽게 한 것은 어쩌구."

④ Emotive language(감정을 자극하는 말을 해서 상대방의 평정심을 깨는 법)

· "너는 바보이고, 못 생겼고, 둔해서, 아무 것도 모르는 천치야."

⑤ Judo approach(유도식 접근법)

상대방의 불평에 너무 적극적으로 동의해서 상대방의 불평을 무마하는 법.

· "당신이 옳아! 당신한테 불친절하고 무례했어. 나한테 당연히 화날만 해. 나는 같이 살기가 쉽지 않은 사람이야. 나 같은 사람하고 당신이 어떻게 살아가는지 이해가 안 될 정도야."

⑥ anger attack(화를 내는 법)

상대방에게 화를 내서, 위기를 모면하는 법. 대부분의 경우, 그 분노에 반응해서, 쟁점을 더 이상 주장하지 않게 된다.

· "나를 어떻게 비판할 수 있어?, 너는 그럴 자격이 있어!"

⑦ Invincible Ignorance(극치의 무지를 가장하는 법)

절대로 아무 문제도 없다고 우기는 것.

· "네가 무슨 말을 하는지, 도대체 알 수가 없어. 파티에서 술 한 방울도 마시지 않았어."

33) Forestalling Disagreement(상대방의 반대의사를 원천봉쇄하는 법)

· "이것은 모든 사람들이 다 아는 것인데…"
· "어떤 바보, 천치라도 이것을 이해할 수 있는데… · "
· "아무리 지능이 낮은 사람도 이것을 분명히 알 수 있는데…"
· "당신이 이것에 대해 아무 것도 알 수 없다면 할 수 없지만, 분명한 것은…"

34) Tried & True(검증된 사실이라고 우기는 것)

전통적인 믿음이기 때문에 사실이라고 주장하는 것(oversocialized 사고방식과 비슷하지만, 이 경우는, 대중적인 것보다 전통적인 것에 호소하는 것).

· "우리 선조에게 유익한 것은, 우리에게도 유익한 것이다."
· "중간에 말을 바꾸지 말라."
· "이것이 우리의 방침이다."
· "항상 이렇게 해 왔다."

35) Impressing with large Numbers(다수로 밀어 버리는 것)

· "5,000만의 의견이 틀릴 수는 없다."
· "내가 아는 것만 해도 열 사람인데, 그들 모두 정신치료가 효과가 없었지. 그래서 정신치료는 효과가 없는 방법이지."
· "최근 조사에서, 수많은 의사들이 추천하기를…"
· "정신차려, 세상 누구든 이렇게 생각하는 걸."

36) Begging the question(질문초청)

원인-결과에 관한 얘기를 하는 것 같지만, 사실은 같은 주장을 다른 형태로 표현하는 법(마치 토론의 쟁점을 사실인 것처럼 만드는 편법).

· "그래, 내가 겁쟁이기 때문에 비행기를 타지 않아." -여기서 겁쟁이라고 표현함으로써, 다른 쟁점들을 피한다.
· "이렇게 심한 불안감을 느끼는 사람은 누구나 정신병자일 것이다(즉, 정신병자는 누구나 조절할 수 없는 감정을 느끼는 사람이라고 포괄적으로 결론지음으로서 다른 쟁점들을 피해 간다)."
· "자기애 인격은 자기중심적인 초점에 의한 것이다."

37) Appeal to Ignorance(무지에 호소하는 것)

자신이 이해하지 못하면 아무도 이해할 수 없다는 가정.

· "나는 내가 왜 우울해지는지 알 수가 없다. 아마 운이 나빠서 그럴 것이다."

· "조건반응이라는 것. 그것은 엉터리다. 그냥 정면 돌파해서 자신의 공포를 극복하는 길이 최선이다."

정당화 *(Finding the Good Reason)*

원칙

논리적인 오류 중 가장 흔해서, 이것은 따로 토론되어져야 한다. 대부분의 환자들은 이 논리적 오류에 감염되어 있다. 이것이 "정당화"라는 것이다. 이것은 환자들이 자신들이 좋아하는 이유를 스스로 만들어내는 경향이 있기 때문이다. 그들의 생각이 틀린 것이라든가, 증거가 부족하다는 것은 상관없이 그렇게 생각하면 기분이 좋으니까 그냥 사실로 받아들이게 된다.

이 오류는 다음과 같이 정의되어질 수 있다. 즉 "가장 논리적이고 합리적인 이유보다, 가장 마음에 드는 이유들을 추려내서 그 이유들을 믿는 것"이다.

이것에 대해 환자들에게 설명한다는 것 조차 무의미해질 때가 있는데, 이유는 그들의 기분이 현상의 핵심이고, 그들의 논리는 기분을 편승해서 진행되기 때문이다.

이것은 아주 위험한 오류이다. 진실을 외면하게 하고, 흑백의 논리로 몰아간다. 그러나 정말로 피해를 주는 것은, 환자들이 이것 때문에, 진실을 찾으려는 노력을 안 하게 된다는 것이다. 대신 그들이 옳다고 느끼게 하는 가장 마음에 드는 요소들만 찾게 된다. 그래서 그들이 옳았거나, 틀렸거나를 구분하기 위해 사용할 시간도 힘도 다 이것을 위해 소비하게 된다.

이 오류는 어떤 환자들에게는 치명적이다. 오류에 의존하면, 어떤 환자들은 자신들의 일생을 영원히 망치는 파멸에 도달할 수 있다. 예를 들어서, 증상을 설명하기 위해 가장 마음에 드는 이유를 찾아내 믿는다면, 이런 증상들은 호전되지 않을 것이다. 마치 증상들을 벽으로 싸 놓고 아무 것도 그 증상들에게 영향을 주지 못하게 하는 것과 같다. 코카인 중독자가 스스로의 약물남용에 마음에 드는 좋은 이유를 믿는다면, 그는 계속 약물남용에 깊이 빠질 것이고, 세상에 대한 증오로 자살충동을 느끼는 사람은, 자살을 할 수도 있고, 배우자의 잘못이라고 계속 믿는 사람은 이혼으로 치달을 수 있는 것이다.

이 오류야말로, 사람들로 하여금 문제들을 가두어 놓고 아무것도 그 문제들에 영향을 못주게 그들을 보호하는 것과 같은 것이다.

임상적 예

중독자들은 미신을 완벽하게 이용한다. 술을 마시거나, 약물을 남용할 때, 그들은 가장 마음에 드는 이유를 찾아낸다. 모든 이유들 중에, 그들의 마음을 가장 편하게 하고, 자신들을 가장 돋보이게 하는 그런 이유들을 찾아낸다. 어떤 환자들은 스스로가 일주일 내내 열심히 일을 했기 때문에 마시거나, 약물을 남용할 권리가 있다고 주장하기도 하고, 또는 자신들의 배우자들이 술을 마시지 않으면 안 되게끔 하기도 하고, 또는 마음을 진정시키기 위해서 안 마실 수 없다고 하기도 하는 등 수많은 이유들을 찾아내지만, 그들의 변명은 결국, 그 행동들을 정당화시킬 수 있는 가장 듣기 좋은 것들 뿐이다.

다른 질환의 환자들도 이 오류를 사용한다. 불안증 환자들은 자신의 공포에 대해 자신들은 책임이 없다고 주장한다. "내 아동기에 무언가 충격적인 일이 일어났기 때문일 것이다." 등의 이유들은 자신들을 극복할 수 없는 과거에 항거해 투쟁하는 선의의 피해자처럼 보이게 하는 이유들이다. 그들의 공포는 그들이 현재 스스로에게 어떤 믿음을 주고 있는가에 원인이 있지, 아주 오랜 과거에 일어난 무슨 일들 때문은 아닌 것이다.

분노에 가득 찬 환자들은 자신의 혐오감을 정당화한다. "세상은 정말 불공평한 곳이라서, 나는 분노할 권리가 있다." 그들의 미신은, 자신들은 우월한 존재라서, 정의감이 다른 사람들보다 강하다라고 설명하는 그 자체이다.

결혼에 문제가 있는 환자들 거의 대부분이 그들의 배우자들에게 책임을 전가한다. "그가(또는 그녀가), 이렇게 이기적이지만 않아도, 문제가 없을 것이다." 등 이것은 자신이 완벽하지만, 결점이 많은 배우자와 결혼한 그 자체가 잘못이라고 설명하는 것과 같다.

방법

가장 좋은 방법은, 환자들에게, 인간은 가장 마음에 드는 이유들을 발견해 내려는 본래의 성향이 있다고 설명한 후, 가장 "나쁜 이유", "가장 모순된 이유", "가장 부적합한 이유" 등을 적극적으로 찾아내, 대조시킴으로 교정하는 방법이다. "자신의 행동, 상황에 대한 가장 부적합한 이유를 찾아내고, 가장 적합한 이유 옆에 적으세요.", "이 두개를 비교함으로써, 진실된 이유를 찾을 수 있을 것입니다."라고 설명하는 것이다.

예 〉

① 상황 : 알코올 중독자

가장 좋은 이유 : "상처많은 아동기를 가졌다."

가장 나쁜 이유 : "나는 알코올 중독자이지만, 인정하지 않겠다."

② 상황 : 공포증 환자

가장 좋은 이유 : "나는 예민해서, 다른 사람들이 알아차리지 못하는 위험들을 느낀다."

가장 나쁜 이유 : "나는 내 공포를 직시하지 못하고 회피하기만 하는 겁쟁이다."

③ 상황 : 결혼 문제

가장 좋은 이유 : "내 배우자는 내가 무엇을 원하는가에 대해 둔감하다."

가장 나쁜 이유 : "나는 내 책임을 다하지 않는 무책임한 배우자다."

결론 1

환자들 뿐 아니라 우리 모두가 어느 정도 이 오류를 사용한다. 예를 들면,

① 상황 : 과속으로 벌금을 물게 되었다.

가장 좋은 이유 : "경찰들이란 게 할 일이 없어서 나 같은 선량한 사람들을 괴롭힌다."

가장 나쁜 이유 : "내게는 법이 적용되지 않는다고 생각하는 나는 개자식이다."

② 상황 : 정치적으로 보수적이다.

가장 좋은 이유 : "나는 우리나라가 과거 수십 년 동안 지켜온 방침을 사수하려는 애국자다."

가장 나쁜 이유 : "나는 과거 정부방침 때문에 번 돈을 지키고 싶고, 다른 누구도 내 경쟁자가 되기를 싫어한다."

③ 상황 : 정치적으로 개혁파

가장 좋은 이유 : "나는 모든 가능한 면에서 사회가 발전하기를 원하며 사회가 모든 이에게 평등하고 혜택을 주기를 원한다."

가장 나쁜 이유 : "나는 경쟁사회에서 이길 수 있는 기술, 성실성이 부족하다. 따라서 나는 모든 것이 변해 그 때에 기회를 잡기 원한다."

④ 상황 : Freud계의 심리치료다.

가장 좋은 이유 : "이것이야말로 잠재해 있는 문제성을 치료할 수 있는 유일한 방법이고, 다른 어떤 치료방법이라도 겉으로 드러나 있는 것만 치료할 뿐이다."

가장 나쁜 이유 : "이 치료방법은 몇 년씩이나 걸린다. 나는 그래서 더 많은 치료비를 벌 수 있다."

결론 2

가장 마음에 드는 이유를 찾아내는 것은, 합리화와 비슷한 점이 많다. 그러나 이것은, 자기강화의 효과가 있다. 즉, 이것은 자신이 가장 기분좋은 생각을 믿기 때문인데, 따라서 합리화가 가지는 방어기전이라는 개념은 포함시키지 않는다.

7장

감지적변환 : 기초과정

Perceptual Shifting : Basic Precedures

인지재구조치료(Cognitive restructuring therapy) 중에 가장 창의적인 테크닉들은 감지적 변환에서 유래한다. 이 방법들은 환자들의 전반적인 감지능력에 초점을 맞추는 것이다.

Countering(대응)치료법이 환자들의 내적인 믿음과 자아의식 등을 바꾸는데 사용되어지는 반면, 감지적 변환은 환자들이 세상을 바라보는 형태(Pattern)를 광범위한 의미에서 바꾸는 것이다.

감지적 변환은 3부분으로 나누어질 수 있다. (1)기본 원칙, (2)변환, (3)연계단계 등이다. 그림을 보고 깨달은 변환은 그들의 생각을 바꾸는데 사용하는 것이다. 연계단계에서는 그들의 과거 믿음들을 새로운 믿음으로 바꾸기 위한 근거리를 확보하는 과정이다. 환자의 가치관, 언어적 정의, 치료자의 생각 등이 모두 이 근거리들로 사용될 수 있다. 감지적 변환은 심리학 연구에서 광범위하게 그 근거들을 발견할 수 있다. 제각기 다른 학설들이지만 다음과 같은 근거들을 제시하고 있다.

1) 뇌는 감각적, 신체적 data를 선택적으로 분별한다.
2) 뇌는 이런 data를 pattern(형태) 형성에 사용한다.
3) 뇌가 만드는 형태는 도입되는 외부적 자극에 의해 영향을 받지만, 독립된 현상으로 존재한다.

4) 형태는 학습되어지지만, 더욱 본능적이며, 자동적인 감정과 행동의 반응을 보인다.
5) 형태의 수는 무한대이지만, 뇌는 오직 몇 개의 개인적인 형태만 사용한다.
6) 일단 형성되면, 학습현상이 소멸될 때까지 지속한다.
7) 대부분의 형태는 가족, 친구, 문화 등 중요한 외부영향에 의해 배우게 된다.
8) 형태는 반복될수록 더 강해져서 바꾸거나 제거하기가 더 힘들어진다.
9) 나이가 어릴수록, 형태는 쉽게 생성되며 영구성을 지닌다.
10) 개별적인 자극이 환자의 반응을 일으킨다고 잘못 알려져 있지만, 사실은 뇌의 형태에 의해 감정이나 행동의 반응이 일어난다.
11) 고전적이나, operant 조건반응 등은 감정이나 행동을 이런 형태들과 연관성을 가지게 한다.
12) 환경에서 오는 자극은 이런 형태들에게 조건반응 되어질 수 있어서, 차후에는 부분적인 자극이 이런 형태들을 작동하게 한다.
13) 언어나 연상 등은 이런 형태를 표현하는 방법들이지만, 형태들은 시각적 경험 이전에 작동한다.
14) 형태의 대표적인 부분을 변화시키면, 형태를 전반적으로 변화시킬 수 있지만, 이것은 1:1의 현상이 아니다.
15) 형태들은 논리적인 근거로 형성되는 것이 아니고, 감정-경험적 학습과정에 인하여 형성된다.
16) 형태가 불완전하면, 뇌는 자동적으로 이 형태를 삭제시킨다.
17) 어떤 형태들은 한 번 형성되면, 영구적이다.
18) 뇌가 어떤 형태를 알아차릴 수 없으면, 즉각 공황상태를 발생시킨다.
19) 부정적인 감정과, 병적인 행동을 변화시킬 수 있는 가장 빠르고 완벽한 방법은 그들의 원인이 되는 형태(pattern)들을 변화시키는 것이다.

인지치료에서 이렇게 필수적인 pattern이란 것은 그렇다면 어떤 것일까? 우선 pattern이란 말은 이 책에서 사용되는 인위적인 표현이며, 다른 이들은, 이것을 "schemata(유형)", "themes(주제)", "meanings(의미)" 또는 gestalt(대표형상) 등으로 사용하고 있지만 pattern(형태)는 더 광범위한 의미를 지니고 있다.

형태는 뇌가 자료 data 등을 정리하는 방법인데, 이 data들은 신체, 기억창고, 외부자극 등 뇌에 영입되는 모든 data를 포함한다. 각개의 data는 의미가 없지만, 뇌는 이들을 이용해서 형태를 만들어낸다. 이런 pattern은 단순히 언어나 영상이 아니고, 우리가 어떤 생각을 표현하는 방법이며, 볼 수도 있고 언어로 표현할 수 없는 것들이 대다수이다.

피아노에서 연주된 어떤 곡조는 다른 key를 사용해도 같은 곡조로 들린다. 또한 어떤 문장은 다른 단어들을 사용해도 같은 의미를 가질 수 있다. 동물들이거나, 선천적인 시각 장애자들도 pattern을 사용한다. 모든 사람들은 비언어적이며, 비시각적인 pattern들을 가지고 있다. 예를 들면, 집안에 있는 수천 번을 오르고 내린 층계에 관한 pattern은 오직 우리가 실수를 해야 알아차리게 된다. 즉 층계가 하나 더 있을 것이라고 디뎠는데 없다면, 헛딛게 되고 균형을 잃어 비로소 우리는 pattern이 틀린 것이라는 것을 알게 된다. pattern을 변화시키는 방법들을 제시하고자 한다. 그러나 이것은 환자마다 다른 개별적이고 창의적인 접근법을 요구하기도 한다.

기초적 감지적 변화 *(Basic Perceptual Shift)*

원칙

꿈의 분석에서 Harvard 대학의 D. A Hobson and McCarley(1977)는 수면 중 뿐 아니라, 각성상태에서도 볼 수 있는 뇌기능의 흥미로운 점들을 발견했다.

그들의 연구에 의하면, 뇌는 단순히 신경화학적 정보를 받아들이고, 저장하고 상기하는 것만 하는 게 아니며, 뇌가 이런 기초적인 data의 조각들을 schemata와 pattern과 theme 등으로 전환시킨다는 것이다.

각성상태에서 대부분의 기초적 data가 감각을 통해 영입하지만, 수면 중에 이런 내부적인 data를 장기 · 단기적 기억, 감정, 현재 신체적 자극 등을 사용하게 된다. 수면 중이거나 각성상태 모두에서, 뇌는 이런 data를 정리해서 더 의미가 있는 pattern으로 바꾼다. 수면시에는 꿈이지만, 각성시에는 믿음, 태도 또는 생각이라고 명칭 되어진다. 대다수의 부정적 감정들은, 환자들이 이런 기초적인 data들을 병적인 주제로 합성하기 때문이며, 그 정보들을 계속해서, 공포에 찬, 우울한 또는 분노에 찬 pattern 등으로 합성하기 때문이다. 장기적, 병적인 생각은 이런 과정을 반복하는데, 이것은 현재의 상황과 관계없이 지속되는 것이다.

방법

1) 환자로 하여금 다음과 같은 도표를 준다.

2) 환자들로 하여금 최선의 증거를 30분 동안 집중적으로 생각하게 한다.

도표 7-1. 감지적 변환자료

생각 또는 믿음	유용한가 아닌가	이 생각에 대한 당신의 최선의 주장	당신의 주장에 관해 경험한 최선의 증거
다른 사람들이 내가 불안해 하는 것을 볼 것이기 때문에 비행기 여행을 안 한다.	도움이 안 된다.	다른 사람이 보건 말건 나는 내 할 일을 한다.	사실 다른 사람들은 나를 쳐다보지도 않았다.
비행기는 탈출을 할 수 없어서 위험하다.	도움이 안 된다.	탈출할 필요가 없다. 다 같은 운명이다.	통계망으로 자동차 여행보다 안전하다는 것을 읽었다.
공황상태가 지속되면 나는 정신병증세를 일으킬 것이다.	도움이 안 된다.	정신병이 무엇인지도 모른다.	20번의 공황 발작에서 한 번도 정신병 증상을 일으킨 적이 없다.

실황적 인지행동치료

8장

감지적변환 : 전환
Perceptual Shifting : Transposing

모든 변환치료법 중 공통적인 것은 애매모호한 그림들을 이용해서 그들의 감지현상을 바꾸는 것이다. 환자가 한 영상을 다른 영상으로 바꾸는 것을 배웠으면, 같은 방법을, 그들의 인지나, 태도를 바꾸는데 사용하게 한다.

처음에는 이런 모호한 그림들이 감지변화의 예를 보이는데 사용되었다. 즉, 한 개나 두 개의 그림을 보여준 후 즉각 그들의 태도나, 믿음을 바꾸는 일을 시작하도록 했다. 그러나 환자들은 자신들을 어떻게 자신들이 보게 되었는가를 알기 위해 그림들을 다시 보기를 원했고, 이런 요청들은 그들이 그들의 인지를 바꾸는 작업도중 일어났기 때문에, 처음에는 이것이 집중을 방해하는 일로 간주되었다. 나중에야 이것이 그들의 인지를 바꾸는데 중요하다는 것이 발견되어서, 그 후에는 이런 모호한 그림들을 인지치료의 중요한 부분으로 활용하기 시작했다.

그림들은 비언어적이고, 포괄적인 이점을 가지고 있어서, 뇌의 pattern(형태)이 환자들의 언어적 표현보다 더 기초적이다. 그리고 개별적인 자극이 아니고, pattern을 이용해서 변환하기 때문에 더 포괄적이라는 것을 발견했다. 따라서 가장 유용한 치료과정 중 하나로 쓰이게 되었다.

영상의 전환 *(Transposing Images)*

원칙

환자들에게 해로운 pattern들이 어떻게 변화할 수 있는가를 경험하게 하기 위해, 전환될 수 있는 그림들을 사용했다. 이 과정은 환자들에게 숨어있는 그림을 발견하게 하는 것인데, 환자들은 자신들이 그 정보들을 사용하게 조건 반응된 대로 한 개 또는 여러 개의 영상들을 발견해냈다. 표 8-1은 마녀, 또는 젊은 여자의 그림이 보이겠지만, 사실 이것들은 이 그림에 없다. 다만 이 현상은 뇌가 기초적인 정보들을, 뇌가 의미 있는 pattern으로 전환시키는 과정에서 생긴다.

만약 환자들이 조건반응과정을 통해 마녀의 그림에 고통이나 젊은 여자의 그림에 즐거움을 느끼도록 되면, 이 그림은 거기에 따라 긍정적 또는 부정적인 감정을 일으킬 것이다. 기억할 것은, 이런 기초적인 정보는 감정을 만들어내지 않는다. 뇌가 이런 감정들을 만들어 내는 것이다.

이 그림에서, 불행하거나 우울한 또는, 불안한 환자들은 마녀종류의 그림을 볼 것이고, 더 정확하게 말하라면, 마녀가 이 그림에 없기 때문에 그들은 이런 모호한 정보에서 "마녀"를 보게끔 학습되어진 것이다. 이 경우, 부정적인 감정을 제거하기 위해서는 치료자가 이들로 하여금 젊은 여자를 보도록 도와주어야 한다.

환자들로 하여금 "마녀"를 보지 않게 하기 위해서는, 이완과정과 "마녀"의 영상을 pairing(짝 지우는 과정)하면 되고, 또는 오직 젊은 여자의 영상만 보게끔 조건 반응화시켜서 이 그림과 연관되어져 있는 부정적인 감정을 없앨 수도 있다. 중요한 점은, 환자들이 이 그림에서 감지하는 것이, 스스로에 대한 감지와 유사하다는 것이다. 환자들이 대부분의 긍정적인 gestalt(상징적 유형)을 무시한다면, 그들은 부정적인 세계를 볼 것이라는 것이다.

또는 모호한 정보들을 위험한 것으로 감지하면, 그들은 불안감을 느낄 것이다. 만약 그들이 자신들의 처한 상황이 자신들에게 불공평하다는 pattern을 만들면, 그들은 지속적인 분노를 느낄 것이다.

이런 전환치료과정은 그들의 보편적인 생각의 pattern과 생각하는 방법을 바꾸는 것을 강조하는 것이다. 예를 들어서, 환자들의 gestalt을 좀 더 현실적이고, 피해가 적은 개념적 유형으로 바꿀 수 있다.

방법 1. 전환될 수 있는 영상들

1) 8-1, 8-2, 8-3 등을 추려서
2) 환자들에게 4개 이상의 그림들을 보여준다. 한 번에 한 개씩 보여주며 그들이 무엇을 볼 수 있는가 물어본다. 그들이 볼 수 있는 모든 양상들을 찾아내도록 한다. 힌트를 한 개씩 그들이 새로운 영상을 찾아낼 때까지 준다. 예 : "이 부분은 늙은 여자의 코, 또는 젊은 여자의 턱이겠지요." 동시에 환자에게, 그들이 보는 영상들이 바뀌는 것을, 그들의 부정적인 믿음을 새로운 긍정적인 믿음으로 바꾸는 과정과 동일하다는 것을 설명해 준다. "사물을 다르게 보는 법"을 복사해서 환자들에게 읽게 한다.
3) 백지에, 왼쪽에는 환자의 부정적인 생각을 가능한 한 많이 적게 하고, 그 밑에 그 모든 것을 종합해서, 한 개의 주요 주제로 정리한다.
4) 백지의 오른 쪽에는 왼쪽의 부정적인 믿음을 더 현실적이고, 피해가 적은 새로운 믿음으로 바꾸어 적는다. 각 믿음들을 동의할 때까지 환자와 세밀하게 토론한다. 오른쪽 밑에 종합된 한 개의 새로운 믿음을 적는다.
5) 환자로 하여금 이 과정을 반복하도록 한다. 그들이 익숙해질 때까지 반복하게 한다.
6) 환자로 하여금 그들이 부정적인 믿음 그 자체가 기억하기 힘들 정도로, 새로운 믿음을 매일 반복해서 기록하도록 한다.

예 1〉 모호한 그림의 전환

8-1의 예〉

늙은 여자	**젊은 여자**
코끝	턱 윗부분
눈	귀
입	목걸이
코끝의 사마귀	코
이쪽을 보고 있다.	저쪽을 보고 있다.
턱	목 밑 부분
코끝의 털	눈썹

사물을 다르게 보는 법

뇌는 살아있는 경이적인 것이다. 뇌는 정보를 영입하고, 저장하고, 상기할 뿐만 아니라, 그것들을 극적으로 전환시킨다. 주어진 정보와 다르게 전혀 다른 세계를 만들어 낸다. 뇌는 조각조각의 정보를 잘 짜여진 형태, 주제 또는 이야기로 바꾼다. 우리의 뇌는 컴퓨터 같이 작동하는 게 아니고, 마치 화가가 그림을 그리듯이 우리 주위의 세상을 그려간다. 우리의 뇌는 초록색 기억을 갈색 감정과 섞어서 본능으로부터 청색 물감을 가져다, 우리의 감각에서 노랑, 검정, 하얀색을 가져다 숫자대로 배합대로 그림을 그리는 것이 아니고, 광활한 광경들과, 희극과, 승리와, 불행을 그려내는 것이다.

때로는 Albert Einstein의 학설과 같은, Vincent Van Gogh의 그림이나, Beethoven의 음악 같은 그림을 그리기도 하지만, 때로는 Nietzsch 나 전범들의 생각 같은 공포에 찬 그림들도 그리기도 한다.

우리는 모두 화가들이다. 우리가 그리는 그림들이 우리가 행복감을 느낀다거나, 슬프다거나, 가슴이 아프다거나, 매혹된다거나 하는 것들을 결정한다. 우리 주위환경이 우리의 감정을 만드는 것이 아니고, 우리의 뇌가 감정들을 만든다. 때로는 우리의 그림이 너무 엄청나서 우리를 쓰러지게 하고, 우리가 제대로 기능을 못하게도 하는데, 이럴 때 치료가 필요하게 된다.

우리 치료자의 역할은, 당신이 새로운 그림을 그리게 도와주는 것이다. 그것은 당신이 그림을 그릴 줄 모른다거나, 그림에 물감이 튀었다거나 등이 아니고 당신 스스로의 그림을 그리는 것을 전혀 배우지 않았다는 것이다. 당신은 다른 사람들의 그림을 복사하면서 자랐거나, 더 불행한 경우를 배웠을 것이다. 오직 그림의 숫자만 세는 방법을 성인이 되어서 당신은 이런 그림들이 자신이 그림인 것처럼 착각을 하면서 살았다. 치료자의 역할은 무엇을 그리라고 말하는 것이 아니고, 당신이 자신의 경험에 의해 자신의 주제들을 그리게 하는 것이다.

아마도 이것을 설명하는 데는 그림을 보여주는 것이 최선의 방법일 수도 있다. 다음에 그림을 보고 실험삼아 젊은 여자와 늙은 여자의 그림을 살펴보기 바란다. 두 여자의 그림들이 확연히 보일 때까지 본다. 도표 8-1을 환자와 같이 본다.-우리는 이 그림들을 뇌가 만들어 내기 때문에 보는 것이지, 이 여자들은 이 그림 속에 없다. 어떤 컴퓨터도 이런 그림을 볼 수 없고, 오직 우리의 뇌 만이 즉각적으로 자동적으로 볼 수 있다. 우리의 뇌는 이 그림의 선과, 명암들을 영입해서 우리의 기억과 복합시켜서 주제-즉 젊은 여자 또는 늙은 여자를 알아내는 것이다. 둘 중에 어떤 것을 보아도 상관없지만, 중요한 것은 이 그림의 프린트는 캔버스이고 우리가 화가라는 것이다.

이 그림은 우리가 보는 것을 우리의 뇌가 어떻게 전환시키는가를 보여주고 있다. 우리는 우리의 세계를, 이런 전환과정과, 우리의 자신에 대한 인식과, 다른 사람들과의 경험과, 우리의 가치관 등에 따라 보게 된다. 우리가 웃고, 울고, 사랑을 하고 혐오하고 하는 모든 것은 우리의 뇌가 그린 그림들에 의한 것이다. 우리의 뇌는 정말로 경이스러운 것이다.

표 8-1. 낡은 믿음과 새로운 믿음

낡은 믿음	새로운 믿음
나는 반드시 성공해야 한다. 그렇지 않으면, 아무도 나를 사랑하지 않을 것이며, 나는 완전히 외로울 것이다.	성공, 사랑, 존경, 인정받는 것은 모두 내가 내 스스로를 인정하는데서 오는 부산물이다. 그것들을 성취할 수 있을 수도 없을 수도 있지만, 그들 자체는 큰 의미가 없다. 내 자신이 스스로를 착하고, 가치가 있는 인간이라고 인정하지 않는 한, 나는 결코 행복해질 수 없다.
세 부 사 항	세 부 사 항
1) 인생에서 최악의 일은 실패하는 것이다.	1) 최악의 일은 실패가 두려워서 해야만 할 일들이다.
2) 내가 완벽하게 승리하지 않으면, 그것은 실패다.	2) 내가 이기지 못한다면, 그냥 이기지 못했을 뿐이다.
3) 성공은 덧없는 것이지만 실패는 현실이다.	3) 성공, 실패 모두 덧없는 것이다.
4) 자신과 주위의 모든 것을 장악할 수 없으면 실패한다.	4) 대부분 인생은 그대로 진행되게 해야 한다. 인생의 대부분은 우리가 어쩔 수 없이 진행된다.
5) 완벽하게 할 수 없으면 시작도 하지 말아야 한다.	5) 해야 할 가치가 없는 일이라면, 완벽하게 해야 할 이유조차 없다.
6) 성공하기에는 시간이 얼마 남지 않았다.	6) 성공은 의미가 없다. 행복에는 시간제한이 없다.
7) 내가 실패하는 것을 정말로 걱정하면, 그만큼 성공할 확률이 크다.	7) 걱정한다고 달라지는 것은 없다. 그저 기분이 나빠질 뿐이다.
8) 모든 사람들에게 인정받고 존경받아야 한다.	8) 내 자신이 스스로를 존경하지 않으면, 세상의 모두가 날 존경해도 하찮은 일이다.

예 2〉 정희의 인지적 전환

정희는 운동선수의 기록을 심리치료로 향상시킬 수 있다는 말을 듣고 치료를 원했다. 그녀는 장거리선수였고, 대단한 성취를 이룩한 선수였다. 그러나 최근에는 경기 전에 불안감을 느끼기 시작했고, 따라서 그녀의 기록은 악화되는 중이었다.

그녀의 불안감의 인지적 요소의 분석결과, 그녀의 성취욕과 완벽함에 대한 집착과 실패에 대한 극심한 두려움이 드러났다. 개인력에서는 그녀의 아버지가 그녀를 인정하기를 지속적으로 거부했고, 그녀의 성공을 위해 그녀를 끊임없이 압박했다는 것이 드러났다. 학교성적은 우수했지만, 경제적인 이유와 어린 나이에 한 결혼 때문에 그녀는 그녀의 잠재능력을 실현할 수 없었다. 그래서 그녀는 장거리 주자가 되어 성공하고 싶었다.

〈표 8-1〉은 그녀의 낡은 그리고 새로운 믿음을 분석한 것이다.

그녀는 끝내 새로운 믿음으로 성공적으로 전환했으며, 특히 세부사항에 집중함으로써, 자신을 향한 자신의 믿음을 바꿀 수 있게 되었다. 처음에는 그 새로운 믿음이 정착되지 않았으나 점차적으로, 지속적인 연습을 통해 새로운 감지가 뚜렷해졌고, 낡은 주제는 흐려져 갔다.

방법 2. 숨겨진 그림들

처음에는 환자들로 하여금 그림이 쉽게 보여지지 않는 곳을 보게 한다. 이것은 환자들이 처음에는 자신의 삶의 경험에서 문제의 원인들을 찾기 힘들 것 같지만, 점차적으로 이해하게 되는 과정과 같다.

가정폭력을 지속적으로 당하는 주부, 계속 재발하는 알코올 중독자 등은 처음에는 자신의 행동의 원인들을 찾기 어려운 것과 같다. 그들로 하여금 숨겨진 영상, 숨겨진 원인을 찾아내게끔 도와주는 것이 치료자의 역할이다.

1) 모호한 그림 여러 장을 선택한다.
2) 환자로 하여금 쉬운 그림부터 점차적으로 어려운 그림들을 보게 한다.
3) 무엇을 찾아야 하는가를 설명하고, 그림 어디에서 그 그림을 찾아야 하는가를 설명한다.
4) 충분한 시간을 준다.
5) 그들이 숨겨진 그림들을 발견한 후, 주제를 그들의 인지에 대한 토론으로 바꾼다. 그림을 이용해 그들의 경험 속에 숨겨진 의미들을 찾게끔 도와준다.
6) 새로운 믿음이 그들의 마음에 각인되게 하기 위해, 다음 과정들을 시행한다.

① 새로운 믿음을 개인적인 기억과 결합시킨다.

② 새로운 믿음이 전반적인지 세부적이 아닌 것인지를 확인해야 한다.

③ 새로운 믿음이 환자에게 개인적 의미가 있고, 개인적 감정에 결합되도록 한다.

④ 단순한 반복은 충분하지 않다. 새로운 믿음이 환자에게 개인적으로 중요한 의미가 있게끔 강화시킨다.

⑤ 반복시킨다. 반복과정만이 새로운 믿음의 전환을 강하게 하지는 않지만, 기억에 남게 한다.

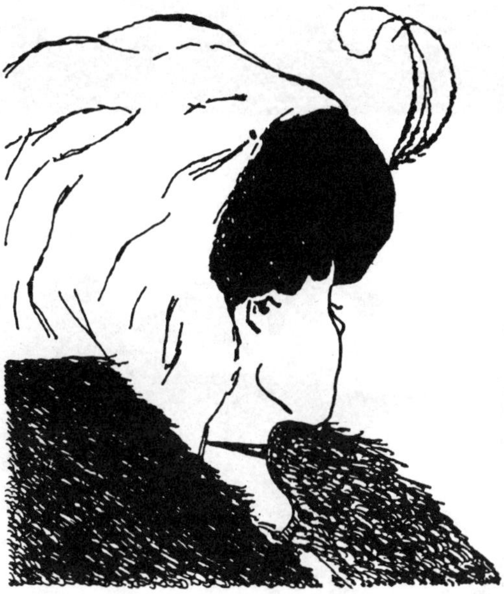

그림 8-1.

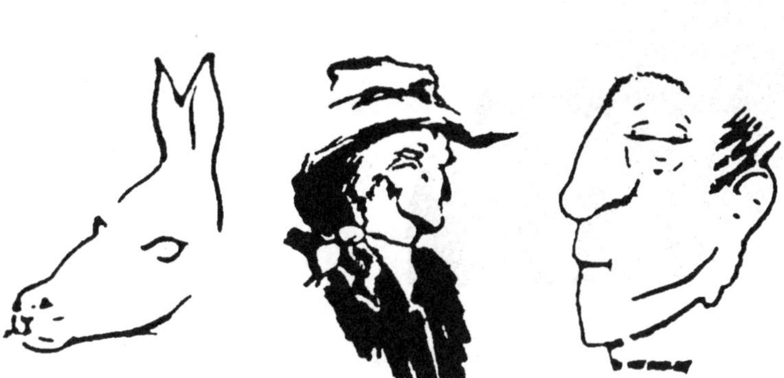

그림 8-2.

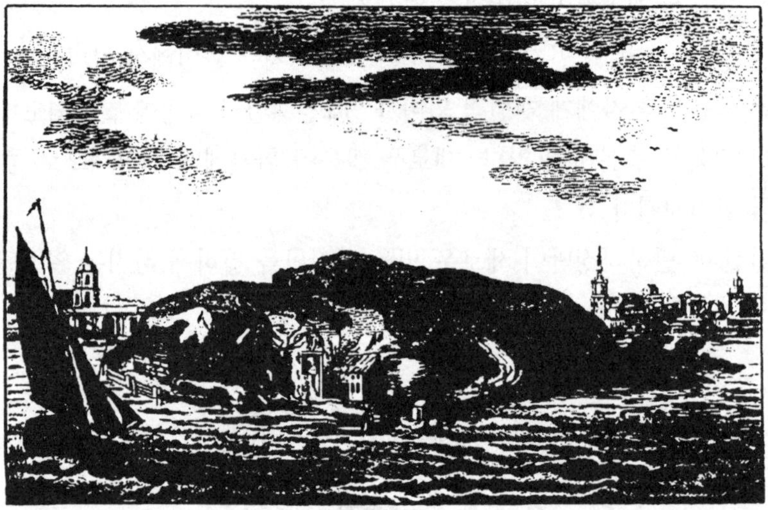

그림 8-3.

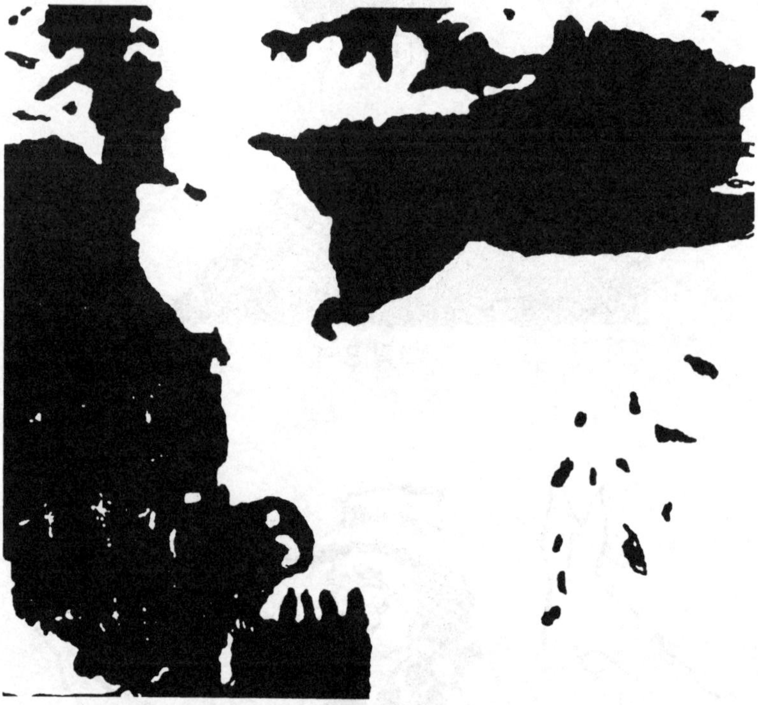

그림 8-4.

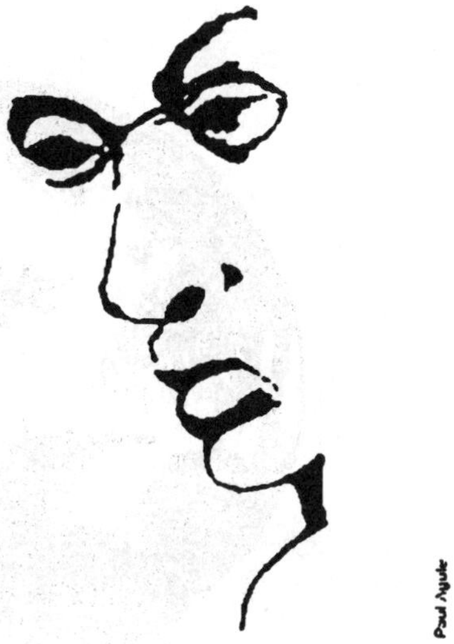

그림 8-5.

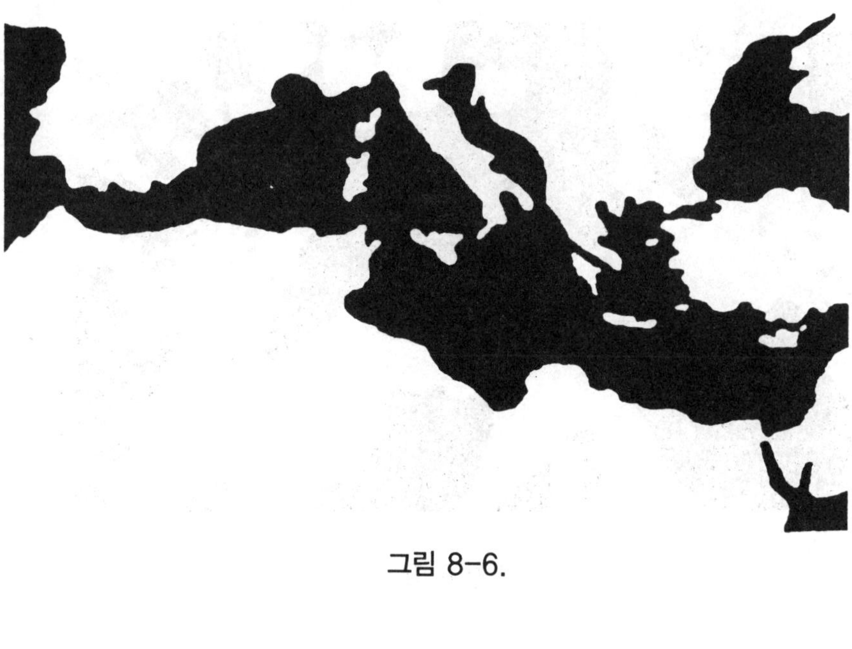

그림 8-6.

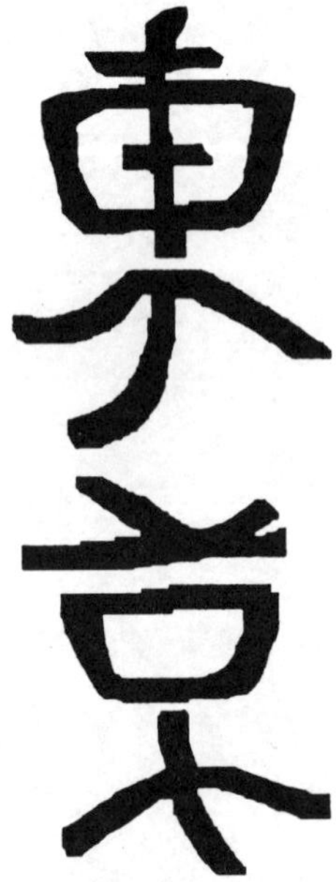

그림 8-7.

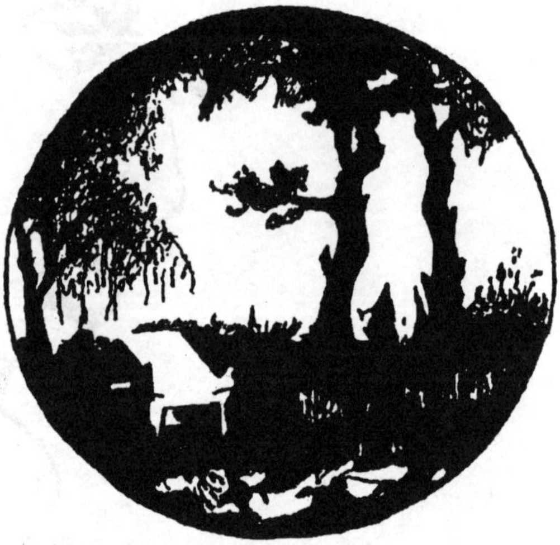

그림 8-8.

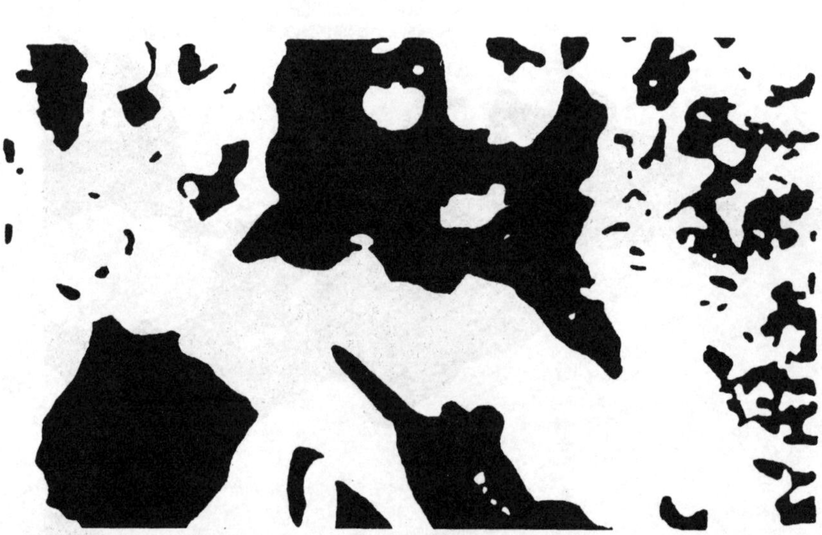

그림 8-9.

표 8-2. 전환의 법칙들

보이는 것(그림)을 전환하는 법	믿음을 전환하는 법
1) 무엇을 찾으려는지 알아야 한다.	1) 어떤 믿음을 가지려 하는가를 알아야 한다.
2) 도움을 청한다.	2) 새로운 믿음을 알고 있는 치료자에게 도움을 청한다.
3) 충분한 시간이 필요하다.	3) 치료자가 무엇을 뜻하는가를 즉각 이해하기를 기대하지 말라.
4) 열심히 찾는다.	4) 어느 날 갑자기 새로운 생각이 들도록 기다리지 말고, 열심히 찾는다.
5) 포기하지 말고 끈기 있게 시도한다.	5) 끈기 있게 노력한다. 새로운 믿음을 갖는데 몇 달이 걸릴 수도 있다.
6) 그림 전체를 볼 수 없으면 일부라도 본다.	6) 새로운 믿음 전체를 믿을 수 없으면, 부분적으로라도 믿는다.
7) 이미 본 것을 잊어버리면 다시 처음으로 돌아간다.	7) 새로운 믿음이 다시 옛 것으로 전환하는 것을 느끼면, 다시 새로 시도한다.
8) 거의 습관적으로 그림을 볼 수 있을 때까지 반복한다.	8) 새로운 믿음을 계속 반복생각해서, 거의 습관이 되도록 하고, 낡은 믿음이 기억나지 않을 정도로 반복한다.

연상기법 *(Image Techniques)*

원칙

연상(Image)은 믿음의 전환이나, 인지재구성에 광범위하게 쓰인다. 대응치료법(Countering Techniques)은 환자가 사용하는 언어를 바꾸는데 쓰이지만, 전환(transformation)은 연상과 시각화(visualization)에 의존한다. 연상들은 환자들에게 무엇을 변화시켜야 하는 것을 더 확실하게 알게 해주는 데 그 이유는 연상은 전반적인 형태(pattern)를 강조하는 반면, 순수한 언어적치료법은 어떤 특정된 생각들을 바꾸는 것을 목표로 하고 있기 때문이다. 하지만 때로는 언어적 접근과 연상법을 복합해서 사용하는 것이 더 강력할 수 있다. 그러나 환자의 연상능력이 뛰어나다면, 당연히 연상법을 중점적으로 사용해야 할 것이다.

방법

1) 언어적 접근법을 연상을 사용하는 접근법으로 바꾸기 위해, CRT의 첫 3단계를 거쳐야 한다. 즉, 환자의 중심적인 믿음을 찾아내고, 그 진위성을 객관적으로 분석하고 일련의 대응책들이나 대치될 수 있는 믿음들을 만들어 내는 것이다. 이 3단계는 언어적 접근법이 더 효과적이다. 예를 들어, "나는 내 인생에 대해 더 이상 아무런 목표도 없다."라는 것은 시각적 연상이 쉽지 않다.
2) Lazarus와 Wolpe 등에 의해 고안된 방법으로 환자의 연상능력을 측정한다.

예

푸른 하늘에 흰 구름이 떠 있습니다.
구름 저 편 햇살이 비치고 있습니다.
구름의 모서리에 집중하십시오.
무엇이 보입니까?

환자가 구름의 모퉁이가 햇살에 하얗게 빛나고, 구름의 움직임을 섬세히 볼 수 있다면 연상능력이 만족스럽고, 그냥 구름 뭉텅이만 보는 정도라면 연상력이 떨어지는 것이다.

3) 환자들의 불합리한 믿음을 합리적인 믿음으로 고치는데 효과적이라고 생각되는 장면들을 선택한다. 연상법은 언어를 사용하지 않기 때문에, 환자들은 자신들의 믿음을 더 빨리 그리고 완벽하게 바꿀 수도 있다. 다음이 그런 전환을 촉진시키기 위한 연상장면들의 예다.

극복하는 연상들

예) 즉 수동적이고 회피적인 환자가 어려운 장면을 극복하는데 쓰는 장면들 즉 "사장에게 봉급인상을 요구하는 자신을 연상해 보십시오."

이완 장면들

예) 자연을 연상하는 것, 몸의 감각을 이용하는 것 등은 공포반응을 일으키는 불안한 생각들에 대응하기 위해 사용한다. 이것은 인지적 탈감각(Cognitive desensitization)에 흔히 사용된다.

완벽하게 해내는 장면-이것은 실패와 무력감과 pariing(짝 지우는 것)할 수 있다.

예) 성공적이고 행복한 결혼 생활 중이라고 연상하십시오.

세부적인 극복장면들-복잡한 문제를 세부적으로 비교적 쉬운 장면들로 나누어서 연상시키는 것.

예) 비행기를 타는 과정

장면들-어떤 문제를 극복하는 장면들을 연상하기 힘들 때, 완벽하게 해 내는 사람을 흉내 내는 것을 연상하는 법.

예) 테니스 챔피언의 타구법을 연상-흉내내는 것 등

불쾌한 장면들은, 혐오치료, 탈출과정 또는 회피조건반응과정 등에서 부정적인 행동을 극복하는 데 쓰인다.

예) 아이들이 천식에 걸릴 때까지 집안에서 담배를 피우는 것 등

이상적인 결과에 대한 연상-최종 목표를 연상하지 못하는 경우 쓰인다.

예) 10년 후 어디서 누구와 함께 사실 겁니까?, 무엇을 하고 있기를 원합니까?

목표달성 후 만족에 대한 연상-현실적인 믿음을 강조하기 위하여 사용한다.

예) 문제를 해결하면, 어떤 좋은 일들이 있을까요?

불안감소연상법-혐오적 · 공포적인 연상을 줄이기 위한 법.

예) 사람이 오리의상을 입고, 꽥꽥거리는 장면을 상상해 보십시오.

새로운 개념은, 사건해석의 변화를 준다.

예) 당신의 부인이 당신에게 화가 난 게 아니고, 그냥 하루 종일 다른 일들로 인해 스트레스를 받았다고 상상해 보십시오.

부정적과 긍정적인 연상-Higher-order conditioning(상충조건반응)에서와 같이 부정적인 장면과 긍정적인 장면을 배경으로 연상하는 것.

예) 경치 좋은 연못가의 잔디밭에 앉아서, 누군가 당신의 경쟁자가 언쟁을 걸어온다는 것을 연상하십시오.

교정장면-환자가 과거에 실패한 것을 교정하는 장면

예) 다시 할 수 있다면, 어떻게 하겠는가를 연상해 보십시오.

포괄적인 교정장면-과거의 모든 실패를 교정하는 것.

예) 내성적이고 회피적인 환자가, 과거 중요할 때마다 적극적으로 의사표현을 하고 능동적으로 일 처리를 한 것으로 연상하는 법.

미래에서 돌아다보는 장면–중요한 가치를 이해하기 위한 것.

예) 당신이 이제 85세가 되어서 인생을 돌이켜 볼 때, 지금 무엇이 중요한 것이라고 생각하고 있겠습니까?

확대연상–사건의 최악의 경우에 대응하는 것을 가르치는 연상법.

예) 실직에 따른 최악의 일들은?, 어떻게 대응하겠는가를 연상해 보십시오.

가능성이 적은 사항들을 연상하는 법–모든 나쁜 상황을 연상하게 해서, 그들이 모든 상황들을 장악할 수 없다는 것을 깨닫게 하는 방법.

예) 신문에 실린 만화를 볼 때 일어날 수 있는 최악의 일들은?, 침대에 누워 있을 때 일어날 수 있는 최악의 상황들은?

소극적 · 공격적 또는 수동 · 공격적 반응에 대조해서 적극적인 반응을 연상하는 것.

예) 빌려준 돈을 받는 장면을 소극적, 공격적, 적극적으로 연상해 보십시오.

궁극적인 결과들을 미래를 상상하지 못하는 환자들에게 연상하게 하는 것.

예) 만약 당신이 지금 자살을 하면, 10년 후 당신의 여자 친구가 얼마나 슬퍼할 것인가를 연상해 보십시오.

공감하는 장면–다른 이의 감정을 이해하는 법.

예) 당신이 해꼬지한 사람이 당신에 대해 어떤 감정을 가지고 있을까 상상해 보십시오.

해소장면–이제까지 표현되지 않은 분노, 사랑, 질투, 슬픔 등의 표현을 허용하는 법.

예) 남자친구에게 고함 지르는 장면을 연상해 보십시오.

무반응 장면 연상–공포장면에서 중립적인 결과를 연상하는 것.

예) 여러 사람이 모인 장소–교회–에서, 일어나 앞자리로 걸어 나가는 것을 연상하십시오. 아무도 놀라거나 관심이 없다는 것을 연상하십시오.

현실에서 일어날 수 없는 기상천외한 장면의 연상.

예) 돌아가신 할머니가 여기 계시다는 것을 연상하십시오. 할머니가 어떤 조언을 하실까요?, 당신의 행동에 대해 어떤 생각을 하실까요?

예방목적의 장면들–죽음, 배척, 질병, 가난 등에 대한 대응책에 대한 연상.

부정적 강화 장면–더 공포스러운 상황을 벗어나기 위한 공포스러운 행동을 연상하는 것.

예) 공황장애를 보이지 않기 위해, 쓰러지는 것을 연상해 보십시오.

안전책에 대한 연상–안전감을 느끼게 해주는 연상.

예) 비행기 안에 있을 때, 남편이 모포로 당신을 감싸 안고 있다는 것을 연상하십시오.

포만상태에 대한 연상–Covert flooding에 쓰이며, 같은 장면을 반복적으로 연상한다.

예) 다음 2주 동안, 하루에 50번씩 당신의 아내가 눈에 띄는 남자마다 같이 정사를 하고 있다는 것을 연상하십시오.

서로 반대되는 장면들을 연상해서, 환자로 하여금 둘 중의 하나를 결정하게 도와주는 것.

예) 서울에 사는 것이 어떤 것일까와 광주에 사는 것이 어떤 것인가를 연상하십시오.

불만스러운 결과에 대한 연상–환자가 긍정적으로 보는 일의 부정적인 면을 보게 하는 법.

예) 당신이 유명해진 후, 파파라치 때문에 당신이 아무데도 갈 수 없어서 집안에만 틀어 박혀 있다는 것을 연상해 보십시오.

충동을 이겨내는 방법–기호품을 역겨운 것으로 변하게 하는 법.

예) 당신의 담배가 소똥으로 만들어졌다고 연상하십시오.

시간을 초월하는 연상–괴로운 상황에서 벗어나게 해 주는 연상.

예) 1년 후, 당신의 실연에 대해 어떻게 느낄 것인가를 연상하십시오.

5) 선택한 장면이 생생하게 연상될 때까지 연습하게 한다.

6) 연상이 끝나면, 그들로 하여금 자신들 믿음의 변화에 대해 이야기하라고 해서, 언어적 요소들을 포함시킨다.("이제, 이런 장면의 연상을 통해 감정의 변화가 있었습니다. 어떤 결론을 내릴 수가 있겠습니까?, 당신이 가졌던 불합리한 생각들은 무엇입니까?, 지금은 어떤 합리적인 생각들을 가지게 되었습니까?")

임상적 예

이상의 예와 같이, 특정장면들이 특정 불합리한 믿음들과 짝지워져 연상되었다. 다음은, 환자들의 불합리한 생각을 전환시키기 위해 쓴 연상장면들이다.

중심적 믿음 – 사람들이 항상 나를 좋아해야 한다. 그렇지 않으면 참담한 기분일 것이다.

교정 장면 – 점진적인 대응연상.

모든 사람들이 좋아하는 장면 → 한 사람만 빼 놓고 모든 사람이 나를 좋아하는 장면 → 대부분의 사람들이 좋아하는 장면 → 내가 아는 모든 사람들의 50%가 나를 좋아하는 장면 → 오직 몇 사람만 나를 좋아하는 장면 → 오직 한 사람만 나를 좋아하는 장면.

환자들의 불안감이 없어질 때까지 연상시킨다.

중심적 믿음 – 실수한다는 것은 비참한 일이다.

교정 장면 – 불쾌한 장면의 연상. 불쾌한 장면을 완벽해지려는 것과 복합(pair)시킨다. "완벽해진 후 살인적인 지루함을 연상하십시오."

중심적 믿음 – 일이 잘 안 되는 것은 참을 수 없는 것이다.

교정 장면 – 부반응 장면–즉 일이 잘못되었는데 아무 현상은 일어나지 않는 것을 연상시킨다.

중심적 믿음 – 나는 내 감정을 조절할 수 없다.

교정 장면 – 포상장면들–자유분방한 감정들을 가지는데서 오는 모든 긍정적인 결과를 연상하게 하다.

중심적 믿음 – 자기관리는 성취하기 어렵다.

교정 장면 – 성공적 실행 장면 연상. 즉, 여러 상황에서 성공적으로 자신을 조절하는 것을 연상시킨다.

중심적 믿음 – 나는 항상 다른 사람에게 의존해야 한다.

교정 장면 – 이상적 장면 연상–자유, 독립 그리고 자존심 성취 등의 장면들을 연상하게 한다.

중심적 믿음 – 내 상처 많은 아동기가 지금 모든 문제들의 원인이다.

교정 장면 – modeling Images(모델링 연상) 즉, 충격적인 상처들을 아동기에 경험한 사람이, 아주 행복하고 성공적으로 사는 사람들을 연상.

중심적 믿음 – 나는 내 문제를 해결할 수 있는 정확하고, 효과적이며 완벽한 방법들이 있다고 보고 있으며, 오직 그것을 찾아내는 일만 남았다.

교정 장면 – 세부적인 사항들의 연상–각 특정된 문제들의 세부적인 해결책들을 상상하게 한다.

중심적 믿음 – 나는 특수한 사람이다. 나는 특권이 있으며, 다른 사람들 같이 제한규칙 따위가 적용되지 않는다.

교정 장면 – 공감장면–"만약 당신이 다른 사람이라면, 당신과 같은 사람과 친구가 되고 싶을까요?, 당신 스스로를 좋아할 수 있습니까?"

결론

인지재구조에서는 연상법과, 언어적 접근법을 복합적으로 사용하는 것이 제일 효과적인 치료법이다.

9장

감지적변환 : 연계단계
Perceptual Shifting : Bridging

연계단계는 환자의 낡고 유해한 믿음을 새롭고 유용한 믿음으로 전환시키는 것을 도와주는 단계이다. 이것은 근거점(anchor)을 사용함으로써 이루어진다. 근거점은 생각, 연상장면, 언어, 상징일 수도 있고, 또 한 생각을 다른 생각으로 전환시키는 정신적 연상일 수도 있다. 대부분의 경우, 이런 근거점들은 이미 환자들이 사용하고 있는 것이다. 치료자의 역할은 이미 존재하는 근거점들을 새로운 믿음과 연결시키고 새로운 믿음이 더 강하고 영구적인 것으로 만들어 주는 것이다.

여기서 세 가지 접근법을 사용하는데, 처음 두 가지는 이미 환자의 마음속에 존재하는 보편적 근거점, 가치관적 근거점, 언어, 상징들을 사용하는 것이고, 세 번째는 고위조건반응(higher-order conditioning)을 이용해서, 환자내부에 존재하지 않는 근거점들을 만들어 내는 접근법이다. 이 연계법은 정신치료자들에 의해 쓰여지는 첨단치료법 같이 보이지만, 사실은 우리 모두가 수 천 년간 사용해 온 것이고, 그들 중 일부는 예술적 표현에도 사용되어져 왔다. 다음 2개의 예를 통해 알 수 있다.

임상적 예 1

한 시골의 조그만 도시에서 한 소년이 자전거를 타고 가다가 옆에 오는 차를 못 보고, 차에 치어 쓰러졌다. 의식을 잃고 쓰러져 있었고, 자전거는 크게 망가졌다. 그 소년은 가벼운 뇌진탕으로 곧 회복이 되었지만, 그 때는 크게 다친 것처럼 보였다. 그 애 어머니에게 즉시 연락이 갔고, 그 애 어머니는 고함을 지르면서 달려왔다. 아이를 껴안고, 땅바닥을 치면서 대성통곡을 했다. 아이가 의식을 되찾은 후에도 대성통곡을 멈추지 않아 사람들은 아이보다는 어머니가 더 걱정이 되었다. 모든 사람들이 그녀를 진정시키려 애를 썼다. 구급차를 불렀고, 아이도 크게 다친 것 같지 않았다. 아무리 진정시키려 해도, 그녀는 고래고래 소릴 지르며 대성통곡하기를 멈추지 않았다. 그 때 근처 주유소 아저씨가 와서 아이를 훑어 보고나서, 어머니에게 부드럽고 나지막하게 얘기했다. "당신의 고함소리가 애에게 더 해로워요. 그 애에게 필요한 것은 당신의 도움이지 통곡소리가 아니에요. 자, 이제 아이를 돌보세요."

그녀는 아이를 쳐다보고, 그 아저씨를 보고 다시 아이를 보더니, 즉각 거짓말같이 대성통곡을 멈추었다. 마치 그녀의 감정을 칼로 쪼개놓은 것 같았다. 그녀는 조용히 아이를 안더니, 아이의 머리를 쓰다듬으면서 구급차가 올 때까지 조용한 목소리로 아이를 달래고 있었다.

그 아저씨가 한 말이 지닌 힘은 대단한 것이었다. 그는 가장 정확한 말을, 정확한 때에, 정확한 방법으로 해준 것이다. 이것이야말로 연계(bridging)의 아주 고전적 예이다. 어머니의 생각은 "끔찍하다. 정말로 끔찍하다. 내 아들이 다쳤고 이건 정말로 견딜 수 없는 일이다."였는데, 그것이 "내 아들을 돌보아 주어야 한다."라는 새로운 태도로 연계된 것이다. 근거점(anchor)은 "고함소리가 애에게 더 해로워요."였다. 아이를 돌보아야 한다는 믿음은 그녀의 마음에 이미 깊이 자리 잡고 있었고, 그 아저씨가 해 준 것은, 고함소리가 그녀의 깊이 사로잡힌 믿음에 역행한다는 것을 일깨워 준 것 뿐이었다.

우리 사회에서 이런 연계현상을 사용하는 경우가 많은데, 그것은 심리학적 교육이나 의사면허를 필요로 하는 것이 아니다. 논리적 지식보다도, 인생의 경험이 이 연계현상을 더 훌륭하게 가르쳐 주는 선생님이다.

임상적 예 2

TV에서 이 사회의 가난이 어디에서 오는 것인가를 토론하고 있었다. 대학교수, 경제학자, 사회학자, 통계학자, 과학자 등 여러 사람이 참여했는데, 모두 박식하고 논리 정연했다. 공학자는 가난이 "공업화"의 부족이 그 원인이라 했고, 사회학자는 사회적 계급화가 그 원인이라고 했고, 경제학자는 수요와 공급의 불협화음이라고 했다. 하지만, 그 프로그램에 참여한 청중은 무엇이 진짜 원인인지 결정을 할 수 없었다. 그러다 채널을 바꾸었더니, 뉴스가 나오고 테레사 수녀님에 대한 프로그램이 방영되고 있었다. 인도, 페루, 레바

논 등에서 그녀가 병들고 가난한 사람들을 도와주는 내용이 대부분이었는데, 그 다음 테레사 수녀님이 캘카타에서 층계를 오르는데 기자들이 여러 가지 질문을 하는 장면이 나왔다. 그 때 한 기자가 "왜 이 세상에 이렇게 가난한 사람들이 많다고 생각하십니까?"하고 외쳤다.

테레사 수녀님은 계속 계단을 다 올라가 돌아서서 그 기자의 얼굴을 똑바로 보면서, "사람들이 서로 나누어 갖지 않기 때문이지요."라고 말하더니 건물 안으로 들어갔다.

프로그램은 그냥 다른 장면들로 이어졌지만, 그녀가 한 말은 충격적이다. 그녀의 말은 대수롭지 않은 것 같았지만, 생각해 보면 할수록 그녀가 정말로 정곡을 찔렀다는 생각이 들었다. 그녀의 한 마디가 모든 학자들과 교수들이 장황하게 늘어놓은 말을 다 제치고 문제의 핵심점을 여지없이 들어낸 것이다. 그녀의 말 한마디가 가난에 대한 의견을 즉각 그리고 완벽하게 바꾼 것이다.

정치가, 중고차 판매원, 시인, 군대의 하사관, 나이 많은 할머니 등 이 세상에는 아주 훌륭한 연계를 사용하는 사람이 수도 없이 많지만, 그들의 특징은 그들이 다른 사람들이 감지하는 내용의 중심점을 파악하는 능력을 가지고 있고, 그것들을 다른 믿음과 연계시켜 극적인 개념의 전환을 일으킨다는 것이다.

연계를 감지하게 하는 법 *(Bridge Perceptions)*

원칙

환자들은 어떤 정보의 일부가 이미 그들의 기억에 저장되어 있는 경우, 그 정보를 더 쉽게 학습할 수 있다. 그 정보의 일부가 낡은 믿음과 새로운 태도를 연결시키는 근거점이 되기 때문이다. 이런 전환을 다음 예에서 볼 수 있다.

임상적 예 1

낡은 믿음 : 세상 사람들은 착하지 않다. 그들은 교활하고 혐오스럽다.

새로운 믿음 : 사람들은 그냥 사람들일 뿐이다. 그저 생겨 먹은 대로 행동할 뿐이다. 때로는 그들이 작게 느껴지기도 하고, 때로는 아니다. 때로는 대응치료법(countering)으로 낡은 믿음을 새로운 믿음으로 전환시켜 줄 수 있지만 연계방법(bridge technique)처럼 효과적이거나 영구적이 아니다.

이 경우, 낡은 믿음을 주의 깊게 분석해 보면, 연계로서 사용될 수 있는 두 가지 요소들을 발견할 수 있다. 즉, "사람들"과 "사람들이 교활하고 혐오스럽다"이다. 새로운 믿음에서는 "사람들"과 "때로는 사람들이 하는 일이 실망스럽긴 하지만 생긴 대로 행동한다"라는 것을 인정하는 것이다.

예를 들어 한 여자 환자는 성인들은 싫어하지만, 아기들은 귀여워한다고 했다. 그 여자 환자에게, 아기들은 떼도 쓰고, 오줌도 싸고, 음식도 토해 내는데도 아기들을 좋아하냐고 물었다. 그녀의 대답은, "말도 안 돼요. 아기들은 그저 본능대로 행동할 뿐이에요."였다.

그녀에게, 사람들은 감기 때문에 몸이 불편해서 짜증을 낼 수도 있고, 공격적인 행동을 할 수도 있다는 것을 지적해 주었다.

만약 그녀가 아기들이 본능적으로 행동을 하기 때문에 아기들을 싫어하지 않는다면, 본능적으로 행동하는 성인들도 싫어할 필요가 없다는 것을 지적해 주었다. 여기서는 "아기들"이 낡은 믿음에서 새로운 믿음으로 전환되는 근거점이 되었다.

그 환자는 성인에 대한 그녀의 생각을 바꾸는데 집중을 했다. 성인들의 행동들이 그녀에게 불쾌감을 줄 때마다 그녀는 그들의 아기 옷을 입고 성인들 사이에 끼어서 아기의 천성대로 행동하는 것을 연상했다. 45분 정도 이 영상에 집중한 후에, 그 환자는 성인의 잘못된 행동들에 관해 새로운 더 합리적인 태도를 가지는데 성공했다.

방법

1) 환자의 믿음의 총망라한 목록을 사용한다.
2) 환자들이 동의할 수 있는 새로운 믿음의 목록을 작성한다(치료 목표에 관계된 믿음).
3) 치료 시간 중에, 근거점을 발견하도록 노력한다. 때로는 여러 가지 장면들을 시도하고 시간이 걸릴 수도 있다. 자기 자신에 대한 믿음과 가장 연관이 있는, 개인적 의미가 있는 근거점들을 찾도록 한다(연계근거점 확보).
4) 연계할 수 있는 근거점들이 확인된 후, 위의 예와 같이, 낡은 믿음을 새로운 믿음으로 바꾸는 것을 연습한다. 새로운 믿음이 낡은 믿음을 대치할 때까지 반복한다. 실제 상황들이 충분하지 않으면, 실제와 비슷한 상황들을 상상하도록 도와준다(연계 과정).

임상적 예 2

낡은 믿음 : 스키장에서 리프트를 탈 수가 없다. "10분 동안이나 리프트에 갇혀 있어야

되고, 내가 안절부절하는 것을 다른 사람들이 비웃을 것이다."

새로운 믿음 : 리프트는 긴장을 풀고 즐길 수 있는 기회다. 그 아름다운 겨울과, 산의 풍경을 즐길 수 있고, 스키를 타고 내려와서 친구들과 같이 커피를 마실 수 있다.

연계믿음 : 다음의 예가 어떻게 근거점을 찾아낼 수 있는가를 보여준다.

치료자 : 스키를 타는 것은 위험한 운동이지요. 그렇지 않나요?

환　자 : 그렇기는 하지만, 저는 스키 타는 걸 좋아해요.

치료자 : 그런 위험한 스릴을 즐기나요?

환　자 : 그것만이 인생을 최고로 즐길 수 있는 방법이기도 하지요.

치료자 : 스키를 탈 때, 리프트를 타는 것보다 더 위험한 요소가 있나요?

환　자 : 글쎄요. 그렇다고 보아야지요.

치료자 : 그럼, 이런 별로 위험하지도 않은 것을 왜 두려워하나요?

환　자 : 잘 모르겠지만, 그렇게 보니 리프트를 무서워한다는 건 말도 되지 않네요.

환자와 치료자는 환자가 매일 읽을 수 있게끔, 더 포괄적인 연계믿음을 기록했다.

"나는 세상에서 가장 즐겁고 아름다운 것도 부정적으로 볼 수 있다. 해수욕장에서 즐기고 있을 때, 파도에 휩쓸려 죽을 수도 있고, 상어에게 잡혀 먹힐 수도 있다. 정원의 잔디밭에 앉아 햇살을 즐길 때, 독사에 물려 죽을 수도 있고, 유람선을 타고 즐기다 해초에 걸려 배가 파산해 익사할 수도 있다. 모차르트 교향곡을 듣다가 고막이 터질 수도 있고, 부부관계를 하다가 심장마비로 죽을 수도 있고, 극장에서 영화를 보다가 화재로 죽을 수도 있다. 아이들하고 놀다가 아동 성폭력죄로 감옥에 갈 수도 있고, 불고기를 먹다가 질식사할 수도 있다.

나는 안전을 위해 인생의 모든 즐거운 일과 인생의 모든 쾌락을 포기하려고 노력을 할 수도 있다. 방 안에 쳐박혀 지진이 나서 죽을 것을 걱정할 수도 있고, 화재로 죽을 수도 있다. 그래서 안전을 위해 인생을 포기한다면 살아가는데 어떤 이유가 남을 것인가?

임상적 예 3

낡은 믿음 : 십대 소년. "우리 어머니, 아버지는 형만 좋아해요. 형에게는 무엇이든지 다 사주고, 나는 형이 쓰다 남은 것만 차지해요."

새로운 믿음 : "우리 부모님은 우리 모두를 사랑하지만, 각각 다르게 취급하는 것은 형이나 나나 다른 사람들이기 때문이다. 그들은 내 자주성을 키우려고 하지, 형의 복사판이

되기를 원치 않는다. 그들은 내가 필요한 것을 주고, 형에게는 형이 필요한 것을 준다."

연계믿음 : 환자의 개인력에서 따온 다음을 예로 들었다.

"네가 어렸을 때 부모님이 고양이 새끼 두 마리를 돌보라고 한 적이 기억나지? 한 마리는 털이 많고, 늘 쓰다듬어 주는 걸 좋아했고, 다른 한 마리는 활동적이었고, 모험심이 많았지. 늘 쥐를 잡으러 다녔고, 나무를 기어오르고, 화분을 망치고는 했지. 만약 그 고양이들이 말을 할 수 있었다면 한 마리는 네가 다른 고양이에게 자기보다 더 많은 자유를 준다고 불평했을 것이고, 다른 한 마리는, 네가 자기에게 관심을 덜 보인다고 원망했을 거야. 그렇지만 너는 두 마리 다 좋아했고, 어느 한 마리를 더 귀여워 한 것은 아니지. 너는 그들의 개성에 따라 다르게 다루었던 것 뿐이지. 아마도 네 부모님도 그렇지 않을까?"

결론

만약, 정확하게 근거점을 찾을 수 있다면, 환자의 믿음은 극적으로 변화할 수 있지만, 대부분의 경우 참을성을 가지고 끈기 있게 환자에게 가장 강력하고, 개인적인 의미를 가진 근거점을 찾으려고 노력해야 한다.

가치개념 연계의 중요순서별 목록
(Hierarchy of Values Bridges)

원칙

연계과정에서 치료자의 가장 강력한 도구 중에 하나는 환자의 가치개념을 근거점으로 사용하는 것이다. 경험에 의하면, 환자의 개인적 가치관에 의존하는 것이 아주 유효하다는 것이 밝혀졌다. 가치관은 환자의 진실에 관한 믿음 깊숙이 자리 잡고 있다. 환자들은 자신의 태도나 행동의 불합리성을 받아들이기 힘들어 하지만, 자신의 가치관과 행동 · 태도 간의 갈등을 부정하지는 않는다.

주의 깊게 살펴보면, 환자의 개인적 가치의 믿음들은 그들의 가치의 선호도와 연관되어 있지만, 새로운 믿음이 그들의 개인적 가치관내에서 더 높은 선호도를 가지고 있다는 것을 보여줄 수 있으면 환자로 하여금 새로운 가치관을 받아들이는 것을 더 수월하게 해줄 수 있는 것이다.

방법

1) 환자의 가치의 선호도를 발견한다. 이것은 선택적인 질문을 통해 알 수 있다. 환자로 하여금 선호도에 등급을 매길 수 있는 질문들을 한다.

예) "누구와 같이 사는데서 오는 안정감과, 자유스러운 독신생활의 외로움 중, 어떤 것을 택하겠습니까?"

여러 가지 주제에 대한 질문을 해서, 개인적인 선호도의 등급을 매긴다.

예

어떤 것을 택하겠는가?

① 부유한 것과 유명한 것 – 부유함
② 안정 또는 자주성 – 자주성
③ 부유함과 자주성 – 자주성
④ 친구를 잃는 것과 부유함 – 부유함
⑤ 건강 또는 많은 친구들 – 친구들
⑥ 친구들 또는 자주성 – 자주성
⑦ 월급을 많이 받는 고용인 또는 사장 – 사장

그 후 환자의 경험을 통해 그들의 가치관과 행동의 일치성을 찾아낸다. 가치관 선호도의 등급은 "세 가지 소원?", "병 속에서 나온 Genie에게 요청할 다섯 가지?" 등으로 알아낼 수도 있다.

2) 낡은 유해한 믿음들의 목록을 만들고, 그 믿음들과 환자의 가치관과 연관시켜서 연관이 잘 안 되는 것은 삭제한다.

3) 새로운 더 합리적인 믿음의 목록을 작성한 후, 이 믿음들과 환자의 가치관과 연관시킨다. 환자의 가치관과 일치하는 새로운 믿음들을 강조해서, 환자가 새로운 믿음을 생각할 때마다, 자신들의 가치관과의 연관성을 생각하게 한다. "나는 직업을 바꾸어야 한다. 왜냐하면 나는 자주성을 더 중요시하니까."

4) 반복해서, 환자들은 자신들의 새로운 믿음과 가치관을 연결시킨 생각을 반복하도록 한다.

예) "나는 도박을 하지 말아야 한다. 왜냐하면 나는 돈을 아까워하고 부유함을 좋아하니까." 그리고 부유함이 주는 혜택들을 연상한다.

임상적 예

낡은 믿음 : "내 동료들이 나를 인정하지 않으면, 비참한 기분이 들 것이다."

환자가 가지고 있는 높은 가치관 : 기독교인으로서의 믿음들.

새로운 가치관 : 진실된 신앙인으로서는, 그들에게 인정받는 게 중요한 일이 아니고, 내 스스로 하느님이 주신 내 내부의 양심을 따르는 것이다.

낡은 믿음 : 나는 하는 일마다 실패한다.

기존의 높은 가치관 : 무언가 잘못된 것이라면 잘못될 것이다.

새로운 믿음 : 내가 성공하느냐 못하느냐는 내가 완벽하게 조절할 수 없다. 나는 오직 내가 할 수 있는 일들만 조절할 뿐이다. 나는 내 미래의 성공을 위해 내 실패에서 배우려고 항상 노력할 것이다.

낡은 믿음 : 아버지의 성폭행은 내 잘못이다.

기존의 높은 가치관 : 권위, 조절, 경쟁

새로운 믿음 : 나는 이 불합리한 죄의식에 잠겨 있다. 그래서 나는 계속 패배하고, 그 놈에게 다시 지는 것이다.

낡은 믿음 : 그녀가 나보다 더 성공한 젊은 남자를 택해 나를 떠났다.

기존의 높은 가치관 : 객관적인 것은 옳은 것이다.

새로운 믿음 : 나는 남자이지만, 세상 모든 남자들보다 더 훌륭하지는 않다.

낡은 믿음 : 나는 남자가 있어야 행복해질 수 있다.

기존의 높은 가치관 : 자기존중심.

새로운 믿음 : 어떤 남자의 노예로 사느니 차라리 혼자 살겠다.

낡은 믿음 : 해외의 직장을 택하면, 모든 친구들을 잃을 것이다.

기존의 높은 가치관 : 자극과 변화

새로운 믿음 : 거기서의 외로움보다 여기에서의 지루함이 더 괴롭다.

결론

위의 예에서와 같이, 치료자의 가치관이 아니라 환자의 가치관에 의한 근거점을 찾는 게 필수적이다. 치료자의 생각보다 환자가 무엇을 중요하다고 생각하는 것이 절대적으로 더 중요한 것이다.

환자의 높은 가치관이 무엇인가를 발견하는 것이 쉽지 않지만, 치료자 앞에서, 그들이 배척하는 가치관도 세밀히 살펴야 하는데, 그 이유는 "권력", "쾌락주의" 등은 다른 사람에게 인정하기가 어려운 가치관이기 때문이다. 환자가 인정하는 가치관과 환자의 실제가치관의 차이는 그들의 개인력을 살펴 파악한다. 환자들이 새로운 믿음의 우수성을 연상하게 도와주기 위해, 다음의 도표를 사용할 수 있다(표 9-1). 즉 그들 가치관의 선호도에 따라 등급을 매기고, 그 옆에 그들의 낡은 믿음들을 적고, 끝으로 제안된 새로운 믿음들을 기록하는 것이다. 예를 들어, 전례의 환자의 경우, 그들의 재물에 대한 집착이, 그의 높은 가치관(친구, 자주성 등)과 맞지 않게 그의 답에서 자유, 자주성 등을 박탈하고 있다는 것을 더 현명하게 알 수 있게 된다. 주기적으로, 환자들이 주로 자신의 가치관에 따라 행동하는가를 이 기록을 통해 스스로 분석하게 한다. 이것은 가치관이 갑자기 변화할 수도 있기 때문이다. 예를 들면, 심각한 심경색증을 경험한 환자는 무엇보다도 삶의 질을 더 중시하는 가치관으로 바꿀 수 있기 때문이다.

표 9-1. 가치관의 선호도 기록

가치관의 선호도에 따른 등급	낡은 믿음의 중요성	새로운 믿음의 중요성
1)		
2)		
3)		
4)		

표식 연계 *(Label Bridges)*

원칙

한 개의 단어 또는 상징이 근거점으로 쓰여질 수 있다. 각개의 단어나 상징은, 의미를 확대해 포함시키거나 또는 축소시키는 기능이 있고, operant(작동적), 고전적 또는 인지적 조건반응과정을 통해 감정반응을 일으킨다. 상징과 감정적 반응이 결합(pairing)되면, 그 상징은, 감정을 직접 끌어올리는 것이다.

상징은 인위적이며, 개개인에 따라 선택되어진 의미를 가지며, 다른 상징과 쉽게 대치되는 경향이 있다. 단어는 이것과 달라 다른 단어들과 대치될 수 있지만, 그 때마다 전혀 다른 감정적 의미를 가질 수 있다. 많은 환자들이 중립적 또는 긍정적인 표현 대신, 지속적으로 부정적인 의미를 가진 단어를 사용한다.

Label Bridges(표식 연계)는 이들의 부정적 label(표식)을 좀 더 객관적이고, 긍정적인 감정과 연관된 것들로 바꾸게 해 준다. 환자들은 어떤 단어들 간의 차이가 나고 그들의 감정적 현상을 좌우한다는 것을 알게 된다.

방법 1. 언어표식(word labels)

1) 환자의 부정적인 단어들과 관계가 있는 특정한 사건들이나, 상황들의 목록을 만든다. 예를 들어 "정신이 돌았다.", "못났다.", "약하다." 등을 사용할 때, 환자가 무엇을 연상하는가를 알아내는 등이다.
2) 이런 단어들을 더 객관적이고, 중립적인 단어들로 바꾼다. 비디오로 찍으면, 무엇이 찍힐까요?, 제 삼자가 생각하는 것은 무엇일까요? 등이다.
3) 환자가 상황을 설명하는데 사용하는 부정적인 표식(label)들의 목록을 작성한다.
4) 환자들로 하여금 더 중립적이거나 긍정적인 표식들을 사용하도록 도와준다. 새로운 표식들이 현재 표식들과 같은 의미를 가지지만, 더 긍정적인 감정들을 일으킬 수 있는 근거점이라는 것을 설명해 준다.
5) 새로운 표식들을 매일 사용하면서 연습하라고 한다. 이 때 그 상황들을 기대하고, 부정적인 표식을 기록하고, 이들을 더 긍정적인 단어들로 연계시키는 것을 연습하게 한다.

예

이런 사람을	무엇이라고 부른다	또는 이것으로 부를 수 있다
마음을 자주 바꾸는	변덕쟁이	유연성이 있다.
자기주장을 잘 하는	자기중심적	진실하고 적극적이다.
감정적으로 예민한	히스테리칼한, 약한	개방적이고, 생동하는
배우자를 고르는데 까다로운	우유부단	분별력 있는
때로 우울해지는	노이로제가 있는	인간적인
게임을 잘 못하는	둔한, 열등한	연습부족인
정돈을 잘 안 하는	지저분한, 돼지 같은	자유스럽고, 거칠 것 없는
다른 사람들을 즐겁게 해주는	사회공포증이 있는	친근함이 있는
다른 사람들을 잘 믿는	덤벙대는	신뢰심이 많은
서로 깊이 사랑하는	의존성 있는	사랑을 할 줄 아는
불안해지는	약한, 겁쟁이	많은 것을 인식하는
전통적이 아닌	반항자, 도덕심 없는	자신감 있는, 정신이 살아 있는

다른 사람에게 도움을 받는	조작되는	다른 사람들이 아끼는
열심히 일에 집중하지 않는	게으른	긴장을 안 하는
무엇을 확신하는	속아서 사는	자신감 있는
사물을 긍정적으로 보는	바보 같은	낙천적인
말을 많이 하는	모터가 달린 입을 가진	외향적인
신중하게 결정을 하는	우유부단한	엄격한
목표에 매달리는	고집쟁이	경직된
위험을 두려워하지 않는	어리석은	용감한
흥분을 잘하는	히스테리성 사람	감정이 풍부한

방법 2. 상징적 표식(Symbolic Labels)

이 방법은 특히 종교적으로 강한 신앙심을 가진 사람들에게 더 유효하다.

1) 문제의 원인이 되는 믿음을 찾아낸다.
2) 문제와 관계 있는 개인적인 상징을 찾아내도록 도와준다. 이 상징은 환자의 경험에 바탕을 둔, 감정적으로 깊은 뿌리를 가지고 있어야 한다.

예) 학대만 받는 결혼에서 헤어나지 못하고 믿는 경우, 그녀는 십자가를 연상했다. 즉 그녀는 이혼하지 않기 위해 희생당하는 자신의 상징이라고 생각했다.

3) 긍정적이고 치료적인 믿음을 찾아내게끔 도와준다. "나는 이혼을 해야 돼."
4) 피해를 주는 믿음을 치료적인 믿음으로 연계시켜줄 수 있는 상징을 찾아내는 것을 도와준다. 환자가 이해하는 한 어떤 상징이라고 과격하다고 말할 수 없다. 위의 경우, 그녀는 그녀의 무덤이 열리고, 그녀가 밝은 햇볕 속으로 걸어가 사라져서 남편으로부터 떠나는 것을 상징으로 택했다.
5) 문제가 되는 상징과 치료적인 상징을 연계시키는 것을 연습하게 한다(예 : 그녀가 결혼이 십자가 같다고 생각할 때마다, 그녀는 그녀의 부활을 생각하는 것을 연습했다). 얼마 가지 않아, 그녀는 자신이 이혼을 못할 것도 없고, 더 이상 남편의 학대를 견딜 필요도 없고, 그녀가 원하면 언제든지 햇살 속으로 걸어서 사라질 수 있다는 것을 믿게 되었다.

결론

어떤 환자들은 그들의 부정적인 단어들이 긍정적인 단어보다 더 정확하다고 주장하기도 한다. 한 환자는 결심을 자주 바꾸는 사람을 "변덕쟁이"라고 부르는 것이 "유연성 있다."라고 하는 것보다 더 정확한 표현이라고 주장했다. 유사어들 간에 확실한 차이가 있지만, 그 차이는 단순히 우리의 가치관을 나타내는 의미 밖에 없다. 우리는 결심을 자주 바꾸는 사람들을 "변덕쟁이들"이라고 부르는데, 이것은 우리가 그들이 너무 자주 결심을 바꾼다고 생각하기 때문인데, 사실은 얼마나 자주 결심을 바꾸어야 변덕쟁이가 되는지에 대한 객관적인 기준은 없는 것이다. 그래서 이들을 "유연성 있는 사람들"이라고 부를 수도 있다. 마찬가지로 "게으름뱅이"라고 부를 때, 그 이유는 그들이 우리가 생각하는 대로 무엇인가를 하고 있어야 하는데 안 하는 때에 쓰는 단어이다. 그러나 그들도 자거나, 휴식을 취하거나, 논다거나 등을 하고 있는 것이다. 환자들이 정확한 상징을 택하면, 상징적 연계과정은 즉각적이고, 극적으로 영구적인 변화를 가져올 수 있지만, 상징적 또는 언어적 표식은 그 자체가 치료의 유일한 접근법으로 쓰이는 게 아니고, 다른 인지재구조치료의 한 부분으로 사용된다.

고위조건반응의 연계 *(Higher-order bridging)*

원칙

어떤 환자들은 아무리 노력을 해도 근거점을 잘 찾아내지 못 하는 경우가 있다. 그런 환자들을 위해 Higher-order covert conditioning(고위은밀조건반응)을 사용하게 된다.

고전적 조건반응학설에 의하면, 고위조건반응은, 중립적자극을 이미 조건반응된 요소와 복합(pairing)시키는 것이다. 예를 들면, 반짝이는 붉은 전등(CS-1)은 이완(US)과 복합되어져서 진정반응(CR)을 일으킬 수 있다. 만약 종소리를 붉은 전등과 복합시키면, 종소리(CS-2) 그 자체만으로도 CR(진정반응)을 일으킬 수 있다.

┌ CS 1 빨간불(red light) → UR 진정됨(calmness)
paired
└ US (relaxation) → UR 진정됨(calmness)

〈기본조건반응〉

┌ CS 2 벨(bell) → CR 진정됨(calmness)
paired
└ UCS 1 빨간불(red light) → CR 진정됨(calmness)

〈고위조건반응〉

이 복합과정들을 충분히 하면, 환자가 감지할 수 있는 상황들을 연계과정을 위한 근거점으로 쓸 수가 있다. 인지재구성은 대개 두 가지 요소를 사용한다. 감지 또는 개념, 감지(perception)은 시각적, 청각적, 후각적 또는 신체적 요소들을 사용하는 것이고, 개념(conception), 믿음, 생각 또는 태도들의 요소들이다. 고위조건반응(Higher-order conditioning)은 감지적, 개념적 CS-2들을 새로운 믿음과 연결시키고, 이들을 낡은 믿음과 복합(pairing)시키는 것이다. 반복하면 낡은 믿음이 새로운 믿음으로 연계된다.

방법

1) 환자로 하여금, 낡은 믿음에 초점을 맞추고, 그 낡은 믿음을 가지게 되는 장면을 기록하게 한다. 이 장면을 아주 세부적으로 모든 장면들을 포함시켜 생생하게 연상하도록 한다.

2) 그 장면과 연관된 모든 감지적, 개념적 요소들을(CS-2) 기록한다.

① 감지적(Perceptual)

시각적 연상 : 환자가 연상하는 장면을 아주 세밀하게 분석한다.

예를 들어 그 장면에 색채가 있는가?, 움직이는 장면인가 정지된 장면인가?, 선명한가 흐릿한가?, 3차원인가 2차원인가?, 주의를 끄는 주된 요소가 무엇인가?, 밝은가 어두운가?, 어떤 각도로 보는가?, 배경장면과 환자와의 크기의 비례는?, 사람들이 움직이는가? 예) 대중연설, 공황장애 등의 장면.

다른 장면들-청각적-소리가 선명하게 들리는가?

그 소리가 들리는 시간을 잴 수 있는가?

얼마나 큰 소리인가?

- 후각적-어떤 냄새가 나는가?
- 신체적-"뜨거운가?" 등

② 개념적(Conceptual)

연상된 상황의 전후, 연상 중에 하는 모든 중요한 생각들을 기록한다. 환자가 이런 생각을 정확하게 표현하도록 도와준다. 찾아내야 할 생각들은 다음과 같다.

- 예상 : 그 상황에서 환자가 예상하는 것
- 평가(Evaluation) : 그 장면에서 자신에 관해 생각하는 것
- 자신감 : 그 일을 해낼 수 있는 자신의 능력에 대한 환자의 판단
- 보상(Pay-off) : 그 상황에서 환자가 얻을 수 있다고 생각하는 것
- 고통(Punishment) : 환자가 예상하는 고통

- 자신에 대한 개념 : 자신의 인간으로서의 가치
- 의미부여(attribution) : 환자가 그 장면에 부여하는 태도나 동기
- 목적 : 애초에 왜 이 장면에 환자가 들어가 있는가
- 이러한 장면들에 대한 환자들의 해석 밑에 숨어 있는 논리적 오류(logical fallacies)들을 찾아낸다. 각개의 오류들을 기록한다. 가장 흔한 것들은 이중적 생각, 과일반화(overgeneralization), 과다설명(Nonparsimonious reasoning), 완벽주의 가능성을 확실성으로 바꾸는 것, 자기만족형의 철학(Self-fullfilling prophesy) 등이다(제6장의 논리적 오류들을 참조할 것).

3) 낡은 믿음과 관련된 모든 감지적, 개념적 정보들을 기록한 후에, 환자에게 새로운 믿음과 관련된 장면을 연상하도록 한다. 이 장면은 새로운 믿음을 이상적으로 나타내는 model 장면이어야 한다. 새로운 믿음의 요소들이 낡은 믿음의 요소들과 비슷할수록, 더 효과적이다. 이 장면 역시 아주 세부적으로 선명하게 상상해야 하며, 선명하게 떠오를 때까지 계속한다.
4) 과정 (2)와 같이 새로운 장면의 시각적, 청각적, 신체적 요소들을 세부적으로 기록한다. 환자에게 낡은 믿음을 대표하는 장면과 새로운 믿음을 대표하는 장면의 차이점을 충분히 설명한다.
5) 새로운 장면의 개념들(믿음, 태도, 생각들)을 기록한다. 치료자는 환자의 의미부여, 예상, 자기개념, 평가 등을 새 장면에서 발견해 내야 한다. 환자가 연상 중 정확하게 하는 것들을 기록한다.
6) 연상을 잠깐 쉬고 치료자와 환자가 다른 두 장면의 감지적 · 개념적 차이들에 대한 토론을 한다.
7) 이제 치료자는 고위조건반응(Higher-order conditioning)을 할 준비가 된 것이다. 환자는 낡은 장면을 2분간 연상한다. 점차적으로 거기에 치료자가 새로운 장면의 감지적 · 인지적 요소들을 주입시킨다. 환자가 선명하게 연상할 수 있도록, 한 번에 한 가지 요소만 그 장면에 주입한다. 이 연상과정은 새로운 장면의 모든 감지적 · 개념적 요소들이 주입되어져 선명하게 연상될 때가지 지속된다(복합과정-Pairing). 이 과정을 성공적으로 끝내면, 환자는 새로운 장면의 모든 요소들을 포함시킨 낡은 장면을 연상할 수 있게 된다.
8) 이 전 과정을 녹음해서, 환자가 일주일에 2~3번씩 연습하도록 한다. Pairing이 충분히 반복하면, 낡은 장면에 대한 감정적반응이 전환되고 환자는 새로운 생각을 더 믿

게 된다.

임상적 예 : 철민의 경우(여자를 사귀지 못하는 남자)

철민은 20대 후반의 매력있는 청년이다. 그는 여자들을 사귀는데 어려움을 겪고 있었다. 몇 명의 여자들과 여러 해 동안의 비교적 만족스럽게 사귄 적은 있지만, 그 관계들은 모두 여자들이 먼저 그에게 접근한 결과였다. 그는 매력적이고, 조건이 좋은 여자들에게 접근할 수가 없었고, 그것은 대화기술, 어떻게 이성을 사귀는가라는 책들을 읽고 난 후에도 마찬가지였다.

그의 낡은 시각적연상이 문제를 드러나게 했다. 그의 연상은, 그가 독신자만 모이는 바에서 아주 매력적인 여자들 옆에 서 있는 장면으로 시작됐다. 그는 자신을 여자들보다 키가 작은 것으로 연상했다(그의 키는 182cm였다). 그 여자가 장면의 초점이었다. 그녀는 쾌활한 반면, 그는 말도 없고 무디었다. 조명이 그녀를 환하게 비추고 그는 어두운 곳에 서 있었다. 그녀는 여기 저기로 움직이고 있었고 그는 사진의 한 장면처럼 한 곳에 정지해 있었다. 그의 인지는 문제점에 대해 더 많은 것을 드러냈다.

목적 : 그녀에게 인상적으로 보이기 위함

기대 : "나는 형편없이 실패할 것이다."

자기의식 : "나는 형편없는 남자다."

자기능력 : "그녀에게 말을 걸 수 없을 것이다."

의미부여 : "그녀는 나를 싫어할 것이고 내가 별 볼일 없는 남자라고 생각할 것이다."

논리적 오류는 여러 개가 발견되었다.

비극화(catastophizing) : "그녀가 나를 거들떠보지 않으면 나는 참담한 심정일 것이다."

과대일반화(overgenaralization) : "그녀가 나를 거들떠보지도 않으면, 모든 다른 여자들도 마찬가지일 것이다."

완벽주의(perfectionism) : "나는 완벽한 남자로 보여야 한다."

병적(pathology) : "이런 문제가 있는 나는 정말로 심각한 정신질환자일 것이다."

인격문제화(Traitism) : "내 인격자체에 문제가 있을 것이다."

절대화(mustulation) : "나는 반드시 그녀가 나를 좋아하게 만들어야 한다."

자기중심적 오류(Egocentric Error) : "그녀에게 말을 걸면, 그녀는 모든 주의력을 내게 집중해서 내 어떤 부족한 점이라도 찾아내려고 할 것이다. 그는 쉽게 새로운 믿음을 대표하는 장면을 시각적으로 연상할 수 있었다. 그는 같은 독신자 바에서 여러 명의 남자들과 이야기하고 있는 장면을 연상한다. 이것은 최근에 실제로 있었던 일이기도 하다. 그는 다른 사람들의 주의를 다 끌고, 농담도 하고, 얘기도 하며 즐기고 있었다. 근처에 여자는 없었다. 모든 사람들에게 초점 속에 포함되어 있었는데, 그들 모두 생생하게 움직이고 있었다. 신체적으로 그는 따뜻하며 상쾌하게 느꼈다. 그는 이 장면에서는 전혀 다른 생각들을 가지고 있었다.

목적 : 남자친구들과 얘기하며 즐거운 시간을 갖는 것

기대 : 없음. "그저 즐길 수 있을 만큼 최대한으로 즐기겠다."

자기개념 : "내 인간으로서의 가치가 이 상황과는 관계가 없다."

평가(evaluation) : "내 관심은 그들과 얘기하고 그들이 무엇을 생각하는가를 알아내는 것이지, 내가 어떻게 보일까는 관심 밖이다."

자기능력(self-efficacy) : "남자들과는 아무 문제없이 대화할 수 있다. 대화가 잘 안 통하면 그들이 문제가 있어서이지, 나는 아니다." 또한 논리적 오류 대신 그는 이 장면에서는 매우 현실적으로 생각하고 있었다.

보편적 기대 대(vs.) 비극화 : "별 것 아니다. 그들이 나를 좋아하건 말건 상관이 없다."

구별화 vs. 과대일반화(disciminatiog vs. overgeneralization) : "그들이 나를 좋아하지 않는다 해도, 나를 좋아하는 많은 남자들이 있다."

현실 vs. 완벽주의 : "이 상황에서, 내가 완벽해야 할 그 무엇도 없다. 나는 그저 늘 하던 대로 하고, 그것이 그들 마음에 들지 않으면, 그것은 그들의 문제이다."

건강 vs 병적 또는 인격문제화(health vs pathology & Traitism) : "내가 사실 어떤 인간인가는 여기서 다른 남자들과 얘기하는 것하고 아무 상관이 없다. 나는 그저 즐거운 대화를 갖고 싶을 뿐이다."

무관심 vs. 절대(Nonchalance vs. mustulation) : "나는 그들과의 대화를 좋아하거나 또는 그렇지 않을 수도 있다. 거기에 반드시, 절대로 등은 의미가 없다."

이제 우리는 두 개의 CS-2 목록을 가지게 되었다. 한 개는 매력적인 여자에게 접근을 못 하는 낡은 장면이고, 다른 목록은 그가 남자들과 이야기하는 장면이다. 고위조건반응(higher-order conditioning)을 사용하기 위해 그로 하여금 낡은 장면을 연상하되 새로운 장면의 감지요소들(perception)과 개념요소(conception)들을 주입하게 했다. 이것이 그로 하여금 낡은 자연을 새로운 장면으로 연계(bridge)하게 했다. 다음은 실제 치료과정이다.

"자, 긴장을 풀고 이완을 하세요. 팔, 다리, 몸 전체의 근육들에 초점을 맞추고, 온 몸에서 모든 긴장이 사라져, 몸의 근육들이 이완되고, 움직일 수 없을 정도로 긴장이 풀리게 하세요(2분간 실시한다). 이제 되었군요. 자, 이제 첫 번째 장면을 연상하세요. 독신자 바에서, 그 매력적인 여자 옆에 서 있습니다. 먼저와 같이, 아주 선명하게 연상을 하십시오. 아무 것도 바꾸지 말고, 아주 선명하게 연상될 때, 오른쪽 두 번째 손가락을 올려 신호해 주십시오(2분간).

계속 같은 장면을 연상하세요. 그리고 점차적으로 내가 말씀드리는 대로 눈에 보이는 것과 생각하는 것을 바꾸기 바랍니다. 우선, 자신이 다른 남자들과 키가 비슷하다는 것을 연상하십시오. 아주 선명해질 때 신호를 주세요(1분간). 다음에는 자신이 다른 남자들보다 더 덩치고 크고 키도 크다는 것을 연상하고, 거기에 색채와 움직임을 첨가하십시오. 자신이 그 매력적인 여자가 하듯이 움직이는 것과 그 여자처럼 생채가 있는 것을 연상하십시오(계속해서, 낡은 장면의 모든 것을 새 장면의 모든 것으로 바꾸면서 이 과정을 계속한다).

자, 잘하고 계십니다. 지금 연습하고 있는 새로운 장면을 계속 연상하십시오. 이제, 자신이 다른 것을 생각하고 있는 것을 상상해 보겠습니다. 우선, 자신이 그 여자를 쳐다보고 있는 것을 연상하십시오. 그러나 그 여자에게 인상적으로 보이는 것이 아니고, 자신이 다른 남자들과 대화할 때 다른 남자들에 관해 생각하던 것을 그 여자에 관해 생각하는 것으로 해서 연상하십시오. 그 여자에게 인상적으로 보이기 위해 대화를 하는 게 아니고 그저 대화를 즐기기 위한 것이라는 것을 연상하십시오. 아주 선명하게 연상할 수 있을 때까지 계속하고 신호해 주십시오(1분간). 그리고, 그 여자와 대화가 잘 안 되면, 대화할 수 있는 다른 여자들이 많다는 것을 연상하십시오(새 장면에 포함된 다른 모든 개념적 CS-2가 부정적인 장면의 개념적 CS-2를 대치할 때까지 계속한다).

이 치료내용을 녹음하고, 환자로 하여금 6주 동안 일주일에 3번 듣게 했다. 그는 매주, 여자들에게 접근하는 것이 쉬워진다는 것을 보고했다.

결론

연계현상이 일어나기 위해서는 새로운 장면의 감지적, 개념적 요소들이 낡은 장면의 요소들보다 더 강력해야 한다. 그렇지 않으면, 그 반대의 조건반응(즉 낡은 장면이 조건반응되는 것)이 일어난다. 또 고위조건반응(higher-order conditioning)에는 다른 문제들이 있을 수 있다. Pavlov(파블로프)의 연구에 의하면, CS와 US가 이질적일수록 그 강도가 약할수록 조건반응이 일어나는 시간이 길어지고, 그 조건반응의 영구성이 줄어든다는 것이다. 또한 조건반응들은 쉽게 소멸될 수도 있다. 따라서 인지요소들을 이런 조건반응들에 첨가하는 것이 필수적이다. 인지적 변화와 말로, 이런 약한 고위조건반응을 지속시키는 강력한 요소들이기 때문이다.

10장

개인 경험의 재합성
Historical Resynthesis

믿음(beliefs)들이나, 태도(attitudes) 등은 오랜 기간 동안 지속되어온 것이고, 하루밤에 생긴 것이 아니다. 환자들이 지금 가지고 있는 인지(cognitions)들은 그들이 아주 오래 전에 가지게 된 인지의 최근의 "환생"에 지나지 않는다. 거의 모든 믿음들은 먼 과거로 추적될 수 있다. 종종, 그 믿음이 애초에 어떻게 형성되었나가 그 믿음의 내용보다 더 중요할 때가 많다. 상당수의 경우, 그들의 태도는 처음 형성되었을 때는 유용하고 정확한 것이었지만 오랜 세월이 흐르는 동안 유해한 것으로 변화되기도 한다. 〈그림 10-1〉을 참조해 보자.

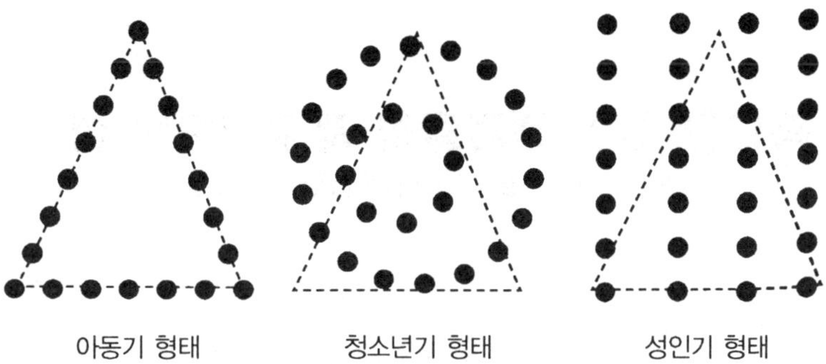

그림 10-1.

〈그림 10-1〉은 환자의 믿음의 생성과 변화과정을 보여준다. 이 그림에서 점들은 뇌에 영입되는 data를 의미한다. 그 data는 환자의 감각들(시각, 청각, 미각, 촉각, 후각 등)에서 올 수도 있고, 신체적(다친 무릎, 막힌 코 등)일 수도 있고, 감정적(슬픔, 분노, 공포)등 일수도 있다. 이 data들은 뇌가 이들을 pattern(형태)들로 재구성할 때까지는 무의미하다.

만약 환자들의 뇌가 컴퓨터였다면, 모든 사람들의 data가 같은 형태로 만들어질 것이다. 그러나, 인간의 뇌는 그냥 data를 검사하는데 끝나는 게 아니고, 그 data를 전환(transform)시킨다. 그들은 이들 data를 그들의 습관, 감정 또는 다른 이들의 뇌가 가르치는 것 등에 따라 형태들을 만들어 낸다. 아동은 삼각형만 볼 수도 있지만, 성장하면서 원이나, 사각형이 더 적합하다 하더라도, 삼각형만을 계속 볼 수도 있다. 그들은 평생 삼각형만 보고 살 수도 있는데, 그 이유는 그들이 어렸을 때 삼각형을 본 경험이 있기 때문이다.

컴퓨터는 이런 오류를 범하지 않는다. 그러나 인간들은 항상 이런 오류를 범한다. 예를 들면, 아동기에 자신에 대한 기초적 data를 보고, 그들이 외소하며 연약하다는 형태(pattern)를 만들어낼 수 있다(삼각형). 이것은 그 때에는 아주 적합한 것이다. 그들이 성장함에 따라 이런 기초적 data들이 변화하며, 그들은 더 이상 외소하거나 연약하지도 않지만(원, 사각형) 계속 삼각형만을 보면서 자신이 연약하고 무력하다는 생각을 지속적으로 가질 수 있다. 충격에서 오는 학습과정, 잘못된 가르침, 감정적 상처 등은 그들의 새로운 data의 전환(transformation)을 하지 못하게 해주기도 한다. 그들은 지속적으로 그들의 경험들을 2개의 주제로 합성한다. 즉, 그때는 적합한 그러나 지금은 유해한 것 주제들, 또는 그때나 지금이나 변함없이 왜곡된 주제들이다. 어떻든 이러한 오래된 낡은 증거들은 계속 문제를 일으키기 때문에, 제거되어야 한다. 이러한 경우, 잘못된 믿음을 바꾸는 것 자체로는 해결이 안 된다. 치료자는, 이런 왜곡된 믿음들을 애초에 잘못 해석하게 된 과정 자체를 제거해야 한다.

중요한 삶의 경험들을 재구성하는 법

(Resynthesizing Critical Life Events)

원칙

환자들의 잘못된 믿음들과 생성과정의 뿌리를 제거하는 것이 대부분의 환자 치료에 효과적이라는 것이 밝혀졌다. 따라서 현재 인지치료자 대부분이 이런 치료법을 치료의 기본적인 것으로 포함시킨다고 볼 수 있다. 과거의 결정적인 삶의 경험은 흔히 잘못된 개념을 찍어낸다. 이런 것들을 기억 속에 가지고 있기 때문에, 그들의 개인적인 생각을 변화시키기 위해서는, 이런 과거의 인지적 오류를 고정시켜야 한다.

방법

1) 환자를 이완시킨다.
2) 결정적인 사건들의 목록을 사용한다(제3장 참조).
3) 때로는 더 특수한 목록을 작성할 필요가 있다. 이런 특수한 목록은 환자의 증상과 연관되어져 만들어진다. 예를 들어, 불안증 환자의 경우, 그들이 경험했던 불안발작의 3가지의 예를 들게 한다. 하나는 아동기, 또 하나는 청소년기 그리고는 성인이 되어서 경험한 것이다. 또 한 예로는, 외상후증후군(Posttraumatic stress disorder) 환자의 경우, 그 충격적 경험 이전의 불안증, 충격적 경험 도중, 그리고 그 이후의 불안 발작(Anxiety attack)의 목록을 작성하는 것이다.
4) 이런 사건들을 세부적으로 적으라고 제안한다.
5) 이상을 자세히 환자와 토론한 후에, 이런 결정적인 사건들에 의해 생긴 믿음들이 아직도 현재에 문제를 일으키고 있는가를 검토한다.
6) 그 사건들에 의해 생긴 믿음들이 어떻게 환자들의 감정과 행동들을 변화시켰는가를 토론한다.
7) 과거의 사건들을 새롭고 더 유용한 믿음을 사용해서 다시 해석하도록 도와준다. 그들로 하여금 이제는 이미 시간과 거리가 멀어져서 안전해진 상태에서 이제는 가능한 성인으로서의 사고력을 사용해 그런 사건들을 재조명하게끔 도와준다.
8) 환자들이 그 사건들을, 올바른 생각과 행동으로 해낸 것을 연상함으로, 그 사건들을 재구성할 수 있게, 교정적 대응장면(corrective coping imagery)을 사용한다.
9) 모든 결정적인 사건들을 검토한다. 거기에 포함된 믿음들을 찾아내서, 환자들로 하여금 그 상황들을 교정하는 것을 연상하게 한다.

임상적 예 1 : 경식의 예(결정적 사건의 재구성)

경식은 공황증 환자였고, 이미 치료를 받은 것이 있어서 어느 정도 호전되고 있는 환자였다. 그는 더 이상 구애받지 않고, 활동할 수 있었지만, 아직도 비행기 여행만은 할 수가 없었다.

비행기를 타는 것에 대한 그의 생각을 분석해 본 결과, 공황증 환자의 전형적인 생각들이었다. 그는 비행기의 추락을 두려워한 게 아니고, 비행기 안에서 공황발작하는 것을 두려워했다.

그의 중심적 믿음은 이미 이전 치료자에 의해 발견되었지만 그 믿음에 대한 논쟁(dispute)은 효과가 없었다. 어떤 치료자도 그의 믿음의 생성과정과 그 뿌리에 도전을 하지 않아서, 잘못된 믿음은 고쳐지지 않고 그대로 남아 있었다. 그래서 치료방향은 그의 현재 불합리한 생각의 근원을 찾으려 노력했다. 우리는 그의 불합리한 생각을 촉진하는 요소들을 발견했다.

• **연령** 2~6세

결정적 사건 : 어머니에 의한 과잉보호

불합리한 믿음 : 산다는 것은 위험한 일이고 나는 나를 보호해 줄 사람이 필요하다. 나는 혼자서는 생존할 수 없다.

교정된 믿음 : 내 어머니는 자신의 공포심 때문에 나를 과잉보호한 것이지, 내가 나약해서가 아니다. 산다는 것은 특별히 나에게만 위험한 것이 아니었다. 나는 다른 사람들과 마찬가지로 생존해 낼 수 있다.

• **연령** 6~12세

결정적 사건 : 버릇없이 키워졌다(Spoiled).

불합리한 믿음 : 산다는 것은 그 때처럼 아주 쉬워야 한다.

교정된 믿음 : 왜곡된 시절에 배운 것 때문에 나는 노력 없이 내가 원하는 것을 성취해야 된다는 잘못된 기대를 갖게 되었다. 이 믿음은 비록 잘못된 것 뿐 아니라, 내게 피해를 준다. 우리 모두가 자기가 원하는 것을 위해 노력해야 되는 것이다. 이것을 더 빨리 깨달을수록 나는 그만큼 빨리 행복해질 수 있다.

• **연령** 12~16세

결정적 사건(Ⅰ) : 버르장머리가 없어서 친구들에게서 따돌림 당했다.

불합리한 믿음 ① : 누군가 나를 싫어한다는 것은 비참한 일이다.

불합리한 믿음 ② : 나는 완벽해지기 위해 모든 것을 조정해야 한다.

교정된 믿음 : 애들은 내 어머니가 나를 대했듯이 나를 대해 달라고 강요하며 버릇없이 굴어서 나를 싫어했다. 내 완벽주의와 주위의 모든 사람들을 조정하려는 행동이 나로 하여금 배척당하게 했다.

결정적 사건(Ⅱ) : 학교에서 어떤 애가 토하는 것을 보았는데, 그 후 애들이 그 애를 따돌림했다.

잘못된 믿음 : 내 신체현상의 모든 것을 조정하기 전에는 사람들이 나를 좋아하지 않을 것이다.

교정된 믿음 : 어떤 사람도 본능적인 신체현상들을 조정할 수 없다. 그렇게 하면, 온갖 문제들이 발생할 것이다. 나는 조정할 수 없는 것들을 조정하기 위해 내 모든 힘과 시간을 허비하고 있다. 사람들은 나를 조정벽, 괴짜(contrlofreak) 또는 결벽증환자라고 배척할 가능성이 더 크다.

결정적 사건(Ⅲ) : 장거리 자동차여행 중 차 안에서 토하는 것을 걱정해 거의 공황발작까지 갔다. 즉, 공황발작을 가지는 것에 대한 공포가 시작되었다.

불합리한 믿음 : 나는 생리적인 모든 현상을 조정해서 사람들이 나를 배척하지 않게 해야 한다.

교정된 믿음 : 나는 인생을 즐기는 대신, 내 마음에 어떤 일이 일어나는가를 주시하는데 인생을 다 써버린다.

결정적 사건(Ⅳ) : 비행기 여행을 하는 것은 생각할 때마다 공황증세가 나타난다.

불합리한 믿음 : 나는 비행기 안에서 내 공포심을 조정할 수 없을 것이다. 비행기에서 탈출을 할 수 없기 때문에, 나는 거기에 꼼짝없이 갇혀있게 된다.

교정된 믿음 : 내가 겁이 나서 창피 좀 당하면 어때? 그게 차라리 평생을 이 공포 · 불안에 떨며 사는 것보다 낫다.

임상적 예 2 : 정식의 예 : 심한 공황증 환자(고기압 기후 때 발생하는 공황증)

때로는 현재 문제와 관련된 과거의 결정적인 사건을 찾기 힘들 때가 있다. 예를 들어 정식은 강원도의 고원지대에 살았던 사람인데, 매 4~5개월마다, 아주 심한 공황발작을 경험하고 있었으나, 그 원인을 알 수가 없었다. 모든 분석과 목록작성을 다 해 보아도 공황발작을 촉진시키는 자극을 찾아낼 수가 없었다. 대부분의 경우, 공황발작 직전에 다른 경우에는 없는 자극을 찾아낼 수 있는 것이다.

이완요법과 몇 개의 인지치료연습 등으로 치료하고 있었지만, 원인이 되는 바로 그 자극이나, 연관된 요소들을 발견해 내지 못하는 한 치료는 진전될 수 없었던 것이다. 그럼에도 불구하고, 그는 현재의 치료에서 다른 여러 가지 도움을 받고 있다고 생각하고 치료를 계속했고 우리가 공황발작의 원인을 언젠가는 발견할 수 있을 것이냐고 물었지만, 대답은 역시 불확실할 수 밖에 없었다. 끝내, 그 환자에게 더 이상 치료를 계속하지 말고, 언젠가 다시 공황발작이 일어나면 낮이거나 밤이거나 언제든지 치료자에게 전화하라고 했다.

몇 달이 지난 어느 날 밤 늦게 그가 전화를 했는데, 방금 심한 공황발작을 했던 것이다. 그가 진료실에 나타났을 때, 그는 아직도 상당한 불안을 느끼고 있었다. 마침내 그 「공황증」을 내 앞에다 놓고 쳐다보고 관찰할 수 있게 되었다. 우리는 그 날 아침부터 공황시작까지의 모든 것을 검토했다. 그의 생각들과 감정들, 기억한 것들, 무엇을 먹었는가 등.

그래도 무엇이 공황증을 유발시켰는가를 찾아낼 수 없었다. 아무 것도 평상시와 다른 것이 없었고, 어떤 충격, 좌절 또는 갈등들도 찾아낼 수 없었다. 공황발작이 일어날 때까지는 그냥 아주 평범한 하루였다. 우리는 계속해서 무언가를 찾아내려고 했다. 그가 TV를 보고 있었기 때문에 TV 방송프로그램들을 검토하고 분석했지만, 아무것도 특별한 것이 없었다. 그가 아침신문을 읽었기에, 아침신문을 찾아 뉴스와 사건들을 검토했다. 역시 아무것도 찾아낼 수 없었다. 스포츠란도 검토하고, 만화, 논설, 광고 등. 그래도 아무 것도 찾아내지 못했다. 끝내 신문을 던져버리려고 했을 때, 기상예보란이 눈에 들어왔다. 기상예보가, 오늘 저녁 10시쯤에 아주 드물게 높은 대기기압이 이 지방으로 이동할 것이라고 했다. 저녁 10시쯤 그가 공황발작을 가졌던 것이다. 그래서 그저 지푸라기라도 잡아보려는 마음으로, 그에게 기후의 변화를 느꼈는가라고 물어보았다. "그것 참, 그렇게 말씀하시는 걸 듣고 보니, 무언가 느꼈어요. 공황발작 직전에 어떤 이상한 느낌이 들었어요. 무어라고 표현할 수 없지만, 피부가 압박되는 것 같은, 무언가 다른 느낌 아니 그것보다 더 강한 어떤 느낌 같은 것", "그런 압박감을 느낀 적이 있습니까?" 그는 정확하게는 기억할 수 없지만, 이런 느낌을 가진 적이 있는 것을 기억했다. 아직 아무것도 확실하지 않아서, 그에게 도서관에 가서, 그가 공황발작을 가진 날들의 기상예보를 검토해서 어떤 공통점이 있는가를 기록해 보라고 했다.

한 2주 후, 그가 다시 전화를 해 왔다. 그는 매우 흥분된 상태에서 그 공통점을 발견해 냈다고 전해왔다. 매번 공황발작이 있기 직전에, 아주 드물게 높은 대기기압 현상이 있었고, 거의 모든 발작이 거기에 일치한다고 말했다. 아주 정확하게 일치한다는 것이다.

이상한 일이었다. 어떻게 대기압력이 공황증과 관계가 있단 말인가? 우리는 탐정활동을 계속했고 그 결과 끝내 다음과 같은 설명을 찾아낼 수 있었다.

한 15년쯤, 그의 인생에 절대적인 중요한 사건이 발생했다. 어느 날, 그가 한 병원에서 전화를 받았는데, 그의 아버지가 자동차사고로 위독하고, 곧 돌아가실 것 같으니까 가능한 한 빨리 병원으로 오라는 연락이었다. 그는 아버지가 돌아가실 때까지 병원에 도착 못할 것 같은 지독한 불안에 떨면서 부랴부랴 병원으로 갔다. 그 때, 그 지방에는 아주 드물게 높은 대기 압력이 밀려와 있었다. 그가 병원에 도착했을 때, 그의 아버지는 이미 운명한 후였다.

참으로 이상한 얘기 같지만, 이것이 아버지의 죽음에 대한 슬픔, 불안 그리고 죄의식 등이 대기 압력과 연결 지워진 것이다. 그는 알아차리지 못했지만, 그의 두뇌는 이 두 개의 상황들을 연결시켜 버린 것이다. 시간이 오래 지난 후에도, 그의 뇌는 이 복합현상(pairing)을 저장하고 있었고, 대기 압력이 그 때와 똑같이 높아질 때마다 공황발작을 재현시켰던 것이다.

누군가는 공황발작이 대기 압력대신, 다른 자극들과 연관되어 있지 않을까 물을 수도 있다. 즉, 기온, 시간 때, 자동차운전, 교통사고, 병원 등. 당연한 질문일 수도 있지만, 알 수 없는 일이다. 하지만 이 경우 가장 합당한 설명은 역시 대기 압력과의 연관성이다.

일단 그 원인이 밝혀진 후, 대기압과 연관된 대응책들을 발견하기는 쉬운 일이 되었겠지만, 이 경우에는 그 복합현상(pairing)을 끊기 위해 그 어떤 것도 할 필요가 없었다. 그가 유발원인을 알고 난 후에는, 우리는 근원적 재구성(historical resynthesis)을 할 필요가 없었는데, 왜냐하면, 그의 불안증의 중심적인 원인이 제거되었기 때문이다. 이 현상은 불안증 환자들에게 흔히 발견된다. 그가 그의 공포증의 진짜 유발요인들을 발견해냈을 때, 발견 자체가 그의 잘못된 믿음을 제거한 것이다. 즉 "나는 아무 이유없이 불안해진다. 아마도 내 정신에 이상이 있을 것이다."라는 생각이다. 이 같은 생각은 흔히 불안증과 동반한다. 이 정식이란 환자는 대기기압이 높아져도 다시는 불안감을 느끼지 않았다.

이 예는 감정이 어떻게 결정적사건들과 전혀 예측할 수 없는 방법으로 연관되어지는가를 보여주는 훌륭한 예이다. 두뇌가 알아차릴 수 있는 그 어떤 것이라도 결정적인 사건들과 복합(pairing)될 수 있다. 모피, 붉은색, 구름의 모양, 요란한 음악, 보름달, 영화들, 아프리카의 동물들, 심호흡하는 것, 점성학에 대한 책들, 초록색 화장실, 포만된 위장, 성관계 등 그 어떤 것이라도, 이러한 경우, 환자들로 하여금 결정적인 사건들과 연관된 요소들을 찾아내게 하는 것이 치료의 요점이다.

결론

대부분의 정신치료자들은 현재 문제들의 발생적 근원을 분석하지만 CRT치료자들은, 환자의 문제가 되는 믿음들의 발생적 근원과 경과과정에 중점을 둔다. 고도의 추상적인 것들 즉 고착, 무의식적 것들, 퇴행 등을 중시하는 게 아니고, 환자들의 생각과 행동을 설명할 수 있는 현재의 믿음들의 근원과 진행과정을 찾아내는 것을 CRT에서는 중시해서 환자들로 하여금 그들의 인지를 더 용이하게 전환시키도록 하는 것이다.

삶의 주제들의 재구성 *(Resynthesizing Life Themes)*

원칙

결정적인 사건들은 잘못된 믿음들을 형성하는 것 뿐 아니라 삶에 대한 주제들을 만들어 내기도 한다. 이러한 주제들은(Themes) 시간이 경과함에 따라 변환되어서 스스로의 독특한 경과를 따라 가기도 한다. 삶의 주제에 실린 힘은 과거에 그것들이 어떻게 발전되어 왔는가를 찾아냄으로서 측정할 수 있다. 인지나무(Cognitive trees)들과 같이 그들은 현재에서 아주 먼 과거로 그 뿌리가 연결되어져 있다. 치료자는 중심적 믿음(core belief)들의 뿌리를 파내어서 거기에 숨겨진 삶의 주제들을 발견해 내야 한다. 지금 느껴지는 환자의 열등감을 시간적 경과에 따라 적어보면 다음과 같을 수 있다.

현재 : "나는 못난 남편이고, 못난 아버지이며, 고용주다."
근래의 과거 : "나는 못난 남자친구이고, 직장인이다."
청소년기 : "나는 못난 학생이고, 여자애들이 나를 좋아하지 않는다."
사춘기 : "나는 운동도 잘 못하고, 다른 애들이 더 힘이 세다."
말기 아동기 : "나는 못난애다. 내 형이 나보다 훨씬 낫다."
초기 아동기 : "엄마, 아빠가 나를 좋아하지 않아."

이 예와 같이 환자의 열등의식은 과거에 뿌리를 두고 있다. 그의 과거의 잘못된 믿음이 현재의 그의 불합리한 생각을 만들어 내고 있는 것이다.

방법

1) 인지지도(Cognitive maps)(제 3장)를 사용한다. 그러나 이 인지지도의 사항들을 시간 순서로 다시 만든다. 생각들 하나 하나의 근원을 찾아내고, 그것이 다른 어떤 믿음들로, 연결되었는가를 찾아내고, 환자의 삶의 단계에 따라 어떻게 변화했는가를

위의 예와 같이 기록한다.

2) 다른 어떤 생각들, 감정들, 행동들 또는 환경적 유발요인들이 이 주제들이 진행되는데 연관되어져 있는가를 찾아낸다. 이런 잘못된 믿음들이 한 단계에서 환자의 삶의 다른 단계로 퍼져 나갔는가를 알아낸다.
3) 환자들로 하여금 그들이 다른 믿음을 가졌었다면, 그들의 삶이 어떻게 달라졌겠는가를 연상하라고 한다. 그들로 하여금 만약 이런 왜곡된 삶의 주제들이 없었다면 그들이 어떻게 행동했을까를 상상하게 한다.

임상적 예 : 민애의 경우(특이한 성격의 천재)

삶의 주제에 관한 가장 강력한 예는 민애의 경우이다. 민애는 어렸을 때부터 다른 애들과 달랐다. 다른 여자애들이 인형을 갖고 놀 때, 그 애는 철학에 대한 책을 읽기를 더 좋아했다. 학교성적은 그렇게 좋지 못했는데, 그 이유는 선생님의 질문에 이상한 대답들을 했기 때문이었다. 그 애는 자기보다 나이 많은 사람들과 사귀기를 좋아해서, 그 애의 부모는 민애가 자기 또래의 아이들과 강제로 사귀도록 할 정도였다.

민애는 다른 사람들과 다른 생각들을 가지고 있었다. 그녀는 왜 자기가 그렇게 생각하며, 왜 자신의 생각들이 틀린가에 대해 애써 설명하려 했지만, 아무도 그녀를 진짜로 이해할 수 없었고, 그냥 민애는 괴짜라고 치부해 버렸다. 다른 여자애들은 민애를 따돌렸고 민애와 같이 있는 것조차 꺼려해서 민애는 혼자 시간을 보낼 때가 많아졌다. 민애의 부모들은 걱정이 되서 정신과 의사들한테 보냈지만, 어떤 의사도 민애에게서 특별히 이상한 점들을 발견해 낼 수가 없었다. 민애는 그냥 다른 애들과 잘 어울릴 수 없는 경우라고 해버렸다. 민애가 다른 애들이 자기를 따돌림한다고 느낀 것은 아주 어렸을 때부터이고, 그저 자기가 머리가 나빠서 그렇다고 생각했다. 다른 사람들이 어떻게 어떤 생각들을 하는가를 이해할 수 없어서 민애는 자신이 정말 바보라고 결론지었다. 때로는 자신이 정말 정신이상자라고 생각해서 DSM(미국정신과 협회에서 발행한 정신질환의 진단기준들)을 읽어 보았지만, 합당한 증상들을 찾아낼 수 없었다. 끝내 민애는 삶의 주제를 만들어 내었고, 그것은 자신이 무슨 이유인지 모르지만 어쨌든 지능이 낮다고 판단한 것이고, 다른 사람들이 머리가 좋은 것이라는 주제를 가지게 된 것이다. 이것이 그 나이에 민애가 도달할 수 있는 유일한 해석이었다.

그녀는 그 후 줄곧 이 주제에 따라 행동을 했다. 대학교도 가지 않았는데 그 이유는 대학교는 머리가 좋은 사람들이 가는 곳이고, 그녀는 창피를 당하기 싫어서였다. 가족들도

구태여 대학을 가라고 강요하지도 않았다. 그 이유는 여자애들은 좋은 남편감을 만나기 위해 대학에 가는 것이고, 민애는 남자애들보다는 철학에 관한 책들을 더 좋아한다는 것을 알았기 때문에 돈을 낭비할 필요를 못 느꼈다. 여러 가지 직장을 다녀 보았지만 곧 싫증이 나서 더 흥미있는 직장을 찾아 계속 직장을 바꾸었다. 끝내 흥미를 끄는 일을 찾아낼 수 없어서, 자신은 일하는 재미를 가지기에는 너무 둔하다라고 결론지었다. 지방대학에서 몇 개의 과목을 공부했지만, 중간 정도의 성적을 받았는데 그 이유는 교수들이 원하는 대답 대신, 쉬운 문제라도 이상하게 복잡한 대답을 한 때문이었다.

남자들과의 관계도 비슷하게 진행되었다. 그녀는 다른 여자들처럼 행동하기를 좋아하지 않았고, 남자들에게 아부하거나, 그애들을 칭찬하거나, 유혹적인 옷을 입지도 않았다. 대부분의 남자애들에게는 성관계가 여자를 사귀는 목적이었고, 그녀가 그런 것들을 허용하지 않았기 때문에 그녀가 이상한 여자라고 생각해서 더 보편적인 여자들과 사귀기 위해 그녀를 떠났다. 그녀는 남자들에게 매력적으로 보이기에는, 너무 머리가 둔하다는 결론을 내렸다.

이런 모든 경험들 때문에, 민애는 자신에 대한 중심적 삶의 주제를 가지게 되었고, 그것이 압도적인 자신에 대한 믿음과 철학이 되었고, 그녀는 그 믿음의 색안경으로 세상을 보아왔다. 이 저변에는 "나는 머리가 둔하다."라는 주제가 있었다. 아주 여러 해 동안 이것을 믿고 사는 동안, 그것은 거의 신앙적 믿음처럼 되어버렸다.

나이가 들어감에 따라, 여러 가지 문제들이 생기기 시작했다. 대학을 졸업하지도 않았다. "나는 너무 머리가 나빠."라는 결론을 내렸다. 그러나 계속 학점과 무관한 과정들을 수료했다. 특히 대학원의 철학 과정들을 청강했다. 강의가 끝난 후, 대학원생들 틈에서 그들의 대화를 들으려 했지만, 그들의 대화는 강의내용에 관한 것이 아니었고, 어떻게 하면 더 좋은 학점을 따느냐에 관한 것들이었다. 강의내용에 관한 얘기를 하는 학생들조차 민애가 진짜 학생이 아니라는 것을 아는 순간부터 또 그녀가 대학졸업도 하지 않았다는 것을 아는 순간부터 그녀를 무시했다.

민애는 삶에 대해 더 우울해졌고, 끝내 치료받기를 원했다. 그녀는 치료자에게 그녀의 삶과 문제들에 대해 이야기했다. 대부분의 이야기는 그녀가 머리가 둔해서 얼마나 슬픈가에 대한 것이었다. 치료자는 여러 가지 질문을 하고, 그녀가 읽은 책들에 대해 그리고 그 책들에 관한 그녀의 생각들을 이야기해 보라고 했다.

치료자는 그녀의 삶의 주제가 얼마나 왜곡된 것인가를 즉각 발견할 수 있었고, 그것을 고치기 위해 여러 가지 인지치료를 시도했지만, 그녀는 그 모든 것을 거절했다. 환자들은 압도적인 증거들이 있음에도 불구하고, 자신들의 삶에 대한 주제들을 고수하려고 하는 것이다.

끝내 심한 좌절감에서 치료자는 다른 접근법을 써 보기로 했다. 그 접근법이 위험하기는 하지만, 치료자의 분석이 맞는 것이라면, 치료효과가 클 것이라는 생각을 했다. 치료자는 그녀에게 어떤 과제를 줄 테니까 끝내 실행한다고 먼저 약속을 하라고 했고, 그녀에게서 약속을 얻어냈다. 유명한 여자 철학교수가 그 도시를 방문해서 강연을 하는데, 민애가 흥미를 느낄 수 있는 주제에 관한 것이라고 이야기해 주었다. 그녀는 그 교수이름을 듣고, 그 교수가 대단한 교수라는 것을 인정했다. 그 강연은 초청장이 있어야만 들을 수 있는 것이었고, 청중의 대부분은 대학교수들과 박사과정 학생들이었지만, 치료자는 다행히 주최측의 요원을 알고 있어서, 민애에게 초청장을 얻어줄 수 있었다. 민애는 아주 감사하게 생각했다.

민애에게 치료자가 조건을 제시했다. 즉 강연 도중, 그녀가 느끼는 불안과 긴장이 얼마나 심할지 모르지만, 그래도 어떻게 하든지 한 개의 질문을 해야 하고, 강연 후 그 교수가 청중 중의 몇 사람을 그녀가 묵고 있는 호텔로 초청해서 자유토론을 할 예정인데, 거기에 참여할 수 있도록 그녀가 적극적으로 간청을 해야 한다는 조건이었다.

민애는 거기에 강력히 반대했다. 할 수 없다고 했다. 어떻게 그런 세계적으로 유명한 교수와 토론을 할 수 있겠는가? 그녀는 교수들 사이에 끼어 있을 건데, 그녀는 대학도 졸업하지 않은 것이 아닌가? 나는 그녀가 치료적 조언을 따르겠다는 약속을 이미 했다는 것을 상기시켰고, 민애는 마지못해 해 보겠다고 했다.

한 달 쯤 지난 후, 민애가 전화로 자신이 그 강연에 참가했다는 것을 알려왔다. 그 강연장소는 이미 여러 가지 저서를 낸 교수들과 그녀도 만난 적이 있는 대학원 학생들로 가득 차 있었다. 그녀는 그 강연이 더할 수 없이 훌륭했고, 강연 후 질문과 토론시간에는 질문을 하려고 기다리면서 얼마나 긴장되었는지 모른다고 했다. 대부분의 질문에 그 교수는 간단하고 명확하게 대답을 했다. 민애는 마침내 그 교수의 학설 중에 자신이 이해할 수 없는 것에 대해 질문을 했다. 그 여자교수는 민애를 쳐다보고 미소를 지었다. 그리고 그 질문에 대해 세부적으로 대답을 했는데, 20분이나 걸쳐 설명을 했다. 그 대답은 경이스러웠고, 민애는 아주 깊이 빠져서 그 설명을 들었다.

강연이 끝난 후 그녀는 그 교수를 만나려는 요청을 했지만 교수님이 너무 피곤하셔서 만날 수 없다고 주최측 사람이 대답했다. 그녀가 계속 고집을 부리며 기다리는 중 그 교수님이 나왔다. 민애를 알아보고, "오, 그 훌륭한 질문을 한 분이군요? 어떻게 도와드릴

까요?" 그녀는 호텔의 자유토론에 참가할 수 있게 해 달라고, 거의 애원을 했다. 그냥 참가하게만 해 주시면, 뒤에 앉아서 조용히 듣기만 하겠다고 말했다. 주최측 요원이 "이미 인원이 다 찼습니다. 교수님."하자 그 교수님은 "이 분도 초대하세요. 한 명 더 참가한다고 대단한 일이 아니지요."

민애는 다른 10명의 대학교수들과 대학원 학생들과 함께 호텔로 갔다. 모두 커피와 다과를 들면서 그 교수님의 학설들에 관해 토론을 했다. 민애는 처음에는 가만히 듣기만 했지만, 곧 토론에 참여했고, 심지어는 자신의 의견도 표현하기 시작했다. 시간이 자꾸 가고, 마침내 다른 사람들은 다 사과하고 떠났고 민애와 그 교수님 둘만 남게 되었다. 그 둘은 새벽 5시까지 토론을 했고 노트를 꺼내 자신들의 의견들을 그려가면서 토론을 했다. 커피를 둘 다 10잔씩이나 마셨다. 민애는 "내 인생의 최고의 날이었어요."라고 말했다.

그 교수님이 떠나기 직전에 민애가 어떤 대학에 다니느냐고 물었다. 민애는 난처하기 그지없었지만 사실대로 말씀드리기로 했다. 민애는 자신이 대학생이 아니라고 했다. 그 교수님은 무척 놀라더니, 자신의 집 전화번호를 적어주며, 도움을 줄 수도 있을 테니 전화하라고 하면서 떠났다.

이것은 벌써 거의 7~8년 전 이야기인데, 민애는 그 후 그 교수님의 도움으로, 대학과정을 기록적으로 짧은 기간 내에 마치고 좋은 대학원에서, 교수님의 도움으로 조교로 일하면서, 박사학위를 받고, 수많은 논문을 발표했고 책도 저술했다. 난생 처음으로 민애는 삶에 만족했고 행복해졌다.

일련의 결정적인 과거의 사건들로 인해, 민애는 자신에 대한 왜곡된 정의를 가졌던 것이다. 민애는 어렸을 때, 이미 자기가 다른 애들하고 틀린 것을 알고, 그것이 자기가 못나서 그렇다고 단정 지었다(많은 아이들에게 일어나는 현상). 민애의 선생님들이나 친구들도 그녀를 그렇게 취급했고, 민애는 그대로 믿었던 것이다.

진실은 민애가 다른 애들과 틀린 이유는 그녀가 아주 드물게 볼 수 있는 천재였기 때문이었다. 그녀는 우리 대부분이 볼 수 없는 것들을 더 선명하게 광범위하게 볼 수 있었지만, 자신에 대해서만은 이해할 수 없었던 것이다. 다른 모든 것들을 그렇게 잘 알아낼 수 있는 사람이 자신에 대해서만은 그렇지 못하다는 것이 이상한 일이지만, 천재들에게는 흔히 이런 현상이 일어나며, 민애도 그 같은 경우였다.

민애 주위의 사람들은 그녀의 천재성을 알아낼 수 없었는데, 그 이유는 오직 천재만이 다른 천재를 알아볼 수 있기 때문이고, 어떤 경지에 오른 사람만이 다른 이의 경지를 알아차릴 수 있는 것이다. Mozart를 알아준 사람은 Hayden이었다. 민애를 만난 그 교수는 민애의 지식과 천재성을 알아차렸던 것이다.

결론

민애를 도와 준 방식은 사실 전통적이 아니었다. 그 때 마침 그 여교수가 나타난 것은 순전히 운이 좋아서였다. 삶의 주제들은 환자들이 가질 수 있는 가장 강력한 인지들이고 그들은 그 인지들이 주는 막심한 피해에도 불구하고 끝까지 지키려 한다. 치료자들은, 그 고착되어져 있는 삶의 주제들에 흠집을 내기 위해 모든 치료적 능력과 판단력을 사용해야 한다. 대개 주제들은 강력하게 방어되어져 있기 때문에, 합리적인 토론은 통하지가 않는다. 그들을 도와줄 수 있는 최선의 기회는 그들로 하여금 치료적인 경험을 하게하고, 거기에서 그들이 진실을 스스로 발견하도록 도와주는 것이다. 환경과 상황을 이용해서 그들로 하여금 그들의 삶의 주제들이 옳은 것인가를 판단하게 해주는 것이다. 그런 기회를 환자들을 위해 만들어 줄 수 있다면, 그 치료자는 운이 좋은 것이다.

추가정보

최근에는 삶의 주제를 교정해 주는 것이 CRT에서 더욱 더 중요한 것으로 부각되어져 왔다. 따라서 최근에는 인지재구성 치료자들은 환자들의 삶의 주제들을 바꾸는데 더욱 더 많은 시간을 할애하고 있다.

형태에 초점을 두는 치료법(Schema-focused therapy)은 삶의 검토, 실존적, 대인관계적, 행동치료적 접근법들을 사용해서 환자들의 삶의 주제를 바꾸는 기법들을 사용한다.

과거의 기억을 재합성하는 법
(Resynthesizing Early Recollections)

원칙

철학에 한 개의 중요한 법칙이 있다. 즉 원초적 원칙(rule of primacy)이다. 이것은 환자들이 첫인상을 나중에 가지는 생각들보다 더 중요시 한다는 원칙이다.

많은 치료법들에서 환자의 첫 번째 기억을 중요시한다. 인지재구성치료법(cognitive restructuring)에서도 환자들의 중심적 믿음(core beliefs)을 찾아내기 위해 환자들의 초기 기억들을 사용한다. 빈번하게 그 초기 기억들이 평생 지속되는 환자들의 믿음과 일치한다. 어떠한 한 사건이 아니고 아마도 일련의 경험들의 연속이 그 믿음들을 만드는 것이겠지만, 최초의 사건이 흔히 환자의 성장기 중에 존재하는 믿음을 드러나게 한다.

환자들에게 고통을 주는 많은 잘못된 믿음들이 이런 초기의 개인적 경험에 그 뿌리를 두고 있다. 그 유해한 개념들은 그들이 합리적인 설명을 할 수 있기 훨씬 이전에 뿌리를 내리고, 그 때부터 여러 해가 지나는 도중에, 완성된 pattern(형태, 유형)을 만들어 내는 것이다. 만약 그 초기의 원인이 되는 잘못된 믿음을 발견하고 다른 것으로 바꾸면, 믿음의 유형(pattern of believing)을 변화시킬 수 있다.

방법 1. 연상연습(Image Excercise)

1) 강한 감정을 불러 일으키는 최근의 상황을 연상하게 한다. 충분한 시간을 준다. 모든 감각을 사용해서 그 장면을 선명하게 만들어 준다. 그 장면이 선명해지면 중심적 믿음(core beliefs), 주제(themes) 등에 초점을 맞추라고 한다.
2) 환자로 하여금 그 믿음의 과거, 초기의 기억에 초점을 맞추도록 한다. 감정이 나타나면, 그 초기 상황에 집중을 한다. 그 장면을 다시 선명하게 연상하도록 한다. 환자들이 아이의 사춘기적 음성을 사용해서 스스로에게 그 믿음을 말하도록 하면 더 효과적이다.
3) 피해를 주는 믿음에 관해 환자들에게 다음과 같은 질문을 한다.

"이 사건의 해석 중에 잘못된 것이 무엇입니까?"

"어떻게 그것을 알아냈습니까?"

"그 믿음이 사실이 아니라는 것을 자신에게 어떻게 말하겠습니까?"

"그 해석이 왜 잘못된 것입니까?"

"누가, 어떤 경험이 이 잘못된 믿음을 가리게 했습니까?"

4) 환자와 같이, 그들이 초기에 잘못 해석한대로 현재 상황들도 잘못 해석하고 있다는 것을 토론한다.
5) 초기의 잘못된 믿음을 교정한다. 새로운 유용하고 합리적인 생각을 가지고 초기 장면을 새롭게 연상하도록 한다. 그들이 현재의 해석과 생각을 그 때 가지고 있었다면, 그들이 그 때 어떻게 다르게 행동했었을까를 연상하게 한다.
6) 끝으로, 환자로 하여금 현재 문제되는 상황들을 연상하게 하고, 잘못된 믿음을 5)와 같이 해서 교정시켜 준다.

임상적 예 1

원초적 원칙(rule of primacy)은 환자들의 초기경험을 검토해 보면 사실이라는 것이 드러난다. 초기경험 중의 중요한 요소 중에 하나가 그들의 「선생님」들이다. 그들에게 삶의 중요한 의미들을 처음으로 가르쳐 그 사람은 항상 특별한 의미를 갖는다. 그 후 다른 여러 사람들에게 배우게 되지만 우리의 두뇌는 첫 번째 기억에 대해 항상 특별한 기억의 장소를 배당해 놓고 있는 것이다. 환자들의 초기 태도(attitudes)들은 또한 이 원칙을 따른다. 산타할아버지, 설날 첫 세배를 간 것, 처음으로 빠진 치아 등은 이상한 것 같지만 우리의 가슴 속에 따뜻하고 친밀하게 남아 있게 된다. 마찬가지로, 처음 가진 종교적 믿음이 오직 진실한 종교적 믿음처럼 느껴지는 것도 이와 비슷한 예이다. 즉, 그 때 이후 그들이 신앙을 버렸거나, 또는 신앙에 대한 반항적 생활을 해 왔다 해도, 절망적인 위기상황에서는 자기도 모르게 애초의 믿음을 찾게 되는 것도 같은 예이다. 삶에 있어서 최고의 성공이나, 성취도 또한 좋은 예이다. 처음 받은 우등상, 생애 처음으로 축구경기에서 넣은 골 등은 그 이후 다른 여러 가지 성취보다 더 중요한 것으로 흔히 남아 있다.

그들이 살았던 첫 번째 집은 집에 대한 개념에 평생 영향을 준다. 3층 대리석 집에서 자란 사람은, 벽돌집이나, 시골의 목조집에서는 그 이후 평생 편안하지 않을 것이다. 비슷한 경우로, 가정이 어떠한 것인가에 대해, 우리는 우리 자신의 가정을 연상하게 되어서 "남자"라는 의미는 우리의 아버지를 뜻하고 "여자"는 우리의 어머니를 의미하게 되며, 결혼은 우리 부모의 결혼생활(그것이 결함이 많은 경우에도 불로하고)을 의미하게 된다. 첫 번째 직장에 만족했다면, 그 후 다른 더 좋은 기회가 와도 쉽게 간과할 수 있는 것이다. 끝으로, "참사랑"에 대한 그들의 정의는 자신들의 첫 사랑에 기초를 둘 수 있는데, 그 첫 사랑이 아주 짧고 비극적으로 끝난 경우에도 마찬가지이다. 이것은 그들의 기억에 중요한 자리를 차지하고 있어서 더 좋은 기회가 와도 거들떠 보지 않을 수 있는 것이다. 이 초기의 경험들은 아주 중요한데, 그 이유는 그들이 신선하고 처음이기 때문이다. 그들은 이 첫 번째 경험에 준비되지 않았고, 따라서 그 첫 번째 경험이 원형(prototype)이 되어서, 그 후의 다른 모든 경험들은 여기에 맞추어지게 된다. 만약 그 애초의 경험이 긍정적인 것이라면, 그들에게 항상 따뜻하고 안정된 느낌을 줄 것이다.

방법 2. 재 합성자료(Resynthisis Worksheet)

다음은 재합성과정에서 쓰여지는 자료이다.

현재상황 ______________________________
감정적 반응 ______________________________
현재상황에 관한 현재의 믿음 ______________________________
초기기억(첫번째 또는 초기사건들)______________________________
감정적반응 ______________________________
잘못된 초기믿음 ______________________________
교정된 초기믿음 ______________________________
교정된 현재믿음 ______________________________

1) 환자의 믿음들의 총목록(master list)을 사용해서 이 믿음들을 현재 상황에 연결시키도록 한다. 개개의 상황들을 현재 상황란에 기록한다. 그것들과 연관된 믿음들을 현재의 믿음란에 기록한다.
2) 과거 또는 청소년기의 결정적 경험들을 찾아낸다. 첫째로, 그 사건들을 찾아내는 것인데, 환자들은 오직 희미하게 기억할 뿐이고, 오직 부분적인 것들이지만 그들의 감정과 그들이 느낀 인상 등을 가능한 한 선명하게 상상하도록 도와준다. 이 문장들을 초기기억, 초기 감정반응란 등에 기록한다.
3) 이런 초기, 과거 경험의 결과로 형성된 잘못된 믿음을 문장으로 만든다. 이것을 잘못된 초기 믿음란에 기록한다.
4) 환자와 지금까지 기록한 것들을 주의깊게 토론한 후에, 초기 믿음들을 한 개씩 교정한다. 이것을 교정된 초기 믿음란에 기록한다. 환자들로 하여금 초기경험들을 교정적으로 해석해서 가급적이면 스스로가 발견해내도록 도와준다. 모든 잘못된 믿음들을 교정한다.
5) 잘못된 초기 불합리성이 교정된 후, 그들로 하여금 현재의 잘못된 믿음들을 교정하도록 도와준다.
6) 환자들로 하여금 이 작업자료를 정기적으로 사용해서, 그들의 잘못된 믿음, 그 초기의 근원점, 초기의 잘못된 해석 등을 발견하도록 하고, 또한 현재의 삶의 지침으로, 새로운 믿음을 사용하도록 한다.

임상적 예 1

현재상황 : 많은 상급인사들이 참여한 회식에서 강한 불안증을 느꼈다.

현재믿음 : 상급자들은 나를 계속 평가하고 있어서 위험하다.

과거경험 : 환자는 가족 외의 다른 사람들과 시간을 보낼 기회가 별로 없었고, 과잉보호 되어져 성장했고, 가족이외의 사람과는 특별한 기억이 없다.

잘못된 초기 해석 : 가깝지 않은 사람들은 위험하다.

교정된 초기 믿음 : 새로운 사람들을 사귀는 것은 성장과 발전의 기회이다. 그들은 가까운 사람들보다 더 위험하지 않다.

교정된 현재 믿음 : 상급자들과 사귀는 것은 기회 · 성장을 위해 좋고, 배울 점이 많다.

임상적 예 2

현재상황 : 밤에 집에 혼자 있기가 두려워 항상 사람들을 불러서 같이 있어야 한다.

현재믿음 : 나는 사교적인 사람이다.

과거경험 : 어렸을 때, 부모가 그녀를 버렸다.

잘못된 초기 해석 : 이제부터 그 누구도 나를 버리지 않게 하겠다.

교정된 초기 믿음 : 나는 더 이상 아이가 아니다. 나는 다른 사람의 보호가 필요 없다. 나는 혼자서도 살아남을 수 있고 혼자 있는 것을 두려워할 어떤 이유도 없다.

교정된 현재 믿음 : 나는 더 이상 사람들이 나를 버리지 않게끔 50명 이상의 친구들을 가질 필요가 없다. 나는 오직 몇 명의 진실한 친구만 있으면 된다.

임상적 예 3

현재상황 : 인내, 집중력, 끈기를 필요로 하는 그 무엇도 하지 않으려 한다.

현재믿음 : 늘 같은 일을 하는 것은 지루한 일이다.

과거경험 : 외로운 아동기에 대응하는 방법으로, 혼자 공상을 많이 했다.

잘못된 초기 해석 : 삶을 더 풍부하게 만드는 유일한 길은 공상과 상상에 의하는 것이다. 매일 매일의 생활은 심심하고, 색채가 없고 지루하다.

교정된 초기 믿음 : 실제의 삶은 때로는 지루하고 색채가 없지만, 때로는 밝고 생동할 때가 있다. 실제의 삶이 허구적인 공상보다 훨씬 더 큰 의미를 지닌다. 참된 만족은 실제 삶의 갈등과 승리와 비극 등에서 오는 것이지, 운명이 모든 것을 결정짓는 동화세계 속에서 얻어지는 것이 아니다. 삶의 의미는 사람들이 온갖 역경을 헤치며 노력하는데 있지 기괴한 공상에 있지 않는 것이다.

교정된 현재 믿음 : 집중과 끈기가 삶을 더 풍요롭고 의미 있게 해 준다.

결론

환자의 첫 경험에 대한 감정적인 요소들은 강력하다. 따라서 거기에 대한 기억을 찾는 데 많은 시간을 사용하고 여유를 가져야 한다. 강력한 부정적 감정이 나타나면, 다른 초기 장면들을 상상하게 해서 그 감정들을 감소시켜야 할 때도 있다. 이런 접근법의 가정은 Piaget(1954)의 연구에서도 발견할 수 있다. Piaget는 생각들, 주제들 그리고 믿음들은 2~7세 사이에 미성숙한 두뇌에 영입된 것들이어서, 많은 논리적인 오류를 포함한다는 것이다. 또한 7~11세 아이 operational stage(활동단계)에는 "만약-as if"의 요소를 추상적으로 사용할 수 없어서, 사물을 있는 그대로 본다고 했다. 이 두 단계에서 형성된 잘못된 인식들은 장기기억(long-term memory)에 저장되어서, 그 후 성장을 해도 쉽게 제거될 수 없다고 했다. 이 학설이 옳다고 가정한다면, 환자의 생각의 형태(pattern of thought)로 자리 잡은 초기의 잘못된 믿음들을 재구성(resynthesis)해야만, 그들이 자신과, 자신의 주위 세상에 대해 더 건강하고 온전한 믿음들을 갖게 되는 것이다. 성공적으로 이 접근법을 사용하면, 환자의 감지(perception)는 빨라지고, 극적인 변화가 나타난다.

정신역동학적 치료자들은 이 요소를 그들의 치료에 사용한다. 이 경우 인지재구조를 위한 치료적기법들은 달라지는데, 그 이유는 역동적 접근법은 잘못된 삶의 주제를 적극적으로 고치려 하고 또한 활동기 이전의, 경직된 믿음들이 쉽게 의식화될 수 있다고 믿기 때문이다. CRT는 치료법이 의식과 무의식, 억제된 ego의 갈등, 초자아, 본능 등을 강조하지 않고, 갈등은 기록할 수 있는 실제로 존재하는, 이미 학습된 것으로 간주한다.

추가정보

Freud의 그 유명한 Katharine(1937) 경우를 보면, Freud가 호흡장애로 나타난 그녀의 불안증을 치료하기 위해 사용한 것은 순수한 인지치료였다는 것을 알게 된다. 그 후 Freud가 정신분석학의 이론을 만들어 냈지만, 그 전의 그의 치료법은 인지재구성기법과 아주 비슷했었다. Freud의 치료적 질문들은 다음과 같았다.

Freud : "어떤 문제가 있습니까?"

"호흡장애 상태를 내게 자세히 설명해 보십시오."

"호흡곤란 때, 늘 같은 생각을 합니까?"

"최초로 그 증상을(불안증 발작) 경험한 것은 언제였습니까?"

"Katharine양, 최초로 그것을 경험했을 때, 마음에 어떤 것이 떠올랐는가, 어떤 생각을 하고 있었는가를 기억할 수만 있다면, 치료에 도움이 될 것입니다."

Katharine은 그녀가 어렸을 때 목격한 삼촌이 그의 조카와 성관계를 가지는 장면을 떠올렸다고 대답했다. Freud는 그때는 그녀가 어려서 두려움과 혼란함을 느꼈겠지만, 이제는 Katharine이 성인이 되었고, 성관계에 대한 모든 것을 잘 알지 않느냐고 말해 주고, 그 연상되는 장면을 성인의 관점에서 현실적으로 이해하게 했다. Katharine은 "그래요. 이제는 그 때 그들이 무엇을 하고 있는가를 잘 이해해요."라고 대답했다. 그 후부터 그 불안발작과 증상인 호흡장애는 더 이상 나타나지 않았다.

가족적 믿음의 재합성 *(Resynthesizing Family Beliefs)*

원칙

인지치료의 병력조사는 환자의 가족에 관한 것으로 시작된다. 가족이야말로 그들 믿음들의 기초적 근원이며, 이 현상은 평생 지속된다. 아이들은 성장하면서, 어떻게 행동하라는 것만 배우는 것이 아니고, 어떻게 생각하라는 것도 배운다. 아이들은 부모가 그들에게 가르쳐 주는 것들이 진실이라고 믿는다. 아이들이 보기에는 부모는 아주 강력하고 절대적이어서 부모가 믿는 것이야말로 옳을 수 밖에 없다라고 믿게 된다. 아이들이 성장하면, 부모의 힘은 상대적으로 약해지며, 아이들은 이제는 부모들의 생각들을 스스로 비판하거나, 판단할 능력이 생기지만, 부모들의 믿음들은 항상 그들 마음속의 특별한 곳에 간직되어 있다.

가족은 부모 뿐 아니라, 형제, 자매, 조부모들, 삼촌과 아주머니들, 조카들 등도 포함한다. 한 가족에 속해 있는 사람들은 어떤 공통적인 믿음을 공유한다. 그 주제는 "우리가족은 이러이러하게 특별하다." 등의 믿음일 수가 있다. 이 믿음들은 그 가족만이 가질 수 있는 신체적인 특징들이나 얼굴 생김새처럼 그 가족만이 가질 수 있는 특징일 수 있다. 환자들은 성장해 그 가족은 떠나고, 세월이 지난 후에도, 애초에 가족이 그들에게 심어 놓은 믿음을 간직한다.

다수의 환자들은 그들이 자신의 부모들과는 아주 다른 태도(attitudes)들을 가질 수도 있고, 그 사실을 알기 때문에 위에서 말한 그 가족적 믿음의 중요성을 알지 못할 수 있다. 그러나 그들은 틀린 것이다. 설사 부모와는 정반대의 믿음들을 가지고 있다고 해도, 그들의 믿음은 아직도 가족적 믿음과 관련이 있는 것이다. 그 이유는 그들의 반대가 되는 믿음은 가족적 믿음과 상호작용을 통해 생성된 것이고, 이 경우 반대되는 믿음으로 모습을 드러낸 것뿐이다.

예를 들어, 사회적인 체면이 아주 중요하다고 믿는 가족이 있다고 하자. 그들은 아이들에게 늘 구두를 깨끗이 닦고, 단정한 복장을 하고, 손톱을 단정하게 자르고 다니고 이발도 단정하게 하고 다니라고 가르쳤을 것이다. 그러나 그들 중 아들 하나는 그 반대로 생각하고 있었다. 집을 떠나 독립하자마자 그는 옷을 아무렇게나 입고, 머리도 덥수룩하게 내버려두고, 손톱도 제때에 깎지 않았다. 그는 드디어 지긋 지긋한 제한들에서 벗어났다고 생각할 수도 있지만, 그는 틀린 것이다. 그가 가족이 중요시하던 것들을 믿든지 말든지 그는 아직도 가족이 준 영향에 반응을 하고 있는 것이다. 정신적으로 그의 가족이 아직도 그가 어떤 옷을 입는가를 지시하고 있는 것이다. 우리가 그의 믿음에 + 또는 − 표시를 해놓는다 해도, 그의 부모의 인지(cognitive)가 아직도 그를 압도하고 있는 것이다.

다른 한 종류의 믿음은 가족적 믿음들의 중요성을 보여준다. 가족적 믿음과 같지도 그 반대도 아닌 인지(cognitive)가 있다. 그것은 상호작동적(synergistic) 믿음인데, 가족과 아동의 믿음이 상호 협동적으로 만들어진다. 마치 퍼즐처럼 두 개의 믿음이 서로 맞아 떨어지는 것이다. 가족들은 아동들을 개별적으로는 약간씩 다르게 교육을 시키지만, 각 개인의 BC(belief, 믿음)가 서로 보조를 맞추게 되는 것이다. 예를 들어 아버지는 "요즈음에는 애들이 그렇게 낭비벽들이 있는지 몰라. 내가 자랄 때는 양말도 기워 신으면서 자랐어." 어머니는 "애들한테 잔소리 하지 마세요. 요즈음 양말 기워 신는 애들이 어디 있어요?" 아들은 약간 다르게, "다른 애들은 나보다 더 비싼 옷들을 입고 다니는데." 그리고 딸애는 "아무도 내가 내 마음대로 하지 못하게 해."라고 믿는 것이다.

방법

1) 가족의 중요한 구성원들의 도표를 그린다. 그들의 위치와 연령, 그리고 환자와의 관계의 중요성 등을 화살표를 사용해 그린다. 부모, 조부모, 이모, 삼촌 등 또는 중요한 어떤 사람이라도 포함시킨다.
2) 이 도표에 명시된 각 인물들의 주요 믿음들, 원칙들, 가치관들, 태도(attitude) 등의 목록을 만든다. 가족 대다수에 공통적인 믿음들을 찾아낸다.
3) 이런 믿음들을 몇 개의 중심적 믿음들(core beliefs)로 압축시킬 수 있는가 본다.
4) 가족들이 서로에게 어떻게 그들의 믿음을 공유하도록 했는가? 그 믿음을 따를 때 받은 좋은 결과들과 어렸을 때 받은 벌 등을 기록한다.
5) 환자의 가족이 일반적인 다른 가족들과 비교해서 그들의 믿음들이 어떻게 다른가를

기술한다.

6) 가족의 믿음들과, 환자의 주요목록(master list)의 믿음들과 비교한다. 어떤 것들이 연관되어 있는가? 유사한 것들, 그 반대되는 것들, 상호활동적인 것들을 비교한다.

임상적 예

아마도 가장 잘 짜여진 상호작동적(synergistic)인 B의 예는 알코올 환자의 경우일 것이다. 가족 모두가 여기서 작동한다. 아버지가 매일 마시는 것으로 시작한다. 그는 일년에 직장에서 네 번이나 해고당하고, 음주운전으로 일 년에 3번이나 체포되고, 병원에 입원한다. 나머지 가족들은 아주 정밀하게 연습한 것처럼 행동한다. 어머니는 아버지가 저지른 것을 뒤처리하고, 구치소에서 빼오고, 직장에 전화를 해서, 그이가 몸이 아파서 쉬어야 한다고 거짓말한다. 딸은 어머니 탓이라고 화를 내며, 직장을 구하러 간다. 아들은 가족 내에서 따돌림 받았다 생각하고, 절도를 하고, 본드를 마시면서, 그의 부모가 부모로써 형편없는 사람이라고 단정 짓는다.

치료자가 이런 상호작동적인 B를 허물어뜨리기에는 이런 B가 너무나 잘 짜여져 있는 경우가 허다하다. 이것이야말로, 치료의 가장 힘든 점이 될 수 있다. 대부분의 환자가 입원도중에 외출을 해도 술을 안 마시지만, 일단 가족으로 돌아가면 다시 술을 마신다. 왜냐하면 아버지가 더 이상 술을 마시지 않기 때문에, 가족 전체가 혼란에 빠진다. 어머니는 더 이상 돌보아 주어야 할 대상을 잃었고, 딸은 더 이상 대리처(substitute wife)의 역할을 잃었고, 아들은 본드중독에 걸려 있지만, 이제는 마약중독의 책임을 전가할 사람을 잃은 것이다. 가족 전체가 혼란에 빠져 좌절하면서 자신들도 모르게 아버지로 하여금 다시 술을 마시게 한다. 가족으로 보아서는 아버지가 술 마실 때는 고통스러웠지만, 그래도 그들이 익숙해진 환경들이고, 어떻게 대응하는 가에 숙달되어져 있었기 때문이다.

결과적으로 대부분의 알코올 중독자 가족들은 집에 술병을 보이게 놓아두든가, 아버지가 술을 안 마시니까 더 잔소리가 심해졌다거나, 같이 있기가 더 힘들다는 등으로 아버지를 공격한다. 단주가 다시 익숙한 옛날을 그들로부터 빼앗아간 것이다.

결론

어떤 환자는 가족 전체대신 가족 중 오직 한 사람의 믿음만을 본 뜰 수 있다. 이 때는 환자의 믿음을 그 사람의 믿음과 비교한다. 이 모델은 부모가 아니고, 환자에게 중요하고, 아주 옳은 생각을 가진 사람인 경우가 대부분이다.

생존과 믿음들 (Survival and Beliefs)

원칙

만약 개인적인 경험들이 환자들로 하여금 그들의 믿음들을 가지게 했다면, 왜 어떤 믿음들은 소유하고 다른 믿음들은 배척하게 되는가? 환자들이 경험하는 믿음들은 그들의 인지체계의 일부가 되는 믿음들보다 압도적으로 많다. 또 다른 면에서 볼 때 왜 어떤 B들은 지속적이고 그들의 인지체계 내에서 확산되는 경향이 있는 반면, 어떤 인지들은 미약해지는가?

가장 간단한 대답은 어떤 B들은 환자들에게 도움이 되고 다른 B들은 그렇지 못하다는 것이다. 실용주의가 그들의 지침이 되는 것이다. 자신 나름대로의 합리적인 설명은 그 B의 실용성 앞에서는 무력해진다. 그들의 경험이 계속 반복해서 합리성보다는 실용성이 더 중요하다는 것을 가르치는 것이다.

환자들의 믿음들은 그 믿음들이 가진 실용성에 따라 선택되어지고, 생존에 도움이 되는 것이 우선적으로 선택되어진다. 그러나 흔히 그 믿음과 태도들이 사실상 실용성이 없어도, 심지어는 피해를 준다고 해도 그들은 사진들이 감지(perception)한대로 그 믿음의 실용성에 대한 착각에도 불구하고, 그 믿음을 계속 사용한다. 따라서 치료자가 이들로 하여금 B들의 유용성과 B들이 합리적인가 아닌가를 탐구하게 하는 것이 그들에게 큰 도움이 된다.

방법

1) 환자의 총목록(master list)을 재검토한다.
2) 이 생각들을 계속 가지는 것이 그들의 문제해결과 생존에 도움을 주는가를 환자로 하여금 결정하게 한다.
3) 만약 이런 믿음들이 도움이 되지 않는다는 결론이 내려지면, 그 믿음들을 바꿀 전략을 세운다.
4) 만약 이런 믿음들이 한 때는 도움이 되었지만, 현재는 아니다 라는 것을 발견해 내면, 환자들로 하여금 그 차이점과 변화를 깨닫게 한다.

임상적 예

다음은 환자에게 주는 설명서이다.

〈인류가 어떻게 생각들을 배우게 되는가?〉

우리는 경험적 성공과 실패를 통해 A와 B라는 빙하시대의 동굴인들의 예를 보자. 어느 날 밤, 둘 다 동굴 안에서 모닥불 옆에 추위에 떨며 웅크리고 앉아 있었다. 그 때 갑자기 동굴 밖에서 이상한 포효소리가 들려왔다. A의 명석한 머리는 그것이 호랑이가 포효하는 소리라고 해석하고, 모닥불을 더 잘 타게 만들었다. B는 그것이 다른 동굴여자가 내는 신호라고 생각하고 새 가죽을 걸치고 머리에 곰 기름을 바르고 나갔다. A는 그의 올바른 B를 만드는 두뇌 때문에 살아났고, B는 그의 멍청한 해석 때문에 호랑이의 위장 속으로 들어갔다.

이런 잘못된 해석 때문에 몇 백 년 동안 사람들이 죽어가자, 어떤 믿음이 좀 더 명확한 해석들인가가 사람들의 두뇌에 축적되기 시작했다. 과학은 미신에서부터 시작되었고 그 후 연구 과정들이 우두머리들의 생각을 바꾸어 놓았고, 흐리멍텅한 생각들 속에서 명확한 결론들이 생겨나기 시작했다. 이제는 더 이상 행운에 의해서, 우두머리에 의해서, 또는 미신에 의해 우리가 믿음들을 가지지는 않는다. 우리는 우리의 생존을 위한 믿음들을 배우게 되는 것이다.

결론

실제로는 환자들은 인류가 어떻게 어떤 믿음들을 가지게 되었는가 보다는, 자신들이 어떤 생각들을 배우게 되었는가에 더 관심이 있을 것이다. 성장과정을 살펴 언제 어떤 B들이 형성되었는가를 발견하는 것이 도움이 될 것이다. 그 때는 그 B들이 적응과 생존에 유용한 것이었지만, 이제는 도움이 되지 않을뿐더러 유해한 것들이 되었다는 것을 보여주어야 한다. 만약 우리가 환자들이 어떤 B들을 실용적인 유용성 때문에 믿게 되었다고 가정한다면, 다음과 같은 명백히 유해한 행동은 어떻게 설명할 것인가?

1) 환자의 건강을 해치는 행동, 즉 마약남용, 흡연, 술 마시는 것 등
2) 사회가 금기시하는 것 – 범죄행동
3) 다른 이들을 위해 자신을 희생하는 것, 즉 적국의 기관총사수를 향해 돌격하는 것, 아이를 구출하기 위해 불타는 건물로 뛰어 드는 것 등

이런 행동의 실용적인 가치는 무엇일까? 실용적인 원칙에 의하면, 사람들은 이런 행동을 하지 말아야 한다. 그렇다면 그 원칙이 과연 잘못된 것일까?

이런 예에도 불구하고, 실용적 원칙은 옳은 원칙이다. 우리의 실수는 우리가 이런 행동

의 진짜 보상을 이해하지 못하는 것이다. 그 보상결과를 보면 이런 행동들을 이해할 수 있다. 이 예들을 좀 더 자세히 검토해 보자.

우리를 해치는 행동(즉 마약남용 등)은 이 실용적 원칙에 위배되지 않는다. 왜냐하면, 그 피해는 쾌락 후, 한참 후에나 느껴지기 때문이다. 알코올 · 약물 남용자들은 즉각적인 쾌감을 추구하고, 장기적인 피해를 무시한다. 어떤 환자들은 오직 이런 쾌감을 위해 모든 것을 무시한다. 이들은 마치 어떤 사람들이 전율을 느끼게 하는 놀이기구를 타는 것, 난폭운전 하는 것, 번지점프, 낙하산 낙하 등을 즐기는 것처럼, 이런 약물에서 오는 쾌락을 추구하는 것이다.

그러나 문제는 이런 쾌감이 오직 잠시 뿐이라는데 마약남용자는 곧 쾌감이 소멸되는 허무함을 느끼게 되고, 알코올 중독자는 곧 금단을 느끼게 되지만, 이런 고통에도 불구하고, 이들은 몇 분 또는 몇 시간의 쾌락을 선택한다. 그들은 이번에는 그런 고통이 오지 않을 것이라고 생각하기도 하고 쾌락이 강력해서, 다가올 고통을 무시하기도 한다.

약물남용의 경우, 보상이 일시적 쾌감이라고 치면, 범죄행위의 보상은 무엇인가?, 쾌감?, 금전적인 이득?, 상대를 겁주는데서 오는 쾌감? 아마도 이상 모두가 포함되어질 것이다. 범죄자를 상담할 때 발견되어지는 놀라운 사실은, 대부분 잘못을 했다고 생각하지 않는다는 것이다. 그들은 자신의 무죄를 주장한다는 뜻은 아니다. 범죄자들은 그들의 행동이 위법이라는 것을 알지만, 자신의 행동이 잘못된 것을 인정하지 않는다. 대부분의 범죄자들은, 그들의 범죄행위에 대해 죄가 없고, 책임이 없다는 식의 이유를 댄다.

"사람들 모두가 어떤 방식이든지, 다른 사람을 훔친다. 나는 운이 없어서 들켰을 뿐이다."

"그 여자는 형편없는 여자였기 때문에 맞아도 싼 여자다."

"이런 부자들은 쓰고도 남을 돈을 가지고 있고, 나는 그 중 일부를 가질 권리가 있다."

"그 흉악한 놈을 죽임으로 해서, 나는 세상에 좋은 일을 했다."

"내 친구의 장물을 보관한 것은, 내 친구를 도우고자 하는 뜻밖에 없었다."

"그 가게를 턴 이유는 가게주인보다 내가 더 돈이 필요했기 때문이다."

"경찰을 한 대 친건, 그들이 나를 괴롭혔기 때문이다. 그것은 내 권리다."

자신의 행위를 인정하고 죄의식을 느끼는 범죄자는 흔하지 않다.

이것이야말로, 인류의 특징이다. 대부분의 사람들은 자기 자신이 나쁘다고 생각하려 하지 않는다. 사람들은 자신을 좋게 보려하는 성향을 본질적으로 가지고 있다. 끔찍한 일을 저질러 놓고도, 어떻게든 스스로에게 합리화하여야 한다. 예를 들어 연쇄강간범은 여자들을 벌주기 위한 신의 부름을 받았다고 주장하기도 했다. 그의 견해로는 자신의 행동은 절대 나쁜 것이 아니고, 오히려 필요한 것이며, 이런 불경한 여자들을 벌주라는 신의 부름이 있었다고 했다. 환자들은 그들이 노력만 한다면, 어떤 행동이라도 합리화할 수 있는 능력이 있는 것으로 보여진다.

범죄자들의 실용적인 보상은 돈 뿐 아니라, 그 흥분감이기도 하고, 자신의 좌절을 털어내는 만족감이기도 하며, 자신들의 왜곡된 믿음을 충족시킬 때 오는 긍정적인 느낌들이기도 하다. 그러나 궁극적인 결과는 구금당하고 죄 값을 치루는 것인데, 이것만은 그들이 싫어한다. 그러나 놀랍게도 죄 값을 치르게 하는 것만으로 그들의 행동을 변화시킬 수 없다. 놀랍게도 그들은, 범죄와 죄 값을 치르는 고통을 연결시키지 못한다. "어떻게 감옥에 들어왔습니까?"하고 물어보았더니, 오직 극소수만이 "법을 어겨서요."라고 대답했다. 대신 대다수는 다음과 같이 대답했다. "철수가 고자질을 해서요. 그 ×자식" 또는 "과속으로 걸렸는데, 내 차안에 밧줄, 칼 등을 경찰이 찾아내서" 또는 "내가 한 대 때렸더니, 그 년이 너무 크게 고함을 질러서, 동네사람들이 들었지요." 등이다. "이후에, 다시 감옥에 오지 않기 위해서는 어떻게 해야 합니까?"하고 물었더니, 다시는 가게를 털지 말아야 하고, 아내를 구타하지 말아야 하며, 마약을 팔지 말아야 하고 라는 대답 대신 "철수를 죽여버려야지.", "범죄기구가 차 안에 있을 때는 과속하지 말아야지.", "때려도 크게 고함지르지 않는 여자로 바꾸어야지." 등의 대답이었다. 이것은 처벌(punishment)에 대해 중요한 발견이다. 처벌하는 것이 효과가 있게 하기 위해, 처벌의 강도를 높이는 것으로는 충분하지 않다. 더 중요한 것은 그들이 처벌과 그의 행동과의 연관성을 보게 해 주는 것이다. 대부분의 범죄자들은, 자신들의 왜곡된 생각 때문에 자신들의 잘못을 볼 수가 없고, 따라서 그 행동들을 포기할 이유가 없는 것이다.

끝으로, B들이 실용적이라는 원칙에 반대가 되는 요소가 또 하나 있다. 이것은 아마도 제일 극적인 예다. 자신의 목숨을 바쳐 다른 사람들을 구하는 이들이 받는 보상은 무엇인가?, 이 행동은 실용적인가?

어떤 경우에는 그 대답이 간단한 것일 수도 있다. 즉 "인간애", "김선생님은 정말로 훌륭한 인간이지요?"는 당신이 그 김선생님이라면 대단히 강렬한 강화요소(reinforce)이다. 오직 몇 사람이 자기를 보고 있는데도, 본인은 온 인류가 그를 보고 숭배한다고 상상을 한다. 적군 진지의 기관총참호로 뛰어 들면서 얼마나 많은 젊은이들이, 그들의 용감성을 그들의 여자친구가 숭배할 것이라는 상상을 했겠는가? 그러나 현실에서, 그 여자친구는 "당신은 정말 거대한, 강한, 대단한 영웅이에요."라고 생각하는 대신 "나는 적진으로 죽으러 가는 그런 바보와는 결혼하고 싶지 않다."라는 생각을 할 가능성이 더 큰 것이다.

실황적 인지행동치료

11장

연습기법들

Practice Techniques

인지치료는 병식(Insight)을 치료의 중심으로 생각하지 않는데, 그 이유는 병식 하나만으로는 불충분하기 때문이다. 생각 자체가 불합리하다는 것을 아는 그 자체로는 그 생각을 바꾸기에 충분하지 않다. 많은 환자들이 자신의 생각들이 불합리하다는 것을 이미 알고 치료를 시작하지만, 그들은 환경적 유발요소들(triggers)이 강할 때는 효과적으로 대응할 수 없는 것이다. 어떤 감지변환(perceptual shifting)기법들, 즉 전환(Transformation)이나, 연계현상(bridging) 등은 빠르고 단번에 학습되는 결과를 나타낼 수 있지만, 대부분의 인지치료기법은 반복된 연습을 필요로 한다.

대응치료(countering)에서는 반복하는 것이 필수적이다. 대부분의 환자들은, 얼마나 오래 어떤 생각과 싸워야만 그 생각이 바뀌는가를 잘 알지 못한다. 예를 들어 한 번에 한 시간씩 반복해 어떤 생각과 10만 번 싸웠다고 해도 그 생각은 잘 변화하지 않을 수도 있다. 그럼에도 불구하고, 대부분의 환자들은 그들이 하루나 이틀, 길게 잡아도 일주일 안에는 그들의 생각을 바꿀 수 있다고 생각한다. 그들이 그렇게 생각하는 이유는 그들이 그 생각들의 불합리성을 알고 있기 때문에, 당연히 그 생각들을 쉽게 제거할 수 있다 라고 생각하기 때문이다. 그들은 그 생각들이 이미 습관이 되어 있다는 것을 알지 못하고 있다. 그 습관들은 이미 여러 해 지속해 왔다. 외국어나 바이올린을 일주일 안에 능숙하게 배울 수 없듯이 그들은 그들의 생각을 즉각적으로 바꿀 수가 없다.

제11장에 기술된 모든 기법들은 아주 많은 연습을 필요로 한다. 얼마나 많이 반복해서 하는가는 각 개개인에 따라 다르다.

시각적 연습 *(Visual Practice)*

원칙

대응(counter)되는 생각들은 마치 외국어 단어를 암기하듯이 암기되어져, 수많은 반복 후, 즉각적으로 떠오를 수 있게 해야 한다. 환자가 즉각적으로 암기할 수 없는 대응(counter)들을 사용하지 말아야 한다.

대응(counter)들을 기억하는 것은 논쟁과정(disputing process)을 빨리 진행되게 한다. 처음에는 불합리한 생각을 해보지 않고서는 그 대응(counter)을 기억할 수 없지만, 반복된 연습에 의해 마치 자신들의 이름같이 쉽게 생각해낼 수 있다.

이것은 다음 과정에서 볼 수 있다.

A — B —Ce — time(시간) — C ———— D

A = 상황
B = 불합리한 생각 또는 믿음
Ce = 감정적 반응
D = 논쟁 또는 대응하는 생각(Disputing 또는 Countering)

반복연습에 따라, 대응(counter)은 시간적으로 반대방향으로 진전되고, 불합리한 생각에 더욱 더 가까워진다.

A —— B —— Ce ———————— D
A —— B —— Ce ———— D
A —— B —— Ce ——— D

(감정적 반응(Ce)는 이제 잠깐 나타나는 감정(예, 공포)(30초 동안 지속되는)으로 경험

되어지게 된다) 환자가 이 대응(counter)을 아주 잘 획득하게 되면, 논쟁적 대응(disputing counter)들은 자동적으로 A와 B 사이에 자리 잡게 되어서 부정적인 감정이 나타나지 못하게 한다.

A ——D

방법

1) 불합리한 생각들의 목록을 적고, 각각의 생각을 1~10의 척도로 보아 얼마나 강한가를 적게 한다.
2) 거기에 대칭되는 곳에 대응(counter)들을 가능한 한 여러 개 적게 한다.
3) 이 목록을 하루에 몇 번씩 읽게 하는데, 처음에는 하루에 한 개의 대응만 읽게 하고, 매일 하나씩 첨가하게 한다. 매일 불합리한 생각의 강도(1~10)를 기록하게 한다.
4) 이 목록을 6주 동안 읽으면, 불합리한 생각의 강도가 최소한 50% 감소한다.

청각적 연습 *(Auditory Practice)*

원칙

대부분의 환자들이 생각을 "보는" 대신 듣기 때문에, 청각적 기억이 많은 큰 효과가 있다. 이 기법은 환자가 설거지 하거나, 집안청소를 할 때 등 다른 일은 하면서도 연습할 수 있는 이점이 있다.

방법

1) 환자의 중심적인 불합리한 생각들을 카세트 테이프에 녹음한다.
2) 불합리한 생각들을 녹음 후, 잠시 동안을 공 테이프로 남겨 놓아 그 시간에 마음속으로 대응되는 생각(counter)을 말하거나, 또는 녹음하도록 한다.
3) 매일 그 녹음을 듣게 하고, 새로운 counter를 만들게 한다.

결론

이런 기법을 사용하기 전에, 환자들에게 어떤 날은 쉽고, 어떤 날은 잘 안 된다는 것을 얘기해 준다. 그러나 변화과정은 계속되니까, 좌절하지 말라고 부탁한다.

추가정보

이 과정은 Wolpe(1964)의 탈감각기법(desensitization)과 유사하다는 것을 알 수 있다. 차이점은 여기에서는 인지적 요소들을 추가했다는 것이다. Ellis는 같은 기법에서, 이 녹음테이프를 다른 제3자에게 들려주어, 더 강력하게 대응생각(counter)을 말하게 하는 기법을 사용했다.

대역 *(Role-Playing)*

원칙

인지치료 중 가장 어려운 것들 중에 하나가, 환자들이 기계적으로 마치 남의 일처럼 잘못된 믿음과 언쟁하는 것을 배운다는 것이다. 이 문제를 해결할 수 있는 가장 좋은 방법 중에 하나는 실감나는 대역(role playing)기법이다. Role Playing 또한, 그들이 실제 삶에서 경험할 수 있는 상황과 유사한 상황에서 연습할 수 있게 해준다. 이 기법에서는 환자가 치료자의 역할을 담당하게 한다. 이것이 치료자 앞에서, 자신들의 잘못된 믿음과, 그 믿음을 얼마나 강력하게 보호해왔는가를 좀 더 객관적으로 관찰할 수 있게 해준다. 그들은 자신들이 잘못된 믿음의 근원을 좀 더 주의 깊게 살피도록 강요된다.

이 책의 다른 부분에서 이미 환자들이 그들이 겪는 고통에도 불구하고, 얼마나 강력하게 잘못된 믿음과 고착되어 있는가에 설명한 바 있다. 그들은 그들 믿음을 버린다는 것에 대해 죄의식을 느끼기도 한다. 때로는 치료자의 설득 있는 해명에 굴복하는 것으로 보이기 싫어서, 잘못된 생각을 포기하지 않으려 할 수도 있다. Role Playing은 치료자가 수동적이고 또 잘못된 믿음을 받아들이는 태도를 가지고 이것을 진행시키기 때문에, 환자가 자존심의 손상 없이 연습할 수 있게 해준다.

방법

1) 환자의 총목록(master list)을 사용한다.
2) 환자의 도움을 받아, 잘못된 생각들에 대한 논쟁점들을 축적한다.
3) 환자가 합리적인 생각을 주장하고, 치료자가 불합리한 생각을 주장하는 논쟁을 한

다.

4) 여러 가지 변형이 있다.

- 치료자가 애초에 환자에게 잘못된 믿음을 가르쳐 준 사람의 역할을 하고, 환자는 그 사람과 잘못된 생각, 둘 다와 논쟁을 한다.
- 빈 의자 기법을 써서, 환자로 하여금 불합리한 쪽과 합리적인 대응(counter)을 모두 번갈아 논쟁하게 한다(또한 중심적 믿음의 편에서, 그리고 그 반대편을 들어 논쟁하게 한다).
- 환자로 하여금 불합리한 믿음들을 세부적으로 나누게 하고, 그 세부적인 사항들을 즉 role play하게 한다. 예를 들면, "나는 다른 사람들 앞에서 불안감을 조절 못해서 창피를 당할 수 있다."는 여러 개의 세부상황들로 나누어질 수 있다. 치료자는 환자의 불안조절을 원하는 부분, 창피당하는 부분, 환자의 불안감 등을 환자가 부분마다 counter(대응)를 얘기하게 하면서 role play를 할 수 있다.
- 대부분의 경우, 치료자가 즉 role play의 시범을 보인 후, 환자에게 그 역할을 넘겨주는 것이 더 효과적이다.

임상적 예 1 : 민희의 경우(비행기 여행을 못하는 경우)

민희는 비행기 공포심 때문에 지난 10년 동안 여러 번 좋은 여행의 기회를 놓쳤다. 공황증에 대한 전통적인 탈감각치료(desensitization)를 통해 어느 정도 진전이 있었지만, 아직도 비행기 여행을 할 수 없었다. 그래서 우리는 그녀의 인지부분(cognitive component)을 치료하기로 했다. 민희는 초기 몇 번의 상담 후, 인지치료의 기본적인 것들을 대부분 배웠는데도, 그녀의 불합리한 생각에 대한 대응(countering)연습은 하려 하지 않았다. 그녀는 인지행동 치료자체에 대해 배우려고는 했지만, 자신을 위한 치료적 연습을 거절했다. 매 치료시간마다 그녀는 어떤 지시나, 권고에 대항해 논쟁을 했다. 그리고는 자신의 문제는 스스로 해결할 수 밖에 없다는 결론을 내렸다. 치료자는 role play가 돌파구를 주지 않을까 생각했는데, 그 이유는 그녀가 논쟁을 좋아하고 잘 해내는 특성이 자신의 잘못된 생각들과 논쟁을 하는데 유용할 것이라는 생각이 들어서였다. 다음은 그녀의 치료 경과 중 일부를 기록한 것이다.

치료자 : 오늘은 다른 방법을 시도하기로 하지요. 내가 민희씨의 불합리한 생각을 얘기하고, 민희씨가 그 대응(counters)들을 얘기하는 것을 바꾸어 보기로 합시다.

내가 그 불합리한 생각들 편에서 주장을 하고, 민희씨는 그 반대(counters) 쪽에서 주장해 보기로 하지요.

민 희 : 무슨 말인지 잘 모르겠네요.

치료자 : 자, 시작해 보십시다.

민 희 : 그렇게 해 보세요.

치료자 : 나는 민희씨의 비행기 여행에 대한 공포심이 옳다고 생각합니다. 커다란 금속 물체 안에서 2km나 되는 허공에 있다는 것은 분명 이상한 기분을 느끼게 하지요. 만약 무슨 일이 생겨도 길가에 대고 거기서 나온다거나 할 수 없으니까요.

민 희 : 그럼요, 아주 두려운 일이지요.

치료자 : 아니요, 민희씨는 나와 반대편에서 논쟁을 해야 됩니다.

민 희 : 그건 하기가 힘들어요. 나는 선생님 의견에 동의하니까요.

치료자 : 압니다. 그래도 나와 반대편에서 논쟁하도록 해 보세요.

민 희 : 좋아요. 아무사고도 없을 거예요. 아마도 추락할 것 같지 않으니까요.

치료자 : "아마도", "아마도" 그것은 그렇게 안심시켜 주지 못하네요. 경상도 어느 산골짜기에 그 "아마도"라는 것 때문에 온 몸이 산산조각이 나는 것을 누가 원하겠어요?

민 희 : 그렇지만 그런 사고가 날 가능성은 희박한데요.

치료자 : 아마도 희박하겠지요. 하지만 모든 것이 완벽하게 안전한 방법을 택해야 하지 않을까요?

민 희 : 예를 들면요?

치료자 : 예를 들어, 비행기 안에서 불안해지는 것, 아예 비행기를 타지 않거나, 또는 계획을 취소하는 것들이지요.

민 희 : 비행기 안에서 불안해지는 게 어떻게 안전에 도움이 될지 이해가 되지 않아요.

치료자 : 불안해지면, 최소한 위험이 닥칠 경우 마음의 준비라도 할 수 있어요. 민희씨는 전혀 예상도 못하고 있을 때 무슨 일이 벌어지는 걸 바라지는 않겠지요?

민 희 : 그런 말도 안 되는 소리예요. 아무리 불안해진다고 해도, 불안감이 비행기 추락을 막지는 못해요.

치료자 : 그렇다면, 아예 비행기를 타지 말아야 하겠는데요.

민 희 : 그러면 아예 해외여행 같은 건 평생 꿈도 못 꾸겠네요.

치료자 : 그럼 어때요. 차로 국내에 어디든 다녀오거나, 걸어서 근처 절에도 다녀오고 하면 되지요.

민 희 : 그건 너무 재미가 없네요.

치료자 : 재미없는 것하고, 비행기에 추락해서 사지가 찢겨나가는 것 하고, 어느 것을 선택하겠어요?

민 희 : 억지 쓰지 마세요. 나는 사지가 찢겨나가거나 하지 않을 거예요. 그리고 자동차 여행이 비행기보다 사고확률이 더 높고, 심지어는 절에 걸어서 가다 다리가 부러질 수도 있지요.

치료자 : 걷다가 추락하는 비행기에 깔려 죽을 수도 있겠네요.

민 희 : (깔깔대고 웃는다) 그래요. 비행기에 깔려 죽는 것보다 비행기 안에 있는 게 더 안전하겠네요. 최소한 내 주위에 금속이라도 있고 그냥 벌판에 서 있는 게 아니니까요.

치료자 : 하지만 비행기는 다른 교통수단보다 더 위험하지요.

민 희 : 그러면 어때요? 그냥 공포심 자체는 나를 죽이지 못하겠지요. 자동차 사고는 나를 죽게 할 수도 있겠지요.

치료자 : 하지만 비행기 안에서 불안에 벌벌 떠는 모습이 다른 사람 보기에 창피해지겠지요.

민 희 : 창피 당한다? 그래서 그게 무슨 상관이예요? 차라리 그게 평생 해외여행도 못하고, 겁에 질려 사는 것보다 낫겠지요. 그 모든 이유가 내가 비행기 여행을 못해서지요.

치료자 : 다시 말하면 비행기 여행을 안 해서지요.

민 희 : (잠시 생각 후) 그래요. 안 해서지요.

임상적 예 2 : 철식의 경우(의심증 환자)

다음은 철식의 경우인데, 주위 사람들이 그가 다른 사람들을 신뢰 못하는 정도가 지나쳐 편집증환자라고 해서 치료를 원했다. 다음은 철식과의 role play 치료의 한 장면이다.

치료자 : 이 생각, 사람들을 믿을 수가 없다는 생각은 정말 옳은 생각입니다. 아마도 철식씨가 믿었던 사람들한테 이용당한 경우는 수도 없이 많을 거예요. 사람들을

믿지 않는 게 제일 좋은 방법이에요. 왜냐하면 모든 사람들이 이용하려 하고 거기에 대한 방어를 해야 하니까요.

철 식 : 그렇지만 어떤 사람들은 나를 공정하게 대해 주었는데요.

치료자 : 아직까지는 그렇겠지만, 조금 더 기다려 보면 마각을 드러낼 겁니다.

철 식 : 내가 늘 방어만 하면, 아마도 친구는 하나도 없고, 적들만 생길 겁니다.

치료자 : 그래도 지난 15년 동안 이용당했던 것처럼, 이용당하지는 않겠지요.

철 식 : 하지만 그건 손해 보는 장산데요. 친구는 없고, 적들만 있고, 스스로를 방어만 하고 사는 데서 얻어지는 것이 무엇일까요? 아마도 내가 혼자 외롭게 죽을 때 머리 밑에 써서 붙여놓을 것은 있겠지요. "이 사람은 평생 아무도 그를 이용하지 못하게 했다."라는 것이겠지요. 그거 참 대단한 일이군요. 쓸데 없는 일이지요.

치료자 : 그렇지만, 다른 사람에게 이용당하면 그것을 철식씨가 바보천치이고 약해 빠진 사람이라는 걸 보여주는 것일 텐데요?

철 식 : 그것은 내가 때로는 이용당하고, 때로는 그렇지 않다는 것을 보여줄 뿐이지요. 진짜 바보천치는 아무에게도 이용당하지 않으려고, 모든 친척 · 친구들을 다 버리는 사람이겠지요. 생각해 보면, 그거야 말로 바보 같은 사람이네요.

치료자 : 자신을 방어할 수 없으면, 어떻게 자신을 존중할 수 있겠습니까?

철 식 : 지금 현재의 나로서는 어떤 자기존중심이 있겠습니까?

치료자 : 그 이유는 철식씨가 자신을 방어하는데 완벽하지 못하기 때문이겠지요.

철 식 : 나는 나보다 더 잘 방어를 하는 사람을 본 적이 없어요. 그리고 그 대가를 치루었지요. 친구도 없고, 형제 · 친척들은 다 나를 거들떠보지도 않고, 아무리 방어를 해도 사람들은 아직도 나를 이용해 먹고 있습니다. 아마도, 내 폐쇄적인 것을 줄이는 게 낫겠지요. 그래서 내가 상처를 입는다면, 뭐 그리 대수로운 일이겠습니까? 지금보다는 낫겠지요.

치료자 : 아주 일리가 있는 말씀입니다. 거기에 대한 어떤 다른 의견도 가질 수가 없군요.

결론

role-play는 그 자체가 유효한 치료의 기법이지만, 환자들이 얼마나 강하게 새로운 생각을 받아들였는가를 측정하는데 유효하다. 방금 새로운 생각을 기억한 환자는 치료자와 논쟁을 하지 못하고 치료자와 금방 동의하게 된다. 위의 두 예에서 환자들은 그들이 얼마나 새로운 믿음을 말뿐 아니라 그 철학도 잘 받아들였는가를 보여준다.

이 기법은 치료자의 지시에 잘 따르지 않거나, 특히 논쟁을 이기려는 것이 습관처럼 되어 있는 환자들에게 유효하다. 그들은 그들의 불합리한 생각을 포기하는 경우가 생겨도, 논쟁을 이기려 한다. role-play가 이런 경우 사용되는 것은 역치료적 기법(Paradoxical technique)이 된다. 만약 환자와 치료자의 역할을 서로 바꾸지 않을 경우에는 대응기법(countering technique)이 된다.

환경적 연습 *(Environmental Practice)*

원칙

환경적 연습은 환자가 실제상황에서 연습하게 해서 치료적 효과가 있게 하는 기법이다. 따라서 환자들에게 실제로 위험이 없다는 것을 알게끔 자신들이 회피해 오던 행동들을 하도록 권고한다. 실제 상황에서 그들의 인지적 치료를 연습하는 것은 그들로 하여금 연상으로 성공한 것들이 실제 상황에서도 성공할 수 있다는 것을 믿게 해준다.

어떤 환자들은 실제상황을 통해서 그들의 인지적 변화가 효과적이라는 것을 증명해 볼 필요가 없지만, 대부분의 환자들은 이 과정을 필요로 한다. 만약 연상장면들로만 치료한다면, 다음과 같은 생각이 저변에 남게 된다. “그렇긴 하지만, 실제로 해 보지는 않았다.” (예 : 비행기에 오르는 것, 그 여자에게 데이트 신청을 하는 것, 대중연설을 하는 것, 시험을 보는 것 등) 그런 환자들을 위해서는, 환경적 연습을 모든 인지치료기법의 마지막 단계로 사용해야 한다.

방법

1) 환자의 문제와 연관된 중심적인 믿음들(core beliefs)의 목록을 작성한다.
2) 연상적(covert), 대응(countering), 감지적 변환(perceptual shifting)의 다른 인지치료적 기법을 가르친다.
3) 환자와 의논해서, 그런 믿음들을 시험해 볼 수 있는 환경을 조성한다. 예를 들면, “나는 집에서 멀리 여행을 하면, 정신이 이상해질 수 있다-공황증 환자의 공포”라는 생각을 시험해 보이는 것이다. 즉 집에서 4km, 6km, 8km, 15km 등으로 계획을 짠

다. 각각의 불합리한 생각에 대해 시험계획을 짠다.

4) 환자는 실제로 이런 시험을 하고 그 결과를 기록한다.

임상적 예 : 경호의 예(강박증 환자)

경호는 강박성 행동들 때문에 치료를 원했다. 매일 그는 불안감을 덜기 위해 40 또는 50가지의 의미 없는 행동을 했다. 몇 번 여러 치료자들에게서 치료를 받았지만 별로 호전되지 않았다.

그는 연상을 통해서는 여러 가지 변화를 경험했지만, 그것이 실제의 강박성 행동들을 감소시키지는 못했다. 우선 강박성 행동(ritual) 바로 직전에 그가 어떤 생각을 하는지 분석했고, 수많은 B(믿음)들을 찾아낼 수 있었다.

· 이런 행동(ritual)을 하지 않으면, 무언가가 크게 잘못될 것이다.
· 이런 행동(ritual)들이 나를 위험으로부터 구해줄 것이다.
· 나는 사람들이 내게 호감을 가지게 하고 나를 존경하게 만들어야 한다.
· 나는 늘 스스로를 통제해야 하고, 통제할 수 없는 그 어떤 감정이라도 느껴서는 안 된다.
· 나는 어떤 감정이든지 내가 원하면 느낄 수 있는 능력이 있다.
· 그 능력을 포기하면, 나는 정말로 위험 속으로 뛰어드는 것이다.

그의 믿음들을 전환하기 위해, 강한(hard countering) 대응책과 부드러운 대응책(soft countering)들을 사용했다. 우선, 모든 인지치료적 기법들을 연상을 통해 연습했고, 그 치료내용들을 녹음했고, 그 기법들을 집에서 일주일간 3~4번 정도 반복했다. 그 다음, 같은 기법들을 실제 상황(in vivo)에서 연습하기로 했다. 첫 번째 환경적 연습(Environmental Practice)은 단일한 주제를 사용한 계획이었다.

$$OS = \frac{01 \quad Xn \quad 02 \quad 03}{\text{시간}}$$

OS = 주관적인 불안척도(1~10의 척도(sud))

O1 = 강박적 행동(ritual) 직전의 불안감 정도

O2 = 강박적 행동(ritual) 또는 대치행동(undependent variable) 직후의 불안감 정도

O3 = 15분 후

Xn(대치행동)들은 다음과 같았다.

X1 : 강박적 행동(ritual)을 하는 것

X2 : 강박적 행동을 안 하는 것

X3 : 강박적 행동 대신 이완요법(relaxation)을 실시하는 것

X4 : 강박적 행동 직전에 불안감을 일으키는 생각을 찾아내는 것

X5 : 그 생각의 합리 · 불합리성을 객관적으로 분석하는 것

X6 : 그의 생각들에 반대하고, 도전하고 논쟁(dispute)하는 것

X7 : 다른 강박적인 행동을 대신하는 것

X8 : 불안감과 강박적인 행동 직전의 환경적 유발요인(trigger)들을 발견해 내는 것

X9 : 이완장면을 연상하는 것

X10 : 강박적 행동 요소들의 시각적 요소들을 바꾸는 것

X11 : 그 상황에서 행동적으로 다른 어떤 적극적인 행동을 하는 것

X12 : 강박적인 행동을 하지 않으면서 그의 공포심을 대응(countering)하는 것

경호가 치료이전에 하루에 40번씩 강박적 행동을 해오고 있었기 때문에, 치료자는 그에게 매 4~5번씩 강박적 행동을 하는 것을 연상하고, 불안감 정도를 기록하고, 그 다음 강박적 행동을 중지하고 다른 것(independent variable. X2부터 X12의 11가지 중)을 하는 것을 연상해 보라고 했다. 〈표 11-1〉은 어떤 X가 얼마나 불안감 감소에 도움을 주었는가를 기록한 것이다.

표 11-1.

평균 불안감정도(mean self-ratings of anxiety 1-10) - 다른 시간간격과 다른 시험 조건에 따른 시험 수 : 175번 시험				
01	Xn	02	03	평균변화 (불안감 감소)
3.75	1	0	0	-3.75
4.17	2	5	0	-1.67
3.67	3	1.8	3	-1.79
3.75	4-6	1.02	0	-2.73
3.50	8	1.05	0	-2.45
3.00	10	1.00	0	-2.00
4.00	11	0.71	0	-3.29
3.00	12	1.00	0	-2.00

위의 시험은 다음의 몇 가지 중요한 data를 보여준다.

날 자	허용된 강박적행동 횟수	사용된 강박적행동 횟수
1	40	26
2	39	23
3	38	34
4	37	26
5	36	30
6	35	22
7	34	21
8	33	28
9	32	17
10	31	17
11	30	14
12	29	13
13	28	19
14	27	19
15	26	14
16	25	23
17	24	17
18	23	15
19	22	21
20	21	14
강박적 행동은 점진적으로 줄어들었다.		
31	9	10
32	8	9
33	7	8
34	6	8
35	5	6
70	2	0
71	2	1
72	2	2
73	2	0
74	1	0
75	1	1
76	1	0
77	1	0
78	1	0

- 그의 강박적 행동(ritual)이 다른 어떤 것보다 불안감을 감소시켰다. 이것이 왜 그가 강박증에 걸렸는가를 보여 준다.

- 강박적 행동을 했든지, 또는 안 했든지에 관계없이 15분 후에는 불안감이 말소되었다(대부분의 경우 1~2분 내에).
- 강박적 행동을 하는 것 외에도, 그의 생각들을 대응(countering)하는 것이 그의 불안감(4-6 SUDS- 주관적 불안감 척도-Suljective Unit of Discomfort)를 가장 크게 감소시켰다.

환경적 유발요인(triggers)들을 발견하는 것과 그 상황에서 무언가 적극적인 행동을 하는 것도 도움이 되었다.

이 실험 이후, 환경적 연습을 하기로 했다. 85일을 기간으로 삼아, 불안감을 감소시키는데 가장 효과적인 방법을 쓰도록 했다. 매일 그는 할당된 횟수에 한 해 강박적 행동을 쓸 수가 있고, 그 날 할당된 횟수를 다 쓰면 더 이상 강박적 행동을 할 수 없게 했다.

그 날 할당된 횟수가 다 해가면, 그가 그의 생각들을 대응(counter)하고, 환경적 CS(유발요인)들을 찾아내고, 그리고 강박적 행동 대신 무언가 적극적인 것을 하라고 했다.

동시에, 계산기(손에 들고 누르면 숫자가 올라가는)를 사용해서 그의 행동들을 측정하게 했다. 다음은 그의 환경적 연습의 기록이다.

치료는 그가 더 이상 강박적 행동을 하지 않을 때까지 지속되었다.

결론

CRT의 마지막 단계로, 거의 예외 없이 환자들로 하여금 실제 상황 틀에서 그들의 치료기법들을 연습하게 한다. 이 과정 없이 대부분의 환자들은, 치료가 끝나지 않았다고 생각한다.

일기장의 검토 및 연습
(Diary Research and Practice)

원칙

모든 인지치료기법은 공통적으로 하나의 커다란 문제점을 안고 있다. 그것은 치료자가 그 치료법들이 과연 효과가 있을 것인가라는 것을 확실히 알 수가 없다는 것이다. 일반적으로 그런 기법들은 세계적으로 수천 명의 환자들에게 효과가 있었기 때문에 이 환자에게도 효과가 있을 것이라고 추정하는 것이 크게 틀리지는 않는다. 그러나 매번 새로운 환자를 치료할 때마다 그것은 도전(challenge)이며, 어떤 기법이 다른 환자들에게 효과적이었다고 해서, 이 환자에게도 효과적일 것이라고 단정할 수 없다.

따라서 개개의 환자마다 개별적인 실험을 하는 것이 흔히 애용되는 한 두 가지의 기법을 사용하는 것보다 중요하다. 어떤 손쉽고, 가장 논리적이고 기발한 기법이 있어서, 그 기법이 수백 명의 환자치료에 있어서 효과적으로 증명되었고 심지어는 수많은 책들과 논문들이 저술되어져 있다 해도, 이 환자에게 도움이 되지 않으면 무슨 소용이 있겠는가? 일기장 검토의 목적은 각 개개인의 문제에 대한 실험적인 결과 무엇이 가장 효과적인가를 발견해 내는 최선의 방법이다.

방법

1) 환자들로 하여금 그들의 불안감을 감소시키는 또는 부정적인 생각을 없애는 모든 기법들에 관한 기록을 하게 한다.
2) 각개의 치료적기법에 관해 10점 단위로 측정된 기록을 하게 한다.
- 그 기법을 사용하기 전의 감정의 강도
- 그 기법자체의 유효도
- 그 기법을 연습한 시간
- 그 기법을 사용한 후의 감정의 강도
3) 강한 부정적 감정을 없애주는 기법들이 최선의 기법들이다. 환자들은 이런 불안발작을 줄이거나 없애는 기법들에 관해 특별히 세심하게 기록해야 한다.
4) 효과적인 기법들이 충분히 축적되면, 환자들로 하여금 불안감이나 우울감을 가장 많이 감소시킨 기법들을 선택하게 한다. 다음에는 이런 기법들을 포함한, 효과적인 기법들의 목록을 다시 만들도록 한다.
5) 계속 반복연습과정을 통해, 이런 기법들을 더 가다듬도록 한다. 끝내는 환자들은 가장 강력하고 효과적인 기법들을 만들어 낼 것이다.
6) 상당수의 경우, 그들이 같은 또는 비슷한 생각을 할 때마다 평생 사용해 온 기법들을 상기하게 하는 것이 도움이 된다. 과거에 효과가 있었던 것이 미래에도 계속 효과적일 것이다.

임상적 예 : 태식의 예(공황발작환자)

다음은 31세의 전문직을 가지고 있는 남자의 지난 몇 년간 매주 발생하는 공황발작에 대한 치료 중에서 발췌해 온 것이다. 공황발작의 유발요인(trigger)은 그가 정신이상이 될 것이라는 생각이었다.

그의 공황발작은 태식의 친척 중 한 명이 정신이상으로 정신병원에 입원한 후에 시작했다. 태식은 그가 전혀 정신병증상이 없었는데도 불구하고, 그가 정신분열병에 걸리면 어쩌나 하는 극심한 공포를 가지고 살았다. 그가 정신병이나 이상한 행동을 의미하는 영화, 대화, 신문기사 등을 접할 때 또는 정신이상자를 볼 때마다, 그는 심한 불안감을 경험했다. 일년간의 정신치료, 6개월간의 행동치료도 불안감을 감소시키지 못했다. 태식은 정기적으로 치료시간에 올 수가 없어서 집에서 쓸 수 있는 일기장기법(diary technique)을 사용하기로 했다. 그리고 정기적으로 치료자에게 전화로 보고하기로 했다. 일년 간 그는 불안감이나, 공황발작을 없애는 데 가장 효과적인 모든 인지치료기법들을 기록했다. 한 달에 한 번 그는 각각 기법들을 (1–10) 척도를 사용해 평가하기로 했다.

스스로의 이 실험에 의해 그는 일년 동안 불안감을 줄이고, 공황발작의 강도를 감소시키는 가장 효과적인 방법들을 찾아냈다. 그는 치료가 끝난 후에도 일기장 기록을 계속했고, 3년 후에는 공황발작이 모두 없어졌다.

〈태식의 일기장 발췌〉

① 기법 No. 145 : 자신의 불안감을 이렇게 생각하라–이건 그냥 내가 확대시키는 것뿐이야(catastophizing)(논리적 미신) 더 심각한 문제가 있는 다른 사람들을 보자. 내 문제는 거기에 비하면 아무 것도 아닌데, 나는 과장 · 확대해서 생각하고 있다.(2.4/10)

② No. 146 : 내 공포심은 여러 해 동안 경험해 온 바로 그 공포심이다. 다른 점은 이제는 이것을 “정신이상”이라고 명칭을 바꾼 것뿐이다(3.4/10).

③ No. 147 : 현실을 직시하자. 감정을 무시하자(2.9/10).

④ No. 148 : 내 결점은, 내 인생의 결점이다(1.9/10).

⑤ No. 149 : 내 자신의 확대화(catastophizing)가 어떻게 지속되어 왔는가를 보자. 지금도 하고 있다. 그만하자(5.7/10).

⑥ No. 150 : 감정을 제거하려고 그렇게 힘들어 하지 말자. 이 불안감은 그렇게 심한 것도 아니다. 그것에 집중할수록 더 심해진다. 그냥 사라질 때까지 기다리자. 감기 같은 거라고 생각하자. 일시적인 불편일 뿐이다(7.3/10).

⑦ No. 151 : 극단적으로 적극적이고 목표 지향적이 되자(3.7/10).

⑧ No. 152 : 또 극적으로 과장하고 있구나. 정신 차려라(5.2 10).

⑨ No. 15 : 300번이상이나 공황발작을 경험했다. 매 번 정신이상자가 될까봐 걱정을 했지만, 아무 일도 없었다. 이번 것도 아무 것도 아니다(8.1/10).

⑩ No. 154 : 불안감은 배운 것이다. 배운 것은 잊혀질 수도 있다(4.6/10).

⑪ No. 157 : 잠깐 동안은 겁을 먹을 수도 있다. 없애려고 애쓸 필요도 없다. 또한, 조금만 불안해져도 호들갑을 떨 수도 있다(4.1/10).

⑫ No. 158 : 나는 내가 이 상황에서 불안해져야 한다고 생각하기 때문에 불안해진다. 코를 후비는 게 불안감을 일으킨다고 생각하면, 코를 후빌 때마다 불안해질 것이다(3.6/10).

⑬ No. 159 : 선택의 여지가 없다. 정신분열병 환자가 될 것이면 그렇게 될 것이다. 그것은 어떻게 해도 예방할 수 없다. 그래서 그때까지 인생을 즐기고 행복하자(8.9/10).

⑭ No. 160 : 정신 차리자. 유아적인 생각을 그만두자. 불안감 때문에 죽지는 않는다(1.0/10).

⑮ No. 161 : 스스로에게 친절하자. 불안감에 대해 자책할 필요가 없다. 내가 일부러 불안해지려 한 것은 아니다. 그러니까 스스로를 나무라지 말자(4.4/10).

그의 공황장애가 없어진 후, 환자를 면담했다. 그는 2가지 기법들이 그의 공포를 없앴다고 했다. 첫째는 불안 · 공포심이 정신이상과는 아무 관계가 없고, 그냥 그가 배운 현상뿐이다 라는 것이었고, 둘째는 삶의 목적은 단순히 예상되는 위험으로부터 자신을 보호하는 것이 아니며, 삶은 모험을 통해 성취된다는 것이며, 우리 누구에게도 완전한 보장이 없다는 것이다. 그의 일기장에서 그의 이 두 가지 생각의 근원을 볼 수가 있다. 그 후 15년이 지났지만, 그의 공황증은 재발하지 않았다. 지난 과정을 돌이켜 보면 그는 No. 159가 그 열쇠였다고 생각한다.

그는 자신의 불안감을 받아들였는데, 그것은 순한 언어적 대응(verbal counter)이 아니고 완고하고 깊은 믿음이었으나 그 자신이 줄곧 자신의 불안감을 만들어 내면서 동시에 그 불안감을 없애라고 자신에게 강요했었다. 그는 자신에게, 공황발작을 경험하는 것은 절대적으로 비참하고, 괴롭고 절망적이며, 그것은 자신의 정신적인 나약함의 증거라고 생각했었고 그는 어떤 대가를 치르더라도 그 공황증을 제거해야 한다고 생각했었다. 그러나 끝내 그는 자신에게 말했다. "될대로 되라구 그러지. 이것을 제거하려고 너무 많은 것을 잃었다. 더 이상 시간낭비를 하고 싶지 않다. 공황증을 가지고 살아야 한다는 것은 정말 싫지만, 그럴 수 밖에 없다면 그러는 수밖에. 자, 이제 다시 내 인생을 살아보자." 그가 이것을 새로운 믿음으로 받아들였을 때, 그의 불안증은 사라졌다. Ellis가 옳았다. 이 환자의 공포는 그가 mustulation 반드시라고 가정하는 것을 제거했을 때, 같이 제거된 것이다.

결론

이 환자의 경우 일기장 요법은 상당히 효과적이었지만, 이 환자의 경우 이미 심리학에 대한 책을 많이 읽었으며, 치료도 여러 번 받아온 환자이기 때문이다. 대부분의 환자들은 치료자로부터 더 많은 도움을 필요로 한다.

추가정보

Pragott(1977. 1992)는 심층일기장치료(Intensive journal therapy)라는 방법을 고안했는데, 그것은 일기장과, 그 환자의 심리치료의 기록 등을 이용하는 것이다. 그러나 그의 치료는 정신역동학적 의미가 중요시되는 접근법이었다.

상세하게 인도된 연습 *(Guided Practice)*

원칙

이 인도된 연습(Guided Practice)은 어떠한 요법에 몇 가지 주요 인지기법들을 포함하는 요법이다. 환자들이 흔히 놓치는 섬세한 점들이 인지행동과정에 포함되어 있기 때문에 치료자는 매 단계마다 환자들의 실수들을 고쳐가면서 인도해 주는 것이 바람직하다. 몇 번 반복연습을 하게 해주면, 그들은 실제 상황에서 잘 정돈된 기법들을 사용할 수 있게 된다.

방법

1) GSR(피부전기전도량), EMG(근육의 수축강도), 심장박동수측정기 등을 환자에게 부착시킨 후, 5분 동안 측정해서 환자의 기본치를 측정한다.
2) 이완시킨다. 기본 이완 방법, 최면술, 심호흡법, white noise(쉬하는 다른 소리들을

무의미하게 하는 배경소리를 내는 기계), biofeed-back기구 등을 사용한다. 선택된 biofeed-back기구에서 그 수치가 안정되기까지 환자를 이완시킨다.

3) 불안 · 고통스러운 정도에 따라 등급되어진 장면들의 목록(hierarchy)을 준비하고, 그 장면 중 첫 장면을 연상하게 한다.
4) 환자에게 고통을 주는 믿음에 대해 치료자에게 이야기하도록 한다. 환자가 그 믿음에 대해 한 개 또는 두 개의 문장으로 압축시킬 수 있을 때까지 충분한 시간을 준다.
5) 표면적인 생각의 저변에 깔린 철학(philosophy)에 대해 말해보도록 한다. "그래서 어떻다는 거지요?", "만약 그렇다 해도, 그게 왜 그렇게 문제가 됩니까?" 등의 질문을 사용한다.
6) 중심적 믿음 하나 하나를 분석하며, 그 믿음이 유용한가 아닌가를 환자가 결정하도록 한다.
7) 만약 그 중심적 믿음(core belief)이 유용한 것이 아니라면, 그 잘못된 점을 드러내기 위해, 환자가 모든 증거(evidence)들을 사용해서 논쟁을 하게 한다. biofeed-back기구에서 수치가 떨어져 고통스러운 감정이 감소된다는 것을 보일 때까지 그 잘못된 믿음과 논쟁을 계속하도록 한다.
8) 반복 연습한다. 반복함에 따라 ( )의 과정을 더 빠른 속도로 진행시킨다. biofeed-back수치가 안정될 때까지 계속한다.
9) 이상 모든 과정에서, 환자가 제법 확실한 목소리로 그의 생각들을 표현하게 한다. 이 과정을 통해 치료자는 환자의 대응(counter)능력과 논쟁능력(dispute)을 알아낼 수 있다.
10) 이상의 과정을 녹음해서, 일주일에 4~5회, 4~5주 동안 환자로 하여금 녹음을 들으면서 반복하게 한다.

임상적 예 : 인호의 예(복합적인 문제의 사나이)

인호는 35의 전문직종사자였는데, 그의 인도된 연습(Guided Practice)의 치료과정 중 일부를 발췌한 것이다. 인호는 때로는 불안감, 우울증을 경험했고, 알코올 남용의 병력이 있으며, 어떠한 모험이라도 적극적으로 회피하는 문제가 있었다.

몇 번의 치료 상담 후, 인호의 중심적인 철학(core philosophy)을 발견했다. 그는 그가 생각해낼 수 있는 어떤 상황에서도, 사람들로부터 존중되어져야 한다고 믿고 있었다. 그는 다른 사람들에게서 무시당하는 생각만 해도 극도의 불안감을 느꼈으며, 실제로 무시당하게 되면 깊은 우울감을 느꼈다. 이것은 그가 그의 완벽주의적인 아버지로부터 배운 것이 분명했는데, 그의 아버지는 그에게 불가능한 것조차도 성취하라고 심하게 요구했었다. 이런 경우 흔히 볼 수 있는 현상이지만, 인호도 자신은 절대로 아버지에게 인정받을 만큼 성취할 수 없다고 믿었다. 인호는 계속해서 사람들의 존중을 추구했다. 무시당하고 배척당하는 것을 예상할 때마다 심한 불안감을 느꼈고, 그 때마다 그는 스스로에게 완벽주의적인 것들을 강요했고, 이것은 오직 내부적인 긴장감을 더 크게 할 뿐이었다. 그의 불안감으로 공황발작까지 심해지고, 그럴수록 그는 더 완벽함에서 멀어져 가는 악순환을 만들었다. 이 악순환 속에 갇혀서, 그는 자신에게 더 많은 강요를 했고, 거기서 벗어날 수 있는 유일한 길은 술을 남용하는 것이었다.

biofeedback기법들이 인호의 이완을 위해 사용되고, 피부전도성을 측정했다. 그 기구는 5,000~3,000,000 ohms의 저항을 측정할 수 있었고, (OSC)의 기본저항의 0.2%의 측정 · 소리기능이 있었다. 손가락 끝에 측정기가 부착되고 그것은 40단위로 나누어져 측정을 했고, 80단위로 측정단위를 바꿀 수 있는 기능도 있었다.

이완 단계의 첫 15분에는 인호는 35단위의 감소를 보였고, 이 상태에서 5분간 지속되고 거기에다 기준점을 삼아 그것을 0으로 표시되게 기계를 조작했다.

다음은 치료자가 인호에게 준 지시들을 기록한 것이다. 괄호 속의 수치는 경과된 시간과 수치의 변화를 측정한 것이다.

"자 눈을 감으시고, 우리의 목록에서 불안감을 일으키는 장면을 연상하십시오. 그 장면을 가능한 한 아주 선명하게 연상하십시오. 모든 감각들을 사용해 마음속에서 선명하게 만드세요. 그 장면이 선명하게 될 때, 오른쪽 손가락을 올리는 것으로 제게 신호해 주세요(43초+12)(인호는 이 때 직장에 있는 자신을 연상했다. 그가 최근에 승진을 해서, 그는 자신의 옛 동료들을 20명이나 감독하고 있었다).

좋습니다. 계속 그 장면을 연상하면서 자신이 자신에게 무엇을 얘기하고 있는가에 집중을 하세요. 시간을 충분히 쓰세요. 불안감을 느낄 때 머리 속에 떠오르는 생각에 초점을 맞추세요. 그 생각을 한 개의 문장으로 만들 수 있는지 보세요. 한 마디의 문장으로 만들 수 있으면 신호해 주세요(23초+16).

자, 우리가 토론했던 대로, 그 생각 속을 보시지요. 그 생각들이 열어진 피라미드같이 생겼다고 상상하세요. 그 꼭대기에 표면적인 생각들이 있지만, 맨 밑의 그 믿음이 그 생각들을 받쳐주고 있습니다. 피라미드 위에서 밑으로 가장 밑의 생각을 찾을 때까지 내려가세요. 처음 떠오른 생각을 놓고, '그렇다고 해도, 그것이 뭐 어때?' 라고 생각해 보세요

(그의 첫 번째 생각은 그의 승진 때문에 모든 사람들이 그에게 화가 나 있다는 것이었다).

그로 하여금 "그들이 화가 나 있는 게 무슨 상관인데."라는 대응(counter)을 사용하게 했다.

치료자는 계속해서, "서두르지 말고 천천히, 답을 찾을 때까지 충분히 시간을 쓰십시오."(12초)

환자가 "그러면 그들이 나를 좋아하거나, 존중하지 않을 텐데요?"라고 말했다.

치료자는 "그래서 그것이 뭐 어때?"라고 자신에게 계속 물어보세요. 서두르지 말고 답을 찾으세요. 다른 생각들이 떠오르면, 그 생각에 초점을 맞추세요. 피라미드 바닥으로 갈 때까지(1분, +8)(이 때, 인호가 발견한 밑바닥의 생각은 "누군가 나를 존중하지 않으면 진짜 큰일이다."라는 것이었다.).

치료자 "계속 같은 장면을 연상하고, 그 생각들을 잘 기억할 수 있을 때까지 계속 반복하세요. 잘 기억할 수 있게 되면 신호해 주세요(55초, +8). 자 이제 이완을 하세요. 근육들에서 모든 긴장을 풀고, 팔다리가 움직일 수 없을 정도로, 모든 긴장이 다 없어지게 하세요(30초, −8). 계속 이완을 하세요. 그런 생각들로부터 좀 물러서서 그 생각들이 옳은지, 틀린지에 대해, 냉혹하고 객관적인 결정을 하십시오. 그 객관적인 결정이 날 때까지 서두르지 말고 계속하세요(1.5분, +6)(인호는 첫 번째 생각은 옳은 것이고 그 후의 생각들은 틀리다는 결론을 내렸다). 같은 장면을 연상하세요. 그 장면에서 자신이 그 첫 번째 생각을 하고 있는 자신을 연상하세요. 선명하게 연상되면 신호하세요(54초, +10). 자 그 생각을 공격하세요. 생각할 수 있는 모든, 온갖 반대되는 것들을 사용해서, 공격하십시오. 스스로를 그 생각이 틀리다고 설득시키세요. 그 생각이 약해질 때 신호해 주세요(4분, +2). 다음에는 스스로가 틀린 것인 줄 알지만, 아직도 남아 있는 생각들을 공격하세요. 할 수 있는 모든 논쟁을 다 하세요. 자신이 설득 될 때까지 계속하세요(45초, −20). 좋습니다. 다시 이완상태로 돌아가세요. 모든 긴장을 풀고, 이완하세요. 한 번 확인해 보십시다. 첫 번째 장면을 연상해 보세요(98초, −12)".

이 과정을 더 속도를 빨리해서 2번 더 반복했다. 2번째 반복연습이 끝났을 때 그의 GSR 수치는 기본수치로부터 −27이었다. 그 후 그 목록(hierachy)에서 다른 장면들을 사용해 치료를 계속했다.

결론

이 인도된 연습(Guided Practice)은 지극히 효과적인 치료적기법이며, 인지재구성치료의 수많은 중요한 원칙들은 이 Guided Practice의 연구에서 파생되었다. 이 인도된 연습(Guided Practice)이 없었다면, 치료자는 환자가 어떻게 잘못된 믿음에 대응하는가 가르쳐줄 수 없을 정도이다.

12장

특수요법
Adjuncts

이 책의 지금까지 내용은, 가장 흔히 쓰이는 인지재구성요법에 관한 것이었지만, 제 12장에서는 소수의 특정된 환자들에게만 쓰이는 치료기법들에 대해 토론하기로 한다.

"위기인지치료기법들(CRISIS Cognitive Techniques)"들은 위기상황(crisis situation)에 있는 환자들이며, 따라서 인지치료의 많은 기본적인 기법들을 배울 시간이 없는 환자들을 위한 것이다. "중증의 정신병환자들의 치료는 만성정신병환자들을 위해 사용할 수 있는 치료기법들이다.", "물질의존성 환자의 인지재구성치료"는 마약이나 알코올 의존증 환자들 치료에 새로운 면모를 보여줄 것이다.

끝으로, 치료자들에게 도움이 되는 2개의 항목이 있는데 첫째로, 인지초점(cognitive defocusing)은 모든 효과적인 인기기법에 공통되는 주요 원칙들에 관한 토론이며, 둘째로는 CRT의 중심적 요소들(Core Component of CRT)인데, 이것은 치료효과에 필요하고 충분한 조건들의 목록을 제시한다.

위기상황인지치료 *(Crisis Cognitive Therapy)*

원칙

위기상황에 처한 환자를 위해서는, 어떤 정신과학치료자라도 환자가 다시 안정을 찾을 때까지 환자의 신체적, 정신적 회복을 위해, 합당한 어떤 치료라도 하려고 한다. 그 후, 오직 이 위기상황에 대응한 후에야만, 다른 치료들이 고려되어져야 한다. 여기에서는 위기상황에 인지치료를 적용해 보기로 한다. 이 접근법은, 목표는 어떤 생각이 그 위기상황을 유발했는가를 발견해내는 것이다. 만약 그 환자가 인지치료를 받은 경력이 있다면, 가속화된 형태의 인지치료가 그들을 안정시키는 데 적용될 수도 있다. 만약 그들이 인지치료의 경험이 전혀 없다면, 치료자들은 marathon session(하루에 여러 시간을 면담하는 것)을 사용하거나, 또는 전통적인 위기상황해결책을 먼저 사용하고 그 다음 단계로 안정된 후에, 인지치료의 기본들과 기법들을 적용한다. 다음은 위기상황에 처한 환자들을 치료하는 4가지 방법들이다.

방법 1. 단기감지적 변화(quick Perceptual shift)

다음과 같은 필요한 요소들을 구성한다.

1) 위기를 유발한 중점적 감지(core perception)를 선명하게 알아낸다. 환자가 분명하게 이해한다는 것을 확인한다.
2) 만약 환자가 믿는다면, 그 위기상황을 제거할 수 있는 감지(perception)를 찾아내 준다.
3) 이완이라든가 다른 지지적 방법으로 그들의 불안감을 전부 제거하려고 하지 말라. 약간의 감소는 필요하겠지만, 어느 정도의 부정적인 감정을 남겨 두어서 그들이 전환하는 동기를 부여해야 한다.
4) 낡은 믿음에서 새로운 믿음으로 전환될 수 있는 연계감지(bridge perception)들을 찾아본다. 이 연계(bridges)들은 연상 장면, 가치관 또는 환자의 경험에 의해 깊이 자리잡은 믿음 등이어야 한다. 그들은 강한 긍정적 감정을 불러 일으킬 수 있어야 한다. 이 연계(bridge)들은 환자의 경험에서 찾아내야 하는데, 그 이유는 새로운 연계들을 찾아낼 시간적 여유가 없기 때문이다.
5) 이 전환(shift)을 회피하기 위해 환자가 사용하는 모든 시도들을 막는다. 그들의 부정(denial), 변명, 지연작전, 회피 등을 검토하고, 전환을 향해 압박한다. 감지전환연습

지를 사용할 수 있다.

방법 2. 연속 상담법(marathon seession)

아주 심한 위기상황에서는 환자들에게 인지치료방법을 가르치기 위해, 3~4시간을 사용한다. 환자를 대응책(countering technique)으로 압도(flood)한다. 환자들이 이 대응(counters)들을 사용할 수 있을 때까지 반복한다. 여기-지금(Here-and-Now) 상황에서, 위기상황을 유발한 유해한 믿음들과, 치료자가 논쟁(dispute)해야 한다. 때로는 대응(couters)들을 더욱 설득 있게 하기 위해 서너 명의 치료자들이 같이 치료에 참가하기도 한다. 다른 모든 위기상황치료법들과 마찬가지로 환자를 안심시키기 위해 치료자는 자신감 있는 편안한 태도를 보여야 한다. 치료자가 그 상담을 적극적으로 이끌고 능동적으로 환자들의 반응을 지시한다.

방법 3. 간단한 인지재구성(Brief Cognitive Restructuring)

환자들에게 질문할 사항들의 목록을 준비한다. 환자들이 그 질문들의 내용에 초점을 맞추도록 한다. 직접적으로 그리고 능동적으로, 환자들이 정확한 대답을 하도록 도와준다.

예를 들어,

· 지금 느끼는 것이 어떤 감정들입니까?
· 지금 어떤 상황들이 이런 감정들을 불러 일으킵니까?
· 이런 괴로운 감정들을 느끼게 하는 이 상황에서 자신에게 어떤 말을 하고 있습니까?
· 이런 생각들과 연관된 다른 생각들은 어떠한 생각들입니까?
· 지금 당장 이런 생각들을 분석해서 이런 생각들이 옳은지, 틀린지를 알아봅시다. 강력하고, 냉혹할만큼 객관적이 되셔야 합니다.
· 만약 이런 생각이 맞는다면, 이 상황을 바꾸거나, 피하거나 대응하기 위해서 자신이 당장 할 수 있는 것들이 무엇입니까?
· 만약 틀린 것들이라면, 그 요점은 무엇입니까?
· 이런 생각을 부인할 수 있는 어떤 증거들이 있습니까?
· 이 생각들과 반대입장에서 논쟁할 수 있는 최선의 의견은?
· 자신의 생각이 틀렸다는 것을 자신에게 설득시킬 수 있는 가장 실용적인 방법은 무

엇입니까?

방법 4. 다른 위기상황 인지적 치료법들(Other Cognitively Oriented Crisis Techniques)

위기상황을 치료하기 위해서는 인지 치료자는 적극적이고 직접적인 접근태도를 가져야 한다.

1) alternative attitudes and anticatastriphic thinking – 환자들에게 그들의 공포를 대치하는 다른 선택들을 보여준다.
2) 대응문장들(coping statements) : 환자들이 당장 스스로에게 사용할 수 있는 말들을 가르쳐 준다. 예를 들어, "괴롭기는 하지만 위험하지 않다.", "모든 문제를 동시에 해결하려 하지 말라. 오직 이 문제만 해결한다.", "자신을 더 버르장머리 없게 만들자.", "이것은 정신병이나 죄의식과는 관계가 없다. 오직 해결책을 발견하면 된다.", "나는 이 위기를 내가 아직껏 살아오면서 해결한 다른 위기들과 마찬가지로, 끝내 해결해낼 것이다."
3) 표식전환(label shift) : 부정적인 표식(label)들을 중립적이고 무해한 표식들로 바꾼다.

   예〉 "나쁘다.", "정신이상이다.", "미치고 있다." 등을 "실수했다.", "기분이 상했다.", "혼란스럽다." 등으로 바꾼다.
4) 합리적 믿음들(rational beliefs) : 불합리한 믿음들을 고치는 것보다 위기상황에 관한 더 합리적인 믿음을 형성하는 것에 집중한다.
5) 객관화(Objectifying) : 환자들로 하여금 그 위기상황을 객관적으로 평가해서 위기상황과 연결된 감정들을 분리하게 한다.
6) 여기 그리고 지금(Here and Now): 과거 근원적인 것 대신, 현재의 감지(perception)에 집중한다.
7) 은밀한 주장(Covert assertion) : 대부분의 환자들은 위기상황에서 피동적 · 소극적으로 반응한다. 적극적대응연상(assertive coping images)을 통해, 그들의 문제들을 적극적으로 해결하는 방법을 가르쳐 준다.
8) 역치료법들(paradoxical methods) : 위기상황에서는, 복잡하거나, 역치료적인 방법들을 사용해서는 안 된다. 그들은 혼란스러워 하고, 이런 치료법들은 혼란을 가중시킨다. 이런 상황에서 환자에게는 직접적이고, 간단하고, 기억하기 쉬운 치료법들이

필요하다.

결론

위기상황치료는 현재 급한 문제를 해결하는 데 목적이 있지. 모든 불합리한 인지들과 행동들을 치료하는 것이 아니다. 치료자는 현재 상황을 악화시키는 감지(perception)들만을 치료한다. 차후에 치료자는 그 위기상황의 저변에 있는 기초적 중심 믿음들을 교정하는 치료를 할 수 있다.

중증정신병의 치료 *(Treating seriously mentally ill Patients)*

원칙

중증정신병 치료를 위한 인지재구성 요법에는 세 가지 기본적 방법들이 있다. 첫 두 가지는 간단하게 설명하고, 마지막 세 번째는 자세히 설명하려 한다.

1) 스트레스 감소법(Stress-reduction model)

많은 인지치료자들은, 중요한 삶의 경험들이 부적응적(maladaptive) 인지 형태(cogniive schemes)로 해석되어져 stress를 일으키고, 이것이 정신병을 일으키는 원인의 한 부분이 될 수 있다고 믿는다. 이 학설에 의하면, 다른 약물이나 신체적인 변화에 관계 없이, 스트레스를 감소시켜 주면, 환자의 정신병증상들의 발생빈도, 기간, 강도 등을 감소시켜 준다는 것이다. 환자들의 스트레스 감소를 위해서 여러 가지 기법들이 사용되어져 왔다.

① 환청과 망상을 줄이기 위해, 믿음들을 전환시키는 방법

② 망상을 조절하기 위한 언어적 도전(verbal challenges)

③ 정신병 증상 외에 다른 외부 · 내부적 자극에 초점을 맞추는 재초점기법(refocusing techniques)

④ 새로운 해석(Reinterpretation)-자신들이 정신병증상들을 새롭게 해석한다.

⑤ 대응기술들(Coping skills), 즉 modeling, 반응예방(response prevention), 생각중지(thought stopping)("그만"하고 생각을 중지하는 방법)

⑥ 지정된 사회적 상황에서 비망상적(Nondelusional) 반응을 하도록 가르치는 것

⑦ 동반되는 불안감과 우울감을 감소시키기 위해, 자긍심을 키워주는 것

⑧ 현실인지를 가르치는 것 등이다.

이들 중 몇 가지는 신경증 환자 치료를 위해 개발된 것들이지만, 정신병 치료에도 쓰이고 있다.

2) 인지적 결함의 재활치료법(Rehabilitation of Cognitive Deficit model)

인지재활과 신경심리학적(Neuropsychological)재활에 대한 연구는 최근에 활발해지고 있다. 이 치료법들은 그들의 질환들에 따른 인지적 결함들을, 감소시켜주는 기술들을 배우게 한다. 집중력증가, 주의력증가, 정신신체속도(Psychomotor speed), 인지적 유연성(cognitive flexibility), 학습(learning), 개념형성(concept formation), 청각적(auditory), 인지세트들(cognitive sets)과 기억(memory) 등에 관한 특수 인지치료법들이 최근에 개발되고 있다. 상당수의 치료법들이 뇌손상환자들 치료에 쓰이기 위해 개발되었지만, 최근에 정신병 환자치료에 사용되고 있다.

3) 인정-조화 치료법(acceptance-integration model)

이 치료법은 정신병의 생화학적(biochemical)근거를 강조하며, 환경적 스트레스, 결정적 경험 또는 인지적 결함 등을 중요시하지 않는다. 정신병은 다른 신체질환들과 마찬가지로 간주된다. 이 치료법은 지난 30~40년간에 축적된 정신병의 생화학적 원인들을 중시한다.

이 인정-조화치료법(acceptance-integration model)은 중증의 정신질환환자들은 신경화학적(neurochemical)결점들이 있으며, 전통적인 인지치료는 원래 신경증환자들을 위해 개발되었으며, 이런 중증의 환자들에게는 괄목할만한 도움을 주지 못한다는 것을 인정한다. 인지 행동이 어느 정도 도움은 되지만 중증환자들의 중심적인 문제해결에는 큰 도움이 안 된다.

환자가 자신의 문제들을 인정한다는 것이 이 치료법의 주된 정신치료적 가정이다. 환자들은 그들이 중증의 생화학적 질환을 가지고 있고, 이 질환들과 대응하며 알아나가기 위해서는 그들의 삶에 변화를 일으켜야 한다는 것을 인정하게 해야 한다. 가장 흔한 예로 당뇨병을 들 수가 있다. 당뇨병 환자들은 자신의 병을 인정해서 정확한 양의 인슐린주사를 맞고, 식이요법과 생활습성을 올바르게 바꾼다면 거의 정상적인 삶을 살 수가 있다. 마찬가지로 이런 중증의 환자들은 그들이 정신질환을 앓고 있다는 것을 인정(acceptance)하고, 약물치료에 협조하고, 삶에 필요한 변화들을 가져야 한다.

중증일수록, 그들이 이 질환들을 인정하는 것이 더 중요해진다. 치료의 궁극적인 목적은 증상의 감소가 아니고, 그들의 삶의 질을 높이는 것이다. 이상적인 치료경과는 그들이 재 입원할 필요없이 사회에 적응하며 사는 것이다.

방법

1) 체계적으로 환자들을 자신의 정신질환에 관해 교육한다.
2) 스트레스 해소보다는 그 질환을 인정하는 것을 목표로 삼는다. 스트레스를 100% 없애지 않는다. 약간의 스트레스가 그들의 퇴원의욕을 증가시켜 준다.
3) 환자가 마음의 준비가 되어 있으면, 그들에게 진단명을 가르쳐 주고, 왜 그런 진단이 내려졌는가를 설명해 준다.
4) 환자들에게 증상교육자료(10page 정도)를 준다. 이 자료는 그 질환의 원인들, 대응하기 위한 여러 가지 방법들을 알려주어야 한다.
5) 정신질환과 약물치료, 어떻게 증상을 알아내고 대응하는가에 대한 교육과정에 참여하도록 한다.
6) 퇴원하기 위해서는 어떤 믿음들(B's)을 가져야 하며, 어떤 태도(attitude)들이 그들로 하여금 퇴원을 못하게 하는 것인가를 가르쳐 준다. 합리성을 증가시킬 수 있는 어떤 기법도 좋다.
7) 그들의 질환을 인정하고 퇴원해서 사회에 적응하고 사는 환자들의 경험담을 듣게 한다(특히 그들이 어떻게 부정(denial)을 극복했는가를 듣게 한다).
8) 그들의 부정(denial)을 직접적으로 부딪치지 말고(confrontation), 그들의 질환에 대해 배우게 한다. 질환에 대해 배우는 것이 환자의 의무이며, 약물치료와 퇴원계획 등은 그들이 얼마나 잘 배웠는가에 달려있다고 알려준다.
9) 인지적 환경(Cognitive milieu)을 사용한 치료적사회(therapeutic community)를 조성해서 인지적 변화를 촉진시킨다.
10) 대다수의 중증환자들은 그들이 정신질환자라는 사실을 강력하게 배척할 것이다. 이것을 직접적으로 바꾸려는 시도는 강력한 반응을 유발시킬 것이다. 즉, 진료실 밖으로 뛰쳐나가거나, 욕을 하거나, 심지어는 치료자를 폭행할 수도 있다.

최근에는 점진체계적 연습(Graduated shaped practice)으로 부정(denial)을 감소시키는데 사용하기도 한다. 제9장의 숨겨진 그림들을 사용한다. 물론 쉬운 것부터 시작해서 점점 더 어려운 것으로 한 번에 한 장씩 보여준다. 이것은 개별적 또는 단체로 진행할 수 있다. 이 과정은 몇 주일 걸린다. 그들에게 숨겨진 그림을 찾아내고, 애매모호한 그림을 바꾸어보라고 한다.

이 기간 동안에는 정신질환에 대해 또는 그 증상들에 대해 전혀 언급하지 않는다. 그냥 그림들을 어떻게 찾는가만 가르쳐 준다.

여기에 사용된 가설은 이런 과정이 결국은 환자들이 자신들의 질환에 대해 배우게 한다는 것인데, 그 이유는 두 과정 모두 변환(transformation)을 필요로 하기 때문이다.

이 두 가지 상황은 공통적으로

① 다른 사람의 도움을 받아들여라.

② 찾아낼 때까지 포기하지 않는다.

③ 처음에는 작은 변화들을 시도한다.

④ 열심히 연습한다.

⑤ 사물을 새로운 방식으로 보려고 계속 노력한다.

들을 포함하고 있다. 일단 그들이 이 그림들을 찾아낼 수 있게 되면 그들에게 개인적인 인지(cognitions)들을 소개시키고 어떻게 자신들의 생각들을 바꿀 수 있는지 가르쳐 준다.

임상적 예

아마도 다음 A. B환자들의 말이 훌륭한 예가 될 것이다.

환자 A) 나는 조울증으로 15년 전에 진단을 받았습니다. 다른 전문직 사람들과 마찬가지로 나도 고집이 강했습니다. 나는 내 문제 특히 그런 심각한 문제를 받아들이기를 원치 않았습니다. 나는 조울증이라는 진단을 부정했습니다. 나는 그 진단을 1년 이상 부정했지만, 끝내 상황은 내가 감당할 수 없을 지경으로 되어서, 항복하고 나도 "그들 중 하나"라는 것을 인정하고 약(Lithium)을 먹기 시작했습니다. 나는 모든 사람들에게, 정신질환은 질환 중의 하나라는 것을 분명히 그리고 확실하게 알려주고 싶습니다. 그것은 당뇨병이나, 고혈압 같은 다른 질환과 같은 질환입니다. 나는 내 질환치료에 필수적인 약을 복용해야 하는 것입니다.

환자 B) 나는 정동성분열병(schizoaffective Disorder)이라는 진단을 받았고, 벌써 30년째 치료받고 있습니다. 수년 동안은 이상이 있다는 것을 몰랐습니다. 내가 그저 다른 사람들과 다르다고 생각했지만, 어쩐지 내 상태는 좋지 않았습니다. 나는 약을 먹는다는 것이 싫었습니다. 그래서 몇 년 동안이나 여기저기 정착을 못하고 돌아다니다가 끝내는 나는 질환을 앓고 있고, 약도 복용해야 하고, 정신치료도 받아야 한다는 것을 발견했습니다.

결론

병식(insight)이나 인정(acceptance)은 복잡한 개념들이고, 여러 가지 다른 의미들을 가질 수 있다. 그러나 중증환자들을 사회에 적응하게 해주는 병식(insight)은 특수한 것이다. 사회에 적응해서 사는 환자들과의 면담결과, 그들의 인정(acc ptance)는 다음의 세 가지 요소를 포함하고 있다는 것을 보여 주었다.

내부적(internal) : 그들은 그들의 질환이 생화학적(biochimical)이며, 그저 환경에 의해서나, 왜곡된 성장과정에 의한 것이 아니라는 것을 믿고 있었다.

포괄적(global) : 그들은 질환이 그들의 삶의 대부분 요소들에 영향을 끼치고 있음을 인정했고, 오직 한 부분에만 국한되어 있지 않다고 생각하고 있었다.

지속성(stable) : 즉 그들은 그들의 질환, 나이 며칠, 몇 주나 몇 달 만에 사라지지 않을 것이며, 어떤 경이스러운 치료법이 나타나기 전에는, 평생 투병생활을 해야 한다는 것을 알고 있었다.

Martin Seligman(1975~1998)은 이 3가지 요소들을 포함한 것을 받아들인 사람들은 학습된 무력감(learned helplessness)으로 인해 우울증에 걸릴 가능성이 있어서 이들 3가지 요소들이 유해하다고 했다. 그런데 지금은 이들이 도움이 된다고 한다. 그 차이점은? 한 가지 대답은, 환자들은 각 질환에 따른 다른 종류의 현실을 직면한다는 것이다. 우울증환자들은 그들의 현실을 위기화(catastrophize)한다. 그들은 그들이 통제할 수 있는 사건들을 통제할 수 없다고 단정한다. Seligman이 지적한 바와 같이, 내부적이고, 지속적이고, 포괄적인 의미부여(attributions)들은 무력감을 유도해내고 포기하게 하고, 더 이상 상황을 이겨내려는 노력을 못하게 한다. 우울증 환자의 현실과는 달리 중증정신질환(정신병환자들)자들의 현실은 아주 달라서, 이들은 자신들 질환의 심각성을 축소시킨다. 중증환자들은 그들이 조절할 수 없는 생화학적 질환의 존재를 인정해야 한다. 그들은 이 사실을 평생동안 직면하며 살아야 하는 것이다.

비슷한 예로, 의미부여형태(attribution style)의 경우, 우울증 환자에게 도움이 되는 것이 중증환자에게 심각하게 유해한 경우가 있다. 중증환자들이 외부적 요소들에 의미를 부여해, 그들의 질환이 오직 환경적인 요소들에 의한다고 생각한다면, 그들이 해야 할 일은 오직 환경을 바꾸는 것이라 단정할 것이다. 그래서 그들은 이사를 하고, 직장을 바꾸고, 병원에서 임의대로 퇴원을 하게 될 것이다. 만약 그들의 환각(halluainatia)이 일시적(unstable)이라고 생각한다면, 그들이 퇴원 후 약물복용 며칠 사이에 사라질 것으로 생각할 것이기 때문이다.

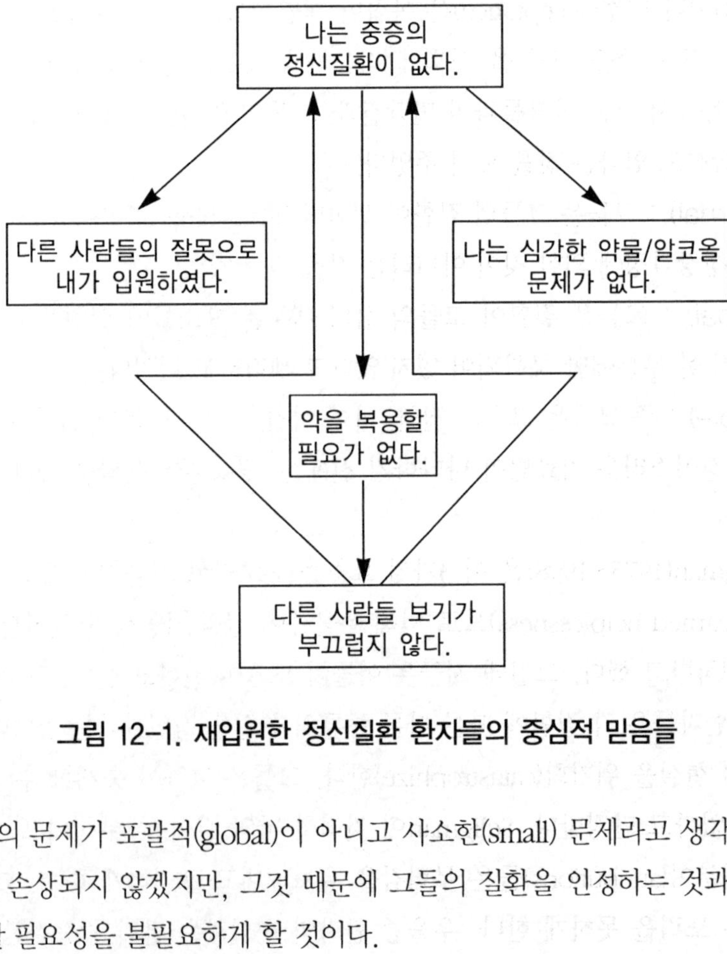

그림 12-1. 재입원한 정신질환 환자들의 중심적 믿음들

만약 그들의 문제가 포괄적(global)이 아니고 사소한(small) 문제라고 생각한다면, 그들의 자긍심은 손상되지 않겠지만, 그것 때문에 그들의 질환을 인정하는 것과 중요한 변화를 가져야 할 필요성을 불필요하게 할 것이다.

인정인지(acceptance cognition)의 본질은 추상적인 것이지만, 중심적인 주제는 정신질환을 부정(denial)하는 것 같다(그림 12-1 참조).

대부분의 입원환자들이 중증의 정신질환을 가지고 있다고 믿지 않기 때문에, 그들은 약을 복용할 필요를 느끼지 않는다. 한 환자는 "나는 정신병자가 아니라서, 약 먹을 필요가 없다."라고 했다. 그들은 보편적으로 다른 사람들에게 책임을 전가한다-가족들, 의사들 등 "내 마누라가 집어넣었지", "나는 아무 문제가 없다.", "모략에 당했다." 등. 이런 인지(cognition)들은 그들의 자긍심을 불합리할 정도로 높게 유지시켜 주며, ("사람들 앞에 떳떳하다. 내 잘못은 없다.") 이것은 피드백(feed-back)을 통해 정신질환의 부정(denial)을 유지시켜 준다(떳떳한 사람들은 정신질환이 없다).

반대로, 사회에 적응하면서 사는 환자들은 그들의 질환들을 인정하는 것 같다. 그들은 그 질환들에 대응하기 위해 약을 먹을 필요가 있다고 믿고 있다. 그들은 그들이 약을 잘 복용하지 않아서 다시 병원에 입원했기 때문에, 자신들의 책임이라는 것을 깨닫는다. 그들은 비교적 만족할만한 자긍심("내 자신을 좋아한다.")을 가지고 있지만 조건부이다.-"나는 약을 안 먹으면, 별로 좋지 못한 사람이 된다.

추가정보

1) 스트레스 감소 치료법(stress Reduction model)

상당수의 치료자들은 이것을 스트레스취약성치료법이라 부르기도 한다. (Vulnerability-stress model)

2) 인지결함의 재활(Rehabilitation of Cognitive Deficits)

신경심리학자(Neuropsychologist)들, 직업치료사들과 재활전문가들이 이 분야에 대해 활발한 연구를 하고 있다. 가장 도움이 되는 책은 Harvey Iacolo, 1993년 저술한 〈행동분석의 지침과 뇌손상의 재활-Behavior analysis guidelines and Brain injury Rehabilitation(1993)〉이다.

3) 인정-조화 치료법(Acceptance-integration model)(AIM)

1)과 2)도 도움이 되겠지만 대부분의 중증정신질환자들에 AIM이 도움이 된다. 대부분의 인지치료자들은 AIM을 외면하는 경향을 가지고 있지만, ACT(인정 결심 치료법-Acceptance and commitment 치료법)(1996 : Hayes and Wilson)이라는 새로운 치료법이 있는데, 이것은 환자들이 자신들의 질환들을 인정하고 거기에 대응하겠다고 결심을 하는 것을 토대로 한 치료법이다. McGlashan(1994)는 급성정신병환자들을 "seal-over"-deny-표면적으로만 인정하는 환자들과 조화(assimilate)환자들의 두 개의 그룹을 분리했다. Wilson(1997)은 정신병리는 부분적으로 환자들의 문제들을 줄이거나, 회피하거나 탈피하려는 노력에 의해 발생한다고 주장했다.

환자들의 훼방처리법 *(Handling Client Sabotages)*

원칙

세계적으로 마술과 탈출술로 유명한 Games Randi는 초능력을 과학적으로 증명할 수 있는 사람들에게 백만불을 지불하겠다고 했다. 1964년 이후, 수 천명이 이 상금을 노렸지만 아무도 궁극적으로 과학적인 증명을 해낼 수 없었다. Randi는 상금에 지원했던 사람들을 두 개의 그룹으로 나누어 설명한다. 첫째 부류는 분명한 사기꾼들이다. 그들은 자신들이 사기꾼이라는 사실을 알면서도 눈속임으로 상금을 타 먹으려고 하는 부류다. 둘째로는 진짜로 자신들이 초능력자라고 믿는 사람들이다. 그들은 그들이 실패했다는 사실을 믿지 못한다. 둘째 그룹은 "자신을 훼방하는 사람들–self–Sabotage"이라고 할 수 있다. 그들은 자신들을 완벽하게 속여서, 자신들이 초능력이 없음에도 불구하고 있다고 믿게 된 것이다. 다수의 환자들이 이 그룹에 속한다.

역설적으로, 자신 훼방(self–sabotage)환자들은 아주 지능적이고, 흔히 교육수준도 높지만, 치료과정에 훼방을 놓는다. 객관적으로 보면, 시간과 돈을 들여 치료를 받으러 다니면서도, 은근히 그 치료에 반대조작을 한다는 것은 어리석은 일이다. 그런데도 아주 똑똑한 사람들이 치료과정에서 이런 행동들을 한다. 이들은 숙제도 안 하고, 예약된 상담약속시간을 안 지키거나 자신에게 손해가 되는 행동들을 한다. 이런 훼방(Sabotages)은 환자의 다른 문제들로부터 구별되어져야 하는데, 그 이유는 어떤 문제들보다 이 문제를 해결해야만 치료를 본격적으로 할 수 있기 때문이다. 이런 훼방들을 해결하지 않으면, 어떤 치료적인 진전도 있을 수 없는데, 그 이유 중에 하나는 환자의 훼방능력이 치료자의 치료능력을 능가하는 채로 남아 있기 때문이다. 환자들의 훼방(Sabotages)의 예를 들어보겠다.

1) 이차적 소득(secondary Gain)

환경적 강화요소들이 환자들의 믿음을 결정한다. "변화하지 않는 게 더 편해."

2) 사회적 지지(Social Support)

"내가 변하면 사람들이 좋아하지 않을 거야."

3) 가치관의 위배(Value Contradiction)

변화를 하지 않는 것이 환자의 가치관에 더 높은 위치에 있다. "변화한다는 것은 나쁘다."

4) **내부적 일관성**(Internal Consistency)

오래된 행동이 수 없이 많은 것들과 연관되어 있어서, 변화는 삶의 대부분을 변화시켜야 하는 경우 "변화하기에는 대가가 너무 크다."

5) **방어**(Defense)

"변화하는 것은 위험한 일이다."

6) **경쟁**(Competative)

"누구도 내게 어쩌라고 하지 못하게 하겠다."

7) **의존성**(Dependency)

"변화하면, 더 이상 치료를 받을 수 없다."

8) **마술적 치유**(magical cure)

"변화하기 위해 이렇게 힘들어해서는 안 된다. 노력 없이도 즉각 변화할 수 있어야 한다."

9) **동기**(motivation)

"나는 변화할 필요를 못 느낀다. 나는 변화 없이도 만족한다."

10) **부정**(denial)

"무슨 말인지 잘 알아듣겠어요."-(사실은 모르면서)

"무슨 말씀을 하는지 전혀 알아듣지 못할 거예요"-(알아들은 것이다.)

11) **행동적 훼방**(behavioral sabotages)

상담예약을 어기는 것, 어떤 치료적인 지시에도 반대하는 것, 치료시간에 노력도 안 하면서 퇴근 후 자주 전화하는 것, 치료비를 내지 않는 것, 치료효과가 없다고 불평하는 것, 치료자를 자주 바꾸는 것, 과거의 치료자들에 대해 많은 불평을 하는 것, 위기가 닥치면 치료를 받고 곧 치료를 끝내는 것.

방법 1. 훼방의 대응(counter sabotage)

불합리한 생각들에 대한 대응(counters)들의 목록을 작성한 후, 그 대응들에 반대되는 훼방이나, 반대의견들을 마음에 떠오르는 대로 기록하게 한다. 그 다음 불합리한 생각과 논쟁하기 전에, 이런 훼방이나 반대의견들을 분석하고 이것들과 논쟁(dispute)하게 한다.

임상적 예

불합리한 생각 : "사람들에게 나를 드러내 보여서는 안 된다. 나는 사회적인 마스크를 쓰고 그 안에 숨어야 한다."

대응 : "내가 누구라는 것을 드러내지 않으면, 친밀한 관계를 가질 수 없고, 늘 외로울 것이다."

훼방(sabotage) : "하지만, 나를 따돌릴 것이다."

대응 : "내가 인위적인 모습 뒤에 숨어 있기 때문에 지금도 그들이 나를 따돌림한다."

훼방(sabotage) : "나를 싫어하는 것보다 나를 모르는 게 좋다."

대응 : "이런 상태에서 다른 사람들의 따돌림을 보장하는 것보다, 그들이 나를 좋아할거나 싫어할거냐의 선택을 주는 게 더 좋다."

이 과정을 환자들이 훼방(sabotage)을 더 이상 생각할 수 없을 때까지 계속한다.

방법 2. 훼방의 예방(Preventing Sabotages)

발생하기 전에 예방이 훨씬 더 바람직하다. 일단 발생하면, 그들은 그것들을 방어할 것이다. 만약 훼방이 예상된다면 치료초기에, 환자들이 치료에 훼방을 놓을 수 있는 모든 것의 목록을 작성하도록 한다. 그리고 환자에게 만약 자신의 경우, 어떤 훼방을 선택할 것인가를 물어본다. 그리고 그 훼방이 왜 치료에 방해가 되는가를 토론한다. 이 접근법은 다음과 같이 환자에게 이야기하는 것으로 시작된다. "다년간 환자를 치료하면서 느낀 것 중에 하나는 환자들이 치료에 대해 복합적인 감정들을 가지고 있다는 것입니다. 한 부분은, 삶의 질을 높이기 위해 변화가 필요하다고 생각해서 치료를 원하는 것이고, 다른 한 부분은, 변화하고 싶지 않다와 변화하면 지금보다 더 나빠지지 않을까하는 걱정입니다. 마치 두뇌에 두 개의 녹음기가 동시에 돌아가는 것 같지요.", "지금, 좋아져야 해. 변화해라."라는 것과 "조심해, 더 나빠질 수 있어. 지금 그대로가 좋아."하는 것들이지요. 또, 대부분의 환자들은 치료자에게 자신들의 이런 갈등이 되는 감정들에 대해 말하기를 거북하게 느껴서, 그냥 넘어가지요. 그 대신 아무도 모르게 치료에 훼방을 놓으면서 그렇지 않다고 스스로를 설득시킵니다. 이제 다른 사람들이 훼방하는데 쓰는 방법들을 알려드립니다. 생각나면 더 첨가하셔도 됩니다. 훼방을 하려 하는데 제가 모르게 하게 된다면, 어떤 방법들을 사용하시겠습니까?"

훼방은 대다수의 치료자들이 생각하는 것보다 더 흔히 발생한다. 학교나 임상실습 등에서도 이들에 대한 교육과정이 별로 없는데 그 이유는 이런 현상이 드물게 일어날 것으로 생각하기 때문이다. 그러나, 훼방에 대한 개념을 환자에게 설명할 때마다, 그들은 내가 얘기하는 것을 이미 잘 알고 있었다.

방법 3. 보상의 발견(Finding Payoffs)

환자의 훼방 하나하나의 목록을 만든다. 그 하나마다 어떤 긍정적 또는 부정적 강화(Positive or negative reinforcers)요소들이 있는가의 가설을 세운다. 이런 보상요소들을 환자와 토론해서, 다른 방법으로 보상(pay-off)을 받는 것에 대해 알아내도록 한다. 도움이 되는 보상과 파괴적인 보상의 차이점을 발견해내도록 한다.

그들의 훼방적 생각들은(sabotage thoughts), 스스로에게 쓰는 인지적 함정같은 것이다. "나는 조절능력을 잃고, 정신병자가 될 것이다." 또는 "나는 다른 누구보다도 월등해야만 한다." 등은 결함을 지닌채로 합성된 경험들에 생긴 아주 틀린 믿음들이 아닐 수도 있다. 훼방적 생각(sabotage thoughts)들은 또한, 그들이 원하는 보상들을 받기 위해 하는 인지적 게임을 노출시키기도 한다. 마치 사기꾼이 다른 사람을 속여 이득을 얻듯이 이들은 자신을 속여 내부적인 보상을 받으려 한다. 즉, 안정감을 느끼거나, 더 강한 자긍심, 불안감 감소, 다른 사람을 압도하는 것 때로는 그저 재미가 있기 때문이다.

방법 4. 노출시키는 방법(Exposing the play)

어떤 환자들은 극적이고, 연극적인 공연을 하는데, 환자가 배우이고 치료자가 관객이 된다. 처음에는 주위의 환호를 위해 시작했겠지만 다년간의 반복 후에는 오직 자신만을 위해 계속한다.

이런 환자들에게는 많은 인지치료적 접근법들이 별로 효과가 없는데, 그 이유는 그들이 치료를 또 다른 한 개의 공연장으로 보기 때문이다. 겉으로는 치료 도중 많은 노력을 기울이는 것 같지만, 실제로는 진전이 없다. 때로는 걸맞지 않은 미소와, 무의식적으로 내뱉는 말(slip)에서 이것이 나타난다. 때로는 상담과정이 심각해지면, 이들은 아주 치료 자체를 중단한다.

환자들을 이런 자기망상(self-delusionary)적 믿음에서 벗어나게 하기 위해, 그들에게 그들의 이런 행동들을 "공연"이라고 노출시키며, 그들의 초점을 "공연-performance"이 아니고, 문제해결에 맞추게 한다. 이렇게 하기 위해, 환자의 외부적(external)과 내부적(internal) 보상(pay-off)들을 찾아낸다. 이것들을 환자에게 설명하고, 그 유해성을 설명해 준다. 환자들에게 치료목표 달성을 위한 더 유용하고, 효과적인 방법들을 가르쳐 준다.

임상적 예

다음은 인호의 치료과정 중 일부이다. 인호는 36세의 성공적이고, 매력 있는 독신남이었고 많은 여자친구들이 있었다. 그러나 불행하게도 여자와의 관계는 예외 없이 그 여자들이 그를 떠나 다른 남자에게 가는 것으로 끝났다.

인호 : 나는 내가 수없이 겪었던 그 상황에 다시 빠져있습니다. 이것은 아주 고통스럽습니다. 치료를 받아야겠다고 결심했습니다. 나는 여자관계에서 무언가를 잘못하고 있습니다. 잘 나가다가, 어떤 일이 생깁니다. 나는 화를 잘 내게 되고, 유아처럼 행동하고, 질투를 하고, 여자를 조작하고 그리고 그 관계를 부셔버리기 시작합니다. 여자가 내게 질려서 나는 깊은 상처를 입고 그리고 내가 형편없는 남자라고 결론짓게 됩니다. 지금 이 여자친구하고도 1년 반 동안 사귀고 있습니다. 예쁘고, 성격도 활발하고 생기에 찬 여자이지요. 사람들한테는 저보다도 더 인기가 있어요. 많은 남자애들이 따라다녀요. 나는 그녀와 비교해서 상대적으로 열등감을 느끼고, 겁이 납니다. 최근에 저한테 다른 남자를 사랑하게 될지도 모른다고 했습니다. 그 남자는 남성적이고, 돈도 많고, 지위도 있고, 사회적으로 유명한 사람들도 많이 사귄다고 합니다. 나는 그렇지 않잖아요. 나는 머리가 좋고, 창의적이고 감성이 풍부하지만, 높은 지위 같은 것은 없잖아요. 내 여자친구가 나한테 그 말을 했을 때, 가슴이 덜컥 내려 앉으면서, 가슴이 아파졌습니다. 나는 이상한 짓을 했습니다. 내가 이렇게 말했지요. "나한테 고백해 주어서 고마워. 정직해 주어서 고마워. 이 경우, 명백한 길은 한 가지 밖에 없어. 그 남자와 최선을 다해야 돼. 자주 만나고, 같이 자보기도 하고, 그런 후에 네 생각이 어떤가 보는 거야. 그 사람을 정말 사랑하는지 생각해 보는 거야. 그 사람을 그 때도 사랑한다고 느끼면 우리 관계는 끝나고, 그렇지 않으면 우린 다시 만나는 거야. 하지만, 그때까지는 우린 만나지 말자." 내 여자친구는 거기에 항의를 했지만, 나는 그 애 결심이 서기까지는 만나지 않겠다고 고집을 부렸습니다. 그 애는 자기가 나를 사랑한다고 말했고, 그 남자를 만나고 싶은지 결심이 서지 않았고, 나와 계속 만나고 싶다고 했습니다. 나는 "그러면 만날 수는 있지만, 우리는 같이 잘 수는 없는 거다."라고 했습니다.

이것이 내 여자관계의 대표적인 문제입니다. 나는 내가 원하는 그 반대의 행동을 합니다. 내 말과 행동을 이해할 수가 없어요. 내게 좋은 방향대신, 늘 그 반대로 나갑니다.

이 환자는 이미 첫 상담시간에 자기가 자기방해(self-sabotage)를 하고 있다는 것을 어느 정도 알아차리기 시작했습니다. 이 후의 치료과정에서 방해가 무엇인가를 더 확실히 보여준다.

인호 : 나는 여자들에게 보호자 역할을 합니다. 내 마음을 상하게 하거나, 내가 질투심을 느낄 때, 그냥 소리 질러 버리는 대신에 나는 그들을 조작(trick)하기 시작합니다. 나는 내가 친절하고, 현명하고, 용서에 가득 차 있고, 그들의 행복만을 바라는 것처럼 위장을 합니다. 나는 그들의 행복을 위해 내 자신을 희생시킬 수 있다는 것을 보여주지요.

이런 게임은 정말 역겹습니다. 나는 이런 말들을 합니다. "그 남자와 결혼해. 행복해져라. 모든 게 잘 되길 바래. 너는 아주 좋은 여자야. 내게서 풀어주고 싶어. 나는 더 이상 너를 강제로 붙잡아 놓고 싶지 않아."

이건 순 엉터립니다. 내 자신은 이 말의 어떤 것도 믿지 않습니다. 그러나 내가 여기서 얻는 것은 두 가지가 있습니다. 첫째로, 그 여자에게 복수하는 것이죠. 죄의식을 느끼게 하지요. 친절하고 이해하는 태도를 그 애가 나무랄 수는 없을 것 아닙니까? 둘째로, 나는 내가 친절하고, 용기있고, 인간애가 넘치는 남자이며 내가 희생을 해서 남을 살리는 숭고한 남자라고 생각하는 것입니다."

인호는 이런 숭고희생적 보호자의 자기훼방(self-sabotage)을 계속 파헤쳐 갔다. 때로는 자신도 모르게 이런 행동을 하기도 했다. 그러나 점차적으로 자신이 연극(Performance)하는 것을 깨닫기 시작했고, 그 파괴성을 깨달았다. 그는 자신의 분노에 대해 솔직해지는 것을 연습했고, 자신의 공포심, 분조, 질투를 느끼는 정상적인 인간이며, 숭고희생적인 그 무엇이 아니라는 것을 다른 사람들에게 있는 그대로 보여주는 것을 연습했다.

결론

환자들은 그들이 공격당하고 있다고 느끼면, 화가나서 그들의 믿음을 더 방어할 것이다. 그래서 자기훼방(self-sabotage)이나 역할교환(role-playing)에 들어가기 전에, 믿음을 바탕으로 한 치료-환자 관계를 이룩해야 한다. 또한, 치료자가 환자의 진정한 반응을 훼방으로 잘못 해석하는 실수를 하면 이것은 환자의 이미 부정적인 감정에 다른 문제를 첨가하는 것이다.

물질의존증 환자들을 위한 인지재구성치료
(Cognitive Restructuring Therapy with Addicted Clients)

원칙

여기에서 기술하려하는 인지행동치료법에서는 물질남용과 의존을 엄격히 구별하려 한다. 남용과 의존의 원인들, 인지(cognition)들, 그리고 치료법 등이 서로 다를 뿐만 아니라, 때로는 극히 상반된다고 보겠다. 물질남용의 경우 보편적인 인지치료가 충분하겠지만 물질의존의 경우에는 특히 중증환자들의 경우에는 그 치료가 확실하게 다른 것이어야 한다.

1) 물질남용(Drug Abuse)

물질남용에 쓰이는 전형적인 모델(model)은 부정적 강화(negative reinforcement) 모델이다.

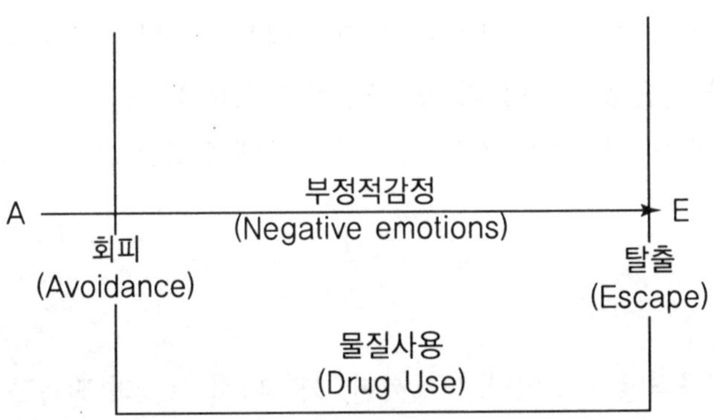

그림 12-2. 의존증의 부정적 강화

이 환자들은 불안, 공포, 우울감 또는 분노 등의 부정적인 감정들을 경험하는 중, 이런 감정들이 물질사용에 의해 감소되거나 제거된다는 것을 발견한다(탈출조건반응=Escape Conditioning). 수많은 반복 후에, 그들은 물질사용을 먼저하면 이런 부정적인 감정들을 아예 느끼지 않게 된다는 것을 배운다(회피조건반응–Avoidance Conditioning). 따라서 물질남용자들은 삶의 위기마다 물질사용을 선택한다.

물질남용은 전적으로 학습된 것일 수도 있다(learned behavior). 외부적자극과 연관되어져, 과거에 물질남용을 하는 사람들에게 배운 것이다. 물질남용자들은 남용 이전에 이미 정신적 문제를 가진 경우가 많다(예 : 반사회적 행동, 충동조절 문제, 일상적인 불안감, 우울증, 좌절을 이겨내지 못하는 등). 또한, 아동 · 청소년기에 결정적인 부정적경험(성폭력, 아동학대 등)을 한 경우도 많다.

물질남용모델은 두 가지 요소를 내포하고 있다. 첫째, 생각들(Cognitions)이 부정적인 감정들을 유발시킨다. 이런 인지들을 바꾸어주면, 부정적인 감정들이 나타나지 않거나 감소된 형태로 나타난다. 따라서 환자들의 탈출이나, 회피반응이 감소될 것이다. 둘째, 인지(Cognition)들이 자극(결정적 환경적 사건 : (critical environmental event)(A))과 반응(response-물질사용(Cb)) 사이에 끼어드는 경우이다.

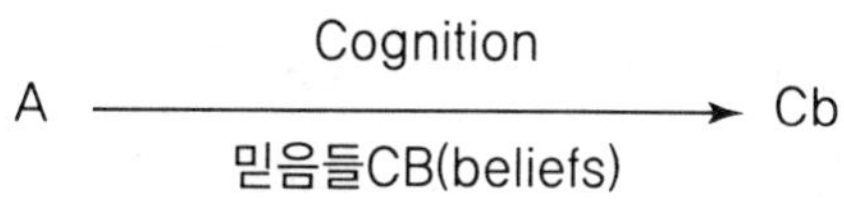

그림 12-3

물질남용자의 중심적 믿음들(core beliefs)은 인지치료자에 따라 각각 다른 믿음들이 강조되어져 왔다. Ellis는 약간 좌절대응능력(low frustration tolerance)를 그 중심적인 문제로 생각했다("나는 이런 느낌을 견딜 수 없어 물질사용-약물사용 또는 술 마시는 것-으로 이런 느낌을 빨리 없애야 해."). Aeron Beck는 대응기술(coping skills)의 부족이 그 중심적인 문제라고 본다("나는 이런 문제들을 어떻게 해결할지 모른다. 물질사용을 하면, 이런 문제들을 다 잊어버릴 수 있다.").

물질남용 환자들에게는 인지치료가 도움이 된다(REBT 즉 인지재구성(Cognitive restructuring). 또는 인지행동(Cognitive behavioral) 물질의존증 환자들과는 달라서, 이들은 사회적으로 적당한 양을 마시는 것을 배울 수도 있고, 조절음주(controlled drinking) 치료의 좋은 대상들이다.

2) 물질의존증(Drug Dependency)

그림 12-4에서 보는 바와 같이 물질의존은 남용과는 전혀 다른 것이다.

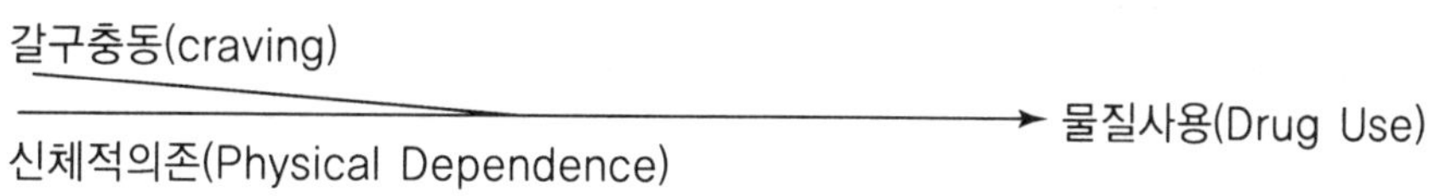

그림 12-4. 의존행동의 요인

중증의 의존증

환자들은 부정적인 감정이나 스트레스를 주는 상황들에 대응하기 위해 물질사용을 하는 것이 아니다. 그들은 신체적의존이 일으키는 금단현상을 제거하기 위해 물질을 사용한다.

이 환자들의 의존증에는 강한 신체적 요소가 있다. 처음에는 그들의 생리적기능들이 술이나 약물의 효과를 처리해 곧 그 영향으로부터 회복되지만, 지속되는 물질사용은 그들의 생리적 기능에 무리를 준다. 이들 알코올이나 약물을 몸에 부어 넣기를 계속하면, 그들의 여러 가지 생체기관들, 특히 간이 이 약물효과들을 제거하기 위해 필요한 시간은 증가된다.

그들의 생리작용에 계속 혹사당한 후에는 아주 중요한 사건이 벌어진다. 그들의 신체기관들은 그 물질들을 이 물질(foreign substances)로 취급하는 것이 아니고, 신체기능의 안정을 위해 필요한 자연적인 물질(natural substances)로 취급하기 시작한다. 의존증환자들은 정상적으로 느끼기 위해, 더욱 증가하는 물질사용을 필요로 한다. 약물의 혈중치가 떨어지면 생리적 균형을 위해 그들의 신체는 약물사용을 강요한다. 한 의존증환자는 다음 같은 말을 했다. "마치 내 몸이 기권을 한 것 같았습니다. 처음에는 내 몸이 치워버려, 이런 약물들을 원하지 않아 하다가 나중에는 내 몸이 기권한다. 그 약물이 필요하다구? 마셔버려. 이제 술을 원하는 것 뿐 아니라, 이제부터는 마실 필요가 생겼다는 것을 알아라."

일단 의존증이 생기면, 그것은 통제할 수 없게 된다. 의존증환자들은 그 상황에 맞게 적당히 마실 수가 없다. 오직 완전히 끊어야만 한다. 그 질환에서 벗어나기 위해서는 그 약물과 영원한, 완벽한 결별을 해야 한다. 만약 계속해서 약물을 하거나 술을 마시면, 아무리 많은 양을 마시거나 사용해도 만족감이 오지 않는다는 것을 알게 된다. 그들의 몸이 더 많은 양을 요구하고, 끝내 쾌감, 스릴, 부정적인 감정을 없애는 효과를 얻을 수 없다는 것을 발견하게 된다. 그들의 물질사용은 악화되는 금단현상을 일시적이나마 줄여보려는 신체적 강박(physical compulsion)이 되는 것이다. 완전히 끊지 않으면, 죽을 때까지 마시거나 약물사용을 계속할 것이다.

인지재구성치료(Cognitive Restructuring)는 약물 · 알코올 문제들을 치료할 때, 다른 인지치료와는 다르게, 이중적 모델(bimodal)을 가정한다.

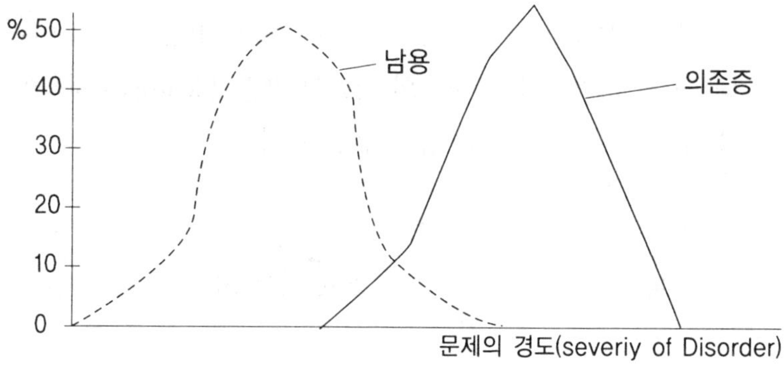

그림 12-5. 물질남용과 의존의 이중적 모델(Bimodal)

표 12-1. 남용과 의존의 특징들

남　용	의존증
1) 남용 이전의 기존정신병리	1) 기존정신병리가 있기도 하고 없을 수도 있다.
2) 유전성이 없다.	2) 유전성이 있다.
3) 신경증의 병력	3) 일관성 있는 신경증병력이 없다.
4) 남용 전에 반사회적경향+	4) 의존후에 반사회적성향이 생긴다.
5) 조절된 사용(controlled use)이 가능하다.	5) 완전히 끊어야 한다.
6) 대응능력 부족	6) 대응능력의 유부족이 일정치않다.
7) 낮은 자긍심	7) 과대망상적 자긍심
8) 낮은 좌절감 인내능력	8) 일정하지 않다.
9) 혐오적인 Sd와 CS(약물사용전)	9) Sd와 CS가 일정치 않다.
10) 가족력이 없다.	10) 중요한 가족력이 있다.
11) 내구성(tolerance)이 낮다.	11) 내구성이 높다.
12) 경미한 금단현상들	12) 심각한 금단현상

〈표 12-1〉의 내용이 맞다면, 인지치료자가 의존증환자를 위해 해줄 것이 별로 많지 않을 것 같다. 그러나, 이들에게 조절된 사용(controlled use)은 불가능하지만, 그들은 이 의존증이 악화되는 것을 방지할 수 있다. 여러 번 재발을 했지만, 인지재구성치료로 이들은 완전히 끊을 수 있다.

여기에서는 다른 인지치료법보다, 한 가지 치료법에 집중하려 하는데 그것은 인지적 대결(Cognitive confrontation) 치료법이다. 대부분의 인지치료자들의 치료법과 달리 이 치료법은 전혀 다른 인지들(Cognitions)의 목록을 필요로 하는 것이다.

약물 · 알코올 의존증의 치료를 위한 가정들

의존증을 일으키는 것은 신체적 · 생리적인 원인에 의해서지만, 그들이 이런 물질들을 사용하는 원인들은 심리적 원인들이다. 이들의 행동이 학습된(learned) 것들이라면, 그들은 이 학습들을 말소시킬 수도 있다.(unlearn) 다음을 보자.

A ──────────→ C
충동　　　　　약물사용/음주

약물 사용 전에 A(충동)이 발생한다. 환자들은 이것을 확실히 느낄 수도 있으며, 전혀 알아차리지 못하는 경우도 있지만, 확실한 것은 이 충동이 반드시 있다는 것이다. 그 충동은 몸이 그 약물의 CUD 중치가 떨어지는 것을 감지하기 때문에 생긴다. 충동은 또한, 이전에 약물을 사용한 비슷한 상황에서 더 강해진다. 예 : 스트레스 · 긴장감을 느낄 때, 우울해질 때, 대인관계나 직장에서 문제가 있을 때 등이다.

의존증 환자의 생리적인 욕구(craving)가 이들의 유일한 문제는 아니다. A→C와 같이 단순하지 않다. 충동 하나만으로 약물사용을 하기에는 충분하지 않다. 모든 알코올 중독자와 마약중독자들이 충동(craving)에 굴복하지는 않는다. 이 세계 각국에 의존증에 걸린 수천만의 환자들이 있고, 그들도 똑같이 강한 충동과 같은 좌절감과 부부싸움과 직장에서의 스트레스를 경험한다. 상당수가 심지어는 비슷한 유전적 배경을 가지고 있지만, 그들은 비슷한 충동을 느낄 때 술을 마시거나, 약물을 사용하지 않고 있다. AA나 NA(익명의 약물중독자 모임-Narcotics Anonymous) 모임에 가 보면, 충동을 수 천번씩 느꼈으면서도 10년, 또 그 이상의 기간 동안 술을 한 잔도 마시지 않았거나, 약물을 사용하지 않은 사람들을 볼 수 있다. 만약 충동(craving)이 약물을 사용하게 하고 모든 의존증 환자들이 술을 마시고 있거나 약물을 사용하지 않고 있는 것일까?

그 해답은 A→C 학설이 틀리다는데 있다. 한 요소가 빠져 있다. 옳은 공식은 다음과 같다.

A ──────→ B ──────→ C
충동　　　　믿음　　　　약물사용

이 공식이 보여주듯이, B가 약물사용의 원인이다.(B=의존증이 환자들의 충동에 관해 스스로에게 말하는 것. 충동에 관한 생각들. B는 여러 가지를 의미할 수 있다.)

1) 그들의 기대(expectations) "딱 두 잔의 맥주만 마시고 그만 마시겠다."
2) 선택된 기억들(selected memories) "술집에서 얼마나 재미있는 일이 많았던지!"
3) 자신에게 하는 말(self talk) "긴장을 풀기 위해 마실 필요가 있다."
4) 변명(excuses) "정말 끊고 싶었는데."
5) 부정(denial) "술을 마셔도, 나는 내 인생을 완벽하게 살 수 있어."
6) 과일반화(overgeneraligation) "20년 전에는 적당히 마실 수 있었으니까, 지금도 그럴 수 있다."
7) 잘못된 예상(false predictions) "나는 곧 단주(또는 마약남용)할 수 있다는 것을 알아."

그들이 생각할 때마다 그것은 충동 그 자체에 대한 생각이 아니고 충동에 대한 그들의 생각을 가지는 것이고, 이것이 그들로 하여금 다시 술을 마시거나 마약을 사용하게 한다.

또 다른 변화해야 할 태도(attitude)는 자극증후군(stimulation syndrome)이다. 의존증 환자들: 알코올중독자들, 마약중독자들 또는 도박중독자들은 극단적 감정들과 사랑에 빠져 있는 것이다. 이들 중독자들은 인생의 상당한 시간을 감정적 놀이기구(emotional roller coaster) 위에 보냈다. 그들의 감정들은 환희에서 절망으로, 과대 망상적 자긍심에서 자살적인 우울증으로, 경이스러운 만족감에서 심리적 공포 등으로 올라갔다 내려왔다 하기를 극적으로 반복해 왔다. 이런 빈번하고 대단한 감정적 기폭을 경험하면서 그들은 이 감정적 현당("the rush")에 익숙해지고 말았다. 그 의존행동을 중지하면, 감정은 점차적으로 정상화된다. 이런 조용하게 안정되는 현상(Calming down)이 정상인들에게는 아주 다행하고 편안하게 느껴지지만, 의존증 환자들에게는 참을 수 없는 공허감이 된다. 산다는 것이 지루하고 고루하게 느껴진다. 그들이 과장된 감정들을 찾아 인생의 상당기간을 보냈기에 그들은 본질적으로, 본능적으로 조화와 감정적 평안함을 고통으로 느낀다. 이 성향(attitude)이야말로, 그들의 회복에 있어서 중심적인 장애물이다.

예를 들어 환자 A, 알코올중독자 환자는 술을 끊었다 다시 재발하고 다시 끊고를(going on and off the wagon)반복하는 환자였다. 그는 알코올 치료프로그램에 참여해서, 6개월간 단주하면서, 대인관계도 향상시키고, 직장생활도 시작한다. 인생의 모든 부분이 잘 굴러가면, 그는 아내에게 싸움을 걸고, 사소한 위법도 해서 고발당하고, 직장에 지각도 시작해서 직장에서 문제를 시작한다. 끝내 그는 이런 문제들을 이유삼아 다시 술을 마시기 시작한다. 그렇다면 왜 그는 이 모든 과정을 복잡하게도 거쳐나가는 것인가?

그는 술을 다시 마시기 위한 변명으로 사용하기 위해, 이런 모든 문제들을 만들어 냈을지도 모른다. 그러나 여기에 확실한 다른 이유는 자극증후군(stimulation syndrome)이다. 평생 술을 마시거나, 도박을 하면서 그는 극적인 감정적인 기폭을 가진 삶에 익숙해지고, 만성적으로 반복되는 위기상황에 익숙해져 있었다. 단 한 가지 문제 밖에 없을 때는, 거의 인생의 반만 사는 것처럼 느껴졌다. 정상적인 감정상태를 그는 참아낼 수 없었다. 그는 그런 때는 그의 삶이 지루하고, 무언가 중요한 것이 빠진 것 같은 공허함을 느꼈다. 그래서 그는 그의 인생을 뒤끓게 하기 위해 문제들을 만들어내서, 그 "the rush"를 느낄 수 있게 된 것이다.

이 환자의 경우, 그의 태도(attitude)가 진짜 문제였다. 그의 인생은 일련의 환희와 비극의 연속이어야 한다고 믿었고, 단주 · 단도박으로 이런 환희와 비극의 교차들이 멈추었을 때, 그는 다시 그의 삶을 생동하게 느껴야 한다고 생각했다. 그의 이 믿음이 재발의 원인이었다.

의존증 환자들의 믿음들(beliefs)이 재발의 원인이기에, 그들은 회복하기 위해서는 그들의 생각들을 바꾸어야 한다. 그렇게 되면 아무리 충동이 강해도, 그들은 다시 마시지 않게 된다.

방법

1) 우선 의존증환자인가를 확인한다. 많은 진단법들이 있다. 대부분의 경우, 환자들이 답을 펜으로 적어야 한다는 결점이 있다-즉 환자들이 정직하게 대답 안 할 수 있다는 결점이 있다. Langton Tent(그림 12-6)은 치료자가 환자에게 세부적인 질문들을 할 수 있는 체계적인 면담에 기초를 두기 때문 정확성이 높은 진단법이다.

Langton Test는 DSMⅡ, DSMⅡ-R, DSMⅣ에 기초를 두고 있고 4개의 부분으로 나누어져 있다.

채점 : 체크가 된 사항의 총 개수를 합산한다. 음주운전과 의존증에 걸린 가족의 숫자를 거기에 합산한다.

결과 : 의존증환자들의 평균점수는 X = 27.59, SD = 6.54. N(이 평균점수를 위해 면접된 환자의 총수 = 321)이다.

① 병적사용(Pathological use) : X = 8.27, SD = 2.24

② 사회 · 직장의 문제 : X = 8.29, SD = 2.61

③ 내성(Tolerance) : 98%

④ 금단증상 : X = 7.86, SD = 3.49

그림 12-6. Langton 의존증 검사

<table>
<tr><th>환자이름 :</th><th>날자 :</th></tr>
<tr><td>〈 물질사용 : use 〉
□ 체중문제, 위궤양
□ 의사가 술(약물)을 줄이라고 했다.
□ 매일 마신다(사용한다.).
□ 2일 이상 취해 있다.
□ 조절할 수 없었다.
□ 필름이 끊긴다.
□ 끊을 수 없었다(실패했다.).
□ 아침에 해장술을 마신다.
□ 합병증이 생겼다.</td><td>〈 내성(Tolerance) 〉
□ 내성</td></tr>
<tr><td>〈 사회기능 · 직장기능 〉
□ 무직이다.
□ 운전사고
□ 다른 사고들
□ 공공장소에서 체포된 경력 있다.
□ 집 안에서 언쟁이 많다.
□ 폭행(사람에 대한, 기물파괴)
□ 음주운전들
□ 해고당한 적이 있다.
□ 이혼 · 별거한 적이 있다.
□ 경제적 문제가 있다.
□ 신체적 상처 · 사고
□ 의존증에 걸린 가족 – (명)?</td><td>〈 금단현상들 〉
□ 손이 떨린다.
□ 구토, 구역질
□ 피곤증, 무력증
□ 심장이 빠르게 뛰고, 식은땀이 나고, 혈압이 높아진다.
□ 불안증
□ 우울증
□ 분노(격심한)
□ 두통
□ 부종(피부, 얼굴, 다리)
□ 악몽
□ 섬망증(DT)
□ 치매
□ 환각들
□ 망상들</td></tr>
<tr><td>합계 :</td><td>합계 :</td></tr>
</table>

해석 : 10점이나 그 이하는 남용, 남용환자는 대개 의존증환자인 가족의 수가 1명이라고 보고했고, 의존증 환자의 경우 5.03이었다.(단 SD=Standard Deviation은 4.8 이었다.) 총점수와 관계없이, 의존증환자는 내성이나, 금단현상을 보여야만 의존증이라는 진단을 할 수가 있다. 86%의 알코올 의존증증후군 환자들이 일시적기억상실증(필름이 끊긴다.= blackout)을 보였고 68%가 이혼내지 별거했으며, 63%(운전면허가 있는 사람 중)가 음주

운전 체포 경력이 있었고 45%가 음주의 난폭행동 또는 폭력으로 체포된 경력이 있었다. 남용과 의존증의 중대한 차이는 조절력에 관한 것이 있다. "조절하려고 노력했을 때, 얼마나 효과적으로 술 · 약물의 양을 제한할 수 있었습니까?"라고 질문했을 때, 남용자는 98/100 비율로 양을 조절할 수 있는 반면, 의존증 환자는 1/358 즉 358번에 한 번만 약을 조절하는데 성공했다고 답변했다. 대부분의 의존증 환자들은 양을 조절하려고 노력조차 하지 않았다고 답변을 했다.

2) 의존증이라 진단되면 의존증을 지속시키는 그들의 B(믿음)들을 발견해낸다.

환자의 생각들을 바꾸려 하기 전에 치료자는 그들의 음주 · 마약사용과 밀접하게 연관된 중심적 믿음(core beliefs)들의 정확한 목록을 가지고 있어야 한다(표 12-2). McMullin-Gehlhaar addiction attitude Test(MGAA)의 42가지 믿음들이 가장 유효했다. 여기서 사용하는 대부분의 인지행동치료들은 이들 42가지 믿음들을 바꾸는데 그 기초를 두고 있다. 이런 믿음들은 다음 과정을 통해 발견해낼 수 있다.

방법

이들의 믿음들은 치료자들의 축적된 경험을 통해 발견된 것들이다. 각개 믿음은 강하게 동의한다와 강하게 부인한다와 그 중간의 답을 요구한다. 이 질문들이 두 개의 그룹의 의존증환자들에게 제공되었다. 첫째 그룹은 아직도 술을 마시거나 마약을 사용하는(N=285)환자들로 구성되었고, 둘째 그룹은, 여러 가지 다른 회복단계에 있는 환자들로 구성되었는데(N=285) 회복기간은, 방금 끊은 환자들로부터 10년이상 회복된 환자들로 각기 다르다(N=230).

결과

42개의 믿음들은 현재도 물질을 사용하고 있는 환자들을, 회복되고 있는 환자들로부터 구분해 내었다. MGAA(표 12-2)를 사용했다. MGAA는 반드시 의존증환자에게만 사용해야 한다.

테스트과정

그룹이나 또는 개별적으로 실시할 수 있다. 치료자가 MGAA를 읽어 주고, 각개 항목을 설명해 주고 의문점이 있으면 대답해 준다. 환자들이 다섯 개 항목 중 하나에 원을 그린다.

채점

강하게 동의한다 : 5점

강하게 부인한다 : 1점

표시가 없는 대답은 "중간(Neutral)"이라고 간주되어, Neutral과 같이 점을 준다. 아직도 물질을 사용하고 있는 그룹의 평균점수 X는 110.5, SD=16.6이었다(N=285). 회복 중인 환자는 회복기간에 따라 점수가 다양했다(그림 12-7 참조).

해석

여기에서 이 통계대상이 모두 의존증 환자라는 것을 기억해야 한다. 110점을 받은 환자는 만성 알코올-마약 의존증 환자에서 그 중증도가 50%에 해당되는 것이다. 여기에 대상이 된 환자들은 gellinek의 a-type이며, 모두 중증의존성 환자들이며, 이들 모두가 다년간 물질사용을 해왔으며, 몇 개의 금단증상들과 여러 가지 법적문제들을 가지고 있으며, 치료에 여러 번 실패한 환자들이다. 점수가 높을수록, 환자의 믿음들이 파괴적이며, 그만큼 회복에서 더 멀리 있는 것이다. 치료자는 또한 MGAA를 사용해서 환자가 얼마나 회복되고 있는가를 측정할 수 있다. 즉, 환자의 수치를 각 회복단계의 평균수치와 비교한다.

3) MGAA 테스트 결과를 환자와 함께 검토하며, 환자에게 그들의 의존증을 지속시키는 중심적 요소들을 설명해준다.

MGAA 테스트에서 다섯 가지 요소들이 축출되었다. 환자에게 이들 5가지 요소들을 설명할 때 다섯 종류의 짐승들의 이름을 이용해 설명하기도 한다. "자, 자신이 계속 마시기 위해(마약사용은), 자신에게 어떤 짐승에 대해 이야기해 주는가를 알아봅시다.", "아, 당신은 여우군요."

Factor 1 (첫 번째 요소) : The Fox (여우) "나는 마음만 먹으면, 언제든지 조절할 수 있다. 나는 의지력으로 해낼 수 있다. 나는 치료받지 않고 혼자 끊을 수 있다." (= 나는 여우처럼 약하다)

Factor 2 (두 번째 요소) : The ☆☆☆ (양) "내 의존증은 내 책임이 아니예요. 귀신에 씌운 모양이지요. 다른 사람들이 술 먹게 해요. 성장 과정에 문제가 있습니다." (=나는 양처럼 무력하다.)

Factor 3 : The Pig(돼지) "술을 마시면 기분이 좋아진다. 아직도 나는 애주가이다. 술을 먹으면, 나는 더 창의적이 된다."

Factor 4 : The Ostrich(타조) "내가 술 마시는 것(마약 사용하는 것)은 큰 문제가 아니다. 내게 피해를 주지 않는다. 걱정할 것 없다."

Factor 5 : The Butterfly(나비) "기분 좋아지려면 술을 마셔야 한다. 술을 마시지 않으면, 견딜 수 없다."(=나는 나비처럼 연약하다.)

4) 그들의 병적인, 유해한 걸음들을 바꾸기 위해 여러 가지 인지치료기법들을 사용한다. MGAA에서 "강하게 인정 한다"라고 답변된 항목들에 특히 초점을 맞춘다.

왜 어떤 믿음들이 잘못된 것이라는 설명을 하기 위해서는, 개별적 상담보다는 그룹치료가 더 효과적이다. 외래 그룹 치료에서는 여러 단계의 회복중인 환자들도 포함시킨다. 경험이 많고, 회복중인 환자들도 포함시킨다. 경험이 많고, 회복중인 환자들이 이런 믿음들과 어떻게 논쟁(dispute)한다는 것을 modelling 할 수 있다. AA나 NA에 참석하도록 하는데, 그 이유는 이런 모임들이 유사한 믿음들에 대해 논쟁(dispute)하기 때문이다.

표 12-2. MG의존증 검사

이름________________ 날짜 ________________

〈자신이 믿는 것에 ○표 하십시오.〉

1. 내가 술 마시는 것(또는 마약사용)은 내 책임이 아니다(나 때문이 아니다.).
   □ 강하게 인정함 □ 인정함 □ 중간 □ 부인함 □ 강하게 부인함
2. 의지력 하나로 끊을 수 있다.
   □ 강하게 인정함 □ 인정함 □ 중간 □ 부인함 □ 강하게 부인함
3. 한 두 잔 정도는 내게 오히려 득이 된다.
   □ 강하게 인정함 □ 인정함 □ 중간 □ 부인함 □ 강하게 부인함
4. 끊으려 해도 끊을 수 없었다. 포기한다.
   □ 강하게 인정함 □ 인정함 □ 중간 □ 부인함 □ 강하게 부인함
5. 조금 마시면 해가 안 된다.
   □ 강하게 인정함 □ 인정함 □ 중간 □ 부인함 □ 강하게 부인함

6. 즐기기 위해서는 마셔야 한다(마시지 않으면 재미가 없다.).
   □ 강하게 인정함 □ 인정함 □ 중간 □ 부인함 □ 강하게 부인함

7. 내가 마시는 양은 정상적이다.
   □ 강하게 인정함 □ 인정함 □ 중간 □ 부인함 □ 강하게 부인함

8. 나쁜 기분(공포, 슬픔, 분노 등) 때문에 과음(과다 사용)하게 한다.
   □ 강하게 인정함 □ 인정함 □ 중간 □ 부인함 □ 강하게 부인함

9. 심리적 고통을 멈추게 하는 유일한 방법은 마시는 것이다.
   □ 강하게 인정함 □ 인정함 □ 중간 □ 부인함 □ 강하게 부인함

10. 취하면 기분이 좋아진다.
    □ 강하게 인정함 □ 인정함 □ 중간 □ 부인함 □ 강하게 부인함

11. 나는 다른 사람들 보다는 더 잘 조절할 수 있다.
    □ 강하게 인정함 □ 인정함 □ 중간 □ 부인함 □ 강하게 부인함

12. 더 강한 자신감을 느끼기 위해 마신다(사용한다).
    □ 강하게 인정함 □ 인정함 □ 중간 □ 부인함 □ 강하게 부인함

13. 지루하지 않기 위해 마신다(사용한다).
    □ 강하게 인정함 □ 인정함 □ 중간 □ 부인함 □ 강하게 부인함

14. 약간의 자기 관리로 끊을수 있다.
    □ 강하게 인정함 □ 인정함 □ 중간 □ 부인함 □ 강하게 부인함

15. 내가 굳게 마음먹고 노력하면 양을 조절할 수 있다.
    □ 강하게 인정함 □ 인정함 □ 중간 □ 부인함 □ 강하게 부인함

16. 내가 의존증에 걸린 것은 내 잘못이다.
    □ 강하게 인정함 □ 인정함 □ 중간 □ 부인함 □ 강하게 부인함

17. 내 정신 속에 무언가가 나를 술 마시게 한다.
    □ 강하게 인정함 □ 인정함 □ 중간 □ 부인함 □ 강하게 부인함

18. 의존증은 그냥 나쁜 버릇일 뿐이다.
    □ 강하게 인정함 □ 인정함 □ 중간 □ 부인함 □ 강하게 부인함

19. 외부적인 위기들(직장을 잃는 것, 배우자가 떠난 것, 입원)이 사람들로 하여금 그렇게 많이 마시게(사용하게) 한다.

□ 강하게 인정함 □ 인정함 □ 중간 □ 부인함 □ 강하게 부인함

20. 마시면 사는 것이 더 수월해진다.

□ 강하게 인정함 □ 인정함 □ 중간 □ 부인함 □ 강하게 부인함

21. 술 마시는 게 복수하는 좋은 방법이다.

□ 강하게 인정함 □ 인정함 □ 중간 □ 부인함 □ 강하게 부인함

22. 나는 충동에 따라 마셔야(사용해야) 한다.

□ 강하게 인정함 □ 인정함 □ 중간 □ 부인함 □ 강하게 부인함

23. 의존증은 완치될 수 있다.

□ 강하게 인정함 □ 인정함 □ 중간 □ 부인함 □ 강하게 부인함

24. 금단 현상을 없애는 가장 좋은 방법은 다시 마시는(사용하는) 것이다.

□ 강하게 인정함 □ 인정함 □ 중간 □ 부인함 □ 강하게 부인함

25. 내 알코올 (마약) 문제는 그렇게 심각하지 않다.

□ 강하게 인정함 □ 인정함 □ 중간 □ 부인함 □ 강하게 부인함

26. 나는 언제나 내가 감정을 조절할 수 있다는 것을 예측할 수 있다.

□ 강하게 인정함 □ 인정함 □ 중간 □ 부인함 □ 강하게 부인함

27. 술(마약)에 취했을 때 나는 이성을 더 만족시킬 수 있다(성관계).

□ 강하게 인정함 □ 인정함 □ 중간 □ 부인함 □ 강하게 부인함

28. 사회적인 압박감이 나를 취하게 한다.

□ 강하게 인정함 □ 인정함 □ 중간 □ 부인함 □ 강하게 부인함

29. 감정이 폭발하지 않게 술(마약)이 필요하다.

□ 강하게 인정함 □ 인정함 □ 중간 □ 부인함 □ 강하게 부인함

30. 내가 정말로 노력하면, 치료 없이 회복할 수 있다.

□ 강하게 인정함 □ 인정함 □ 중간 □ 부인함 □ 강하게 부인함

31. 기분이 좋아지기 위해서는 술(마약)이 필요하다.

□ 강하게 인정함 □ 인정함 □ 중간 □ 부인함 □ 강하게 부인함

32. 일을 열심히 하는 사람은 한 두잔 마실 권리가 있다.

□ 강하게 인정함 □ 인정함 □ 중간 □ 부인함 □ 강하게 부인함

33. 술 마시는 것(마약사용)은 삶의 스트레스에서 벗어나는 좋은 방법이다.

□ 강하게 인정함 □ 인정함 □ 중간 □ 부인함 □ 강하게 부인함

34. 나는 항상 행복해야 한다.

□ 강하게 인정함 □ 인정함 □ 중간 □ 부인함 □ 강하게 부인함

35. 나는 알코올 중독자(마약중독자)가 아니다.

□ 강하게 인정함 □ 인정함 □ 중간 □ 부인함 □ 강하게 부인함

36. 당신은 나도 모르는 내 의존증에 대해 아무 말도 할 수 없다.

□ 강하게 인정함 □ 인정함 □ 중간 □ 부인함 □ 강하게 부인함

37. 인생에서 우리가 원하는 것들을 우리는 가질 수 있어야 한다.

□ 강하게 인정함 □ 인정함 □ 중간 □ 부인함 □ 강하게 부인함

38. 취한 후에 사람들은 본 모습을 보여준다.

□ 강하게 인정함 □ 인정함 □ 중간 □ 부인함 □ 강하게 부인함

39. 정신적인 문제들이 의존증을 일으킨다.

□ 강하게 인정함 □ 인정함 □ 중간 □ 부인함 □ 강하게 부인함

40. 문제가 생기면, 그 문제들을 생각 안하는 것이(잊어버리려 하는 것이) 최선의 해결책이다.

□ 강하게 인정함 □ 인정함 □ 중간 □ 부인함 □ 강하게 부인함

41. 내가 술을 마시면(약술을 사용하면) 더 창의적이 된다.

□ 강하게 인정함 □ 인정함 □ 중간 □ 부인함 □ 강하게 부인함

42. 내 인생에 있어서 내 의존증 보다 더 중요한 일들이 있다.

□ 강하게 인정함 □ 인정함 □ 중간 □ 부인함 □ 강하게 부인함

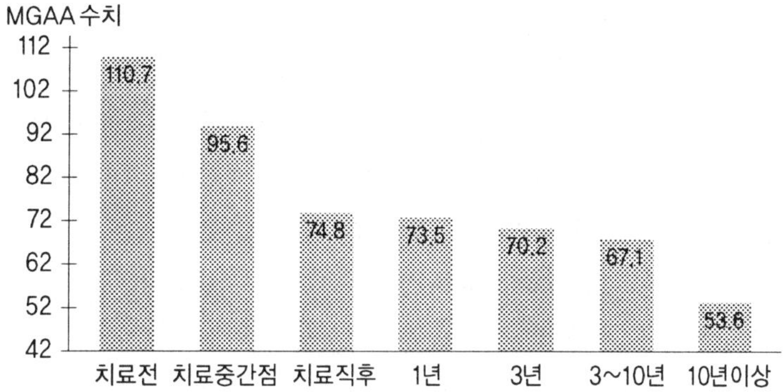

그림 12-7. 여러 가지 회복 단계에 있는 물질 의존증 환자들의 평균 MGAA수치

임상적 예 : 실제 환자 치료의 기록

믿음들 1)

1. 술 마시는 것(마약사용)은 내 탓이 아니다.

17. 내 정신 속에 무언가가 술 마시게 한다.

예)

한 환자는 의존증이 뇌의 생화학적(biochemical)문제이며, 아마도 유전되었을 것이라고 들었다. 그는 집에 가서, 술 마시는 것에 대해 그를 비난할 수 없다고 그의 아내에게 얘기했다. 그 이유는 술 마시는 것은 애초에 그의 잘못이 아니었기 때문이었다.

대응)

"당신의 의존증은 신체적이지만, 술 마시는 것은 신체적이 아니다. 술 마시는 것은 의도적인 행동이다. 내부적인 또는 외부적인 그 아무것도 술 마시게 강요하지 않는다. 당신 자신이 마시는 것이다. 당신이 술집에 들어가서, 주문을 하고 자신의 손으로 술잔을 입에 가져다 당신 자신의 입으로 마신다. 충동, 반사, 강박성, 감정, 조건반응, 질병 또는 그의 어떤 것이라도 이런 과정들을 만들어 내지 않는다. 이런 요소들이 술을 마시게 이끌기는 하지만 끝내는 자신에게 술 마시는 것을 허락하는 것이다. 귀신이 술을 마시게 하지 않는다. 당신이 마신다. 그래서 오직 당신 자신만이 술을 끊게 할 수 있다.

믿음들 2)

3. 한 두잔의 술은 이롭다.

5. 조금 마시면 해가 되지 않는다.

예)

한 환자는 의사가 소량의 알코올은 건강에 좋다고 말하는 것을 들었다. 의사가 한 두잔은, 긴장을 풀어주고, 심장병을 예방하는데 좋다고 했다는 것이다. 이 환자는 보통 때는 의사의 말을 잘 믿는 편이 아니었지만, 이 의사의 의견에는 전적으로 동의해서 이 말을 마음속 깊이 기억해 두었다가, 필요할 때마다 끄집어내서 이용했다(술을 마시고 싶을 때마다, 그는 항상 술을 마시고 싶었다). 그러나 그는 그 의사보다 적극적인 의견을 가지게 되었다. 다다익선 즉, 두 잔이 몸에 좋으면, 4잔이 더 좋고, 8잔이면 더 효과적이며, 16잔은 효과만점이라는 생각을 했다. 그의 아이디어가 사실이라면 이 환자는 세상에서 가장 연한 동맥들과 가장 순한 성미를 가져야만 했다.

대응)

오직 두 잔만 마신 적이 언제였습니까?

믿음들 3)

14. 약간의 자기관리로 끊을 수 있다.
15. 내가 굳게 마음먹고 노력한다면, 조절할 수 있다.

예)

많은 병원들이 입원환자들을 위해 적극적인 알코올, 약물치료를 제공한다. 잘 짜여진 프로그램들은 오후에 2시간의 교육, 저녁에 한 시간의 모임을 실시한다. 그리고 일주일에 6일간 치료가 계속된다. 환자들에게는 휴일, 공휴일 등이 허용되지 않는다. 그들은 그들의 회복을 위해 노력해야 하며 많은 치료를 받는다. 그러나 많은 수의 환자들이 노력하지 않으려 한다. 그들은 약간의 자기관리가 회복에 충분하다고 생각한다.

대응)

"의존증은 정신질환중에 가장 치료하기 어려운 질환에 속한다. 공포증, 우울증, 불안증보다 회복이 어렵다. 왜냐하면 자신이 치료에 저항하기 때문이다. 공포증, 불안증 환자들은, 그들의 증상들이 고통스러워서, 치료내용을 잘 들으려 하며, 정직하려 하고, 숙제를 성의껏 한다. 그러나 여러분 그리고 여러분의 동료들은 그렇지 않다. 여러분들은 교육을 회피하고, 왜곡시키고, 무시하고, 그리고 숙제를 하려 하지 않고, 어떻게든 빠져나가려 한다.

자신을 위한 치료를 훼방하는 것은, 여러분이 더 게으르거나, 정직하지 못하거나, 지능이 부족해서가 아니고, 의존증의 특성 그 자체 때문이다.

의존증에 걸렸다는 것은, 마치 두뇌에 두개의 다른 녹음 테이프들이 동시에 돌아가는 것과 같다. 한 테이프는 자신에게 술을 마시지 말라(마약을 사용하지 말라)라고 얘기하고 있고, 그것 때문에 자신은 프로그램에 참여하고 있다. 이것은 자신의 지혜롭고 현실적인 면이다. 그러나 다른 테이프는 술 충동(마약충동)에서 오는 것인데, 그것은 무슨 일이 있어도 마셔야(사용해야)한다고 말한다. 어떤 환자가 충동에 대해 좋은 이야기를 한 적이 있다. 그는 그것을 "참새"에 비유했다. 한 남자가 죽어서 하늘나라로 갔는데, 그가 평소 상상했던 것처럼, 금빛 성문이 있고, 신선 한 사람이 책상 뒤에 앉아 있었다. 수 천명의 사람들이 그 천국으로 들어가는 성문으로 들어가려고 모여 있었다. 그런데, 그들 모두의 어깨에 참새 한 마리씩 앉아 있었다. 그 참새들은 어깨 위에서 팔짝 팔짝 뛰면서 짹짹이는 소리로 사람들 귀에 재잘거리고 있었다. "여기 있으면 안 돼요. 함정이예요. 그 신선 가까이 가면 안 돼요. 저 사람이 사람들을 저안에 가둘 거예요. 지독한 곳이예요. 내말을 들으세요. 나는 당신 편이에요. 다른 어떤 사람 얘기도 듣지 마세요. 더 늦기 전에 여기서 떠나세요." 그 남자는 자기 어깨에도 똑같은 참새 한 마리가 앉아서 자기한테도 같은 말을 재잘 거리는 것을 들었다. 하지만 그 남자는 그 신선한테로 걸어가 "저를 통과시키지 않을 것 같습니다만 저는 지금은 후회하지만 많은 죄를 졌습니다. 아마도 나는 천당으로 갈만큼 착하지 않을 것입니다."라고 말했다. 그 신선이 말하기를 "걱정하지 마시오. 모든 사람들이 죄인입니다. 누구나 원하면 천당으로 들어갈 수 있고 환영합니다. 그러나 한 가지 규칙이 있는데, 지금 말해줄 수 없고 스스로 알아내야 하오." 그래서 그 남자는 그 성문으로 들어서서 반쯤 통과했는데, 무슨 보이지 않는 막이 있는 것 같이 막혀서 더 갈 수가 없었다. 계속 노력했지만 그 막 때문에 더 갈 수가 없었다. 그때 그는 막 저편에 한 천사가 무슨 글을 써 부치는 것을 보았다. "참새들을 조용하게 해야 한다."라는 글이었다. 그래서 그는 참새 주둥이를 천으로 감고 통과했다.

모든 의존증 환자들은 그들의 어깨에 참새 한 마리를 얹고 태어났다. 그들은 아버지, 또는 어머니, 조부모, 삼촌들 또는 이모나 고모 중 누군가가 참새를 어깨에 얹고 태어난 사람을 가족중에 가지고 있다. 참새는 이 환자들이 12에 또는 18에 정도가 될 때까지 잠만 자다가, 술을 마시거나, 마약을 사용하게 되면 잠에서 깨어나 재잘거리기 시작한다. 처음에는 그냥 투정을 하면서 "술 좀 줘"라고 조른다. 안주면 하도 시끄럽게 굴어서, 술(약술)을 주면 잠시뿐 주면 줄수록 더 달라고 조르며 끝이 없다.

환자의 나이가 먹어가면서 참새와 익숙해지면, 참새가 끝없이 술을 달라고 하고 한번 주면 끝이 없다는 것을 기억하기 때문에 "시끄러워 입 닥쳐"하고 야단쳐준다. 그러나 이 참새는 꾀가 많아서 온갖 수단으로 환자를 조작한다. 때로는 그 참새가 환자의 어머니처럼 위장을 하고 귀에다 속삭인다. "불쌍한 내 자식, 나는 어떻게든 너를 도와주고 싶다. 이런, 바싹 긴장해 있구나. 자 긴장을 풀고 편해져야 해" 때로는 친구로 위장해서 "뭐야 너는 겁쟁이 피라미야 뭐야? 넌 술 몇잔쯤은 거뜬히 해낼 수 있는 남자야. 겁쟁이처럼 벌벌 떨지마"라고 얘기하고, 때로는 무슨 전도사 같은 복장으로 위장을 하고, "오, 인생은 고해다. 고통과 불행으로 가득 찼도다. 우리는 이런 무의미한 인생역정을 견디어 내기 위해 술(마약)이 필요하다."라는 연설을 한다. 때로는 이 참새가 아주 교활해져서 정신과 의사로 분장을 하고 말한다. "자, 저 단란주점에 가서 앉아서, 콜라 한잔을 시키시오. 모든 사람들에게 당신이 얼마나 술을 잘 조절할 수 있다는 것을 보여주시오."라고 지시한다.

그 참새가 어떤 조작이나, 함정, 설득을 하더라도, 그 궁극적인 목적은 술(마약)이고, 술을 갖다 줄 때까지는 온갖 압력을 넣고 어떤 짓이라도 할 것이다.

이 참새를 쫓아 버릴 수가 없지만, 술(마약)을 원하는대로 주면 조용해져서 귀찮지 않게 된다. 그렇지만 궁극적으로 여러분은 이 참새에 굴복하지 말아야 한다. 그냥 약간의 자기관리로 되는 일이 아니다. 여러분은 참새가 쓰는 온갖 기교와 조작과 위장을 잘 알아야 한다. 이 교활한 참새를 굴복시키려면, 그 참새에 대해 모든 것을 알아내는 길이 최선의 방법이다.

믿음 4)

20. 마시면 사는 것이 더 수월해진다.

예)

한 환자의 인생은 기구했다. 그가 세 살때 아버지가 가출했고, 새아버지는 알코올 중독자였는데 그를 학대했다. 그의 두형은 마약도 했고, 그는 학교에서 왕따도 당했다. 그러다가 나이가 되어 술을 먹고 마약을 시작했는데, 처음에는 별로 해가 없었다. 산다는게 조금 편해졌고, 술도 조절할 수 있었다.

대응)

"적응한다"라는 것을 사전에서 찾아보면, 그것은 만족스러운 것, 노력하는 것 등의 의미를 찾아낼 수 있을 것이다. 이 단어 "coping"은 옛 불란서 말 "couper"가 그 어원이다. 그것은 "한대친다, 싸운다, 전투한다"를 의미한다.

문제를 이겨내려 술을 마시는(약술을 사용할 때) 그것은 삶에 적응하는 것이 아니다. 노력하거나, 문제 해결을 모색하거나 싸우는게 아니고, 그 반대로 나가는 것이다. 적응하는 대신 그 반대 방향으로 최대한으로 빨리 도망가는 것이다. 술 마시는 것은, 겁쟁이, 소심한, 참새 심장으로 사는 것이고, 절대로 그렇게는 인생을 극복할 수 없다. 마시는 것은 술이라는 방패 뒤로 숨는 일 밖에 안 된다.

삶의 문제들을 극복하기 위해서, 당신은 싸우지 않으면 안 된다. 문제와 씨름을 해서

쳐 부셔야 한다. 때로는 이기고 때로는 질 것이지만, 당신은 지금보다는 더 강해질 것이다. 당신의 최대의 적은 이 의존증이다. 강력한 적이다. 도망가지 말고 싸워야 한다.

믿음 5)

26. 나는 언제나 내가 감정 조절을 잃지 않을 것을 예측할 수 있다.

예)

한 환자는 집단 치료에서 어떻게 환자들이 술에 취해서 아내와 아이들을 구타했고 기물들을 부수고, 술 취하지 않았다면 절대로 하지 않았을 행동들을 했다는 것에 대해 들었다. 그 환자는 자기는 그들과 틀리다고 생각했다. 그는 그가 아무리 취해도, 아내나 아이들을 구타하지 않을 것이며, 행동 조절을 하지 않을 것이라고 확신했다.

대응)

"알코올이나 마약들은 감정과 본능적인 행동들을 조졸하는 뇌의 부분들에 영향을 준다. 일단 알코올이 이 부분의 뇌로 들어가면, 자신을 제어할 수 없다. 사실, 제어하려고 하지도 않게 된다. 지금 생각하기에는 만취하면, 당신은 어떤 행동이라도 할 수 있고 단 한 순간의 행동 때문에 평생 그 대가를 치루어야 한다.

다년간, 우리는 알코올(마약)환자들이 자신의 만취 상태에서 한 행동들에 대해 이야기했는데 몇 가지 실례를 들어보겠다.

① 어떤 사람이 만취된 상태에서 철길에 누어 낮잠을 자기도 했다. 발을 철로에 걸쳐놓고 잤다. 그 후 병원에서 깨어나 보니, 두 발이 붕대에 감겨져 있었는데, 발가락들이 잘려져 나갔다.

② 어떤 회사 중역이 늘 해외여행이 꿈이었다. 그러나 그의 월급으로는, 그 비용을 감당할 수 없었다. 회사에서 그가 미국에 있는 회의에 참여할 기회를 주었고, 일체 경비를 지불하기로 했다. 드디어 공항의 VIP 라운지에서 기다리다가 친구들과 작별 인사겸 술을 마시기 시작했다. 그러다가 술에 만취해 비행기를 놓치고 끝내 그 여행은 취소되었다.

③ 어느 날 한 남자가 아내하고 언쟁 끝에 술을 마시려고 술집에 갔다. 몇 병 마시고는 만취했다. 그가 정신이 들었을 때, 그는 제주도에 가는 비행기 안에 있었고, 비행기는 이미 제주도에 다 와가고 있었다. 그래서 그 이튿날 부랴부랴 다시 서울로 왔다.

④ 어느 남자가 음주운전에 세 번째로 걸렸다. 그의 면허는 3년간 정지되었지만 생계 영위 목적으로 허가를 다시 받았는데, 조건은 다시 한번 음주 운전으로 걸리면, 감옥에 가야 한다는 것이었다. 며칠 후, 그는 직장에서 점심 반주로 한 잔을 시작해서 계속 마시기 시작했다. 그때 가게에서 어떤 사람이 담배 한 갑을 훔치는 것을 보았다. 취한 김에 고래고래 고함을 지르면서 그 사람을 붙잡아 차에 태우고 경찰서로 갔다. 그가 한 마디도 하기 전에 그는 체포되고 유치장에 구치되고 차를 압류 당했다.

⑤ 한 선원은 감성적이고 자상하고 정이 많기로 친구들 사이에 알려진 사람이었다. 그는 원해양선 선원이었다. 하루는 만취해서 회사소속의 배에 올랐다. 그 배는 인도로 가는 배였는데, 정신이 들고 보니 이미 중국을 지나 인도로 가고 있었다. 또 취하고, 다시 정신이 들어보니, 인도에서 기차를 타고 어딘가 가고 있었다. 그는 3등칸에 앉아 있었는데, 인도에서 3등칸은 사람들이 창문 안으로 기어 들어오고 지붕에도 타고 하는 상황이었다. 그가 창문을 열었을 때, 한 인도 남자가 창문으로 기어들어 오고 있었다. 취한 상태에서 그는 "사람이 죽기 전에 어떤 표정인가를 보는게 재미있겠다."라는 생각이 들었다. 그는 그 인도 남자의 머리를 눌러 떨어뜨리려 했다. 끝내 그 인도 남자는 창틀에 손가락만 걸치고 매달려 있었다. 그는 창문을 세게 닫았다. 그때 갑자기, 놀라서 "내가 무슨 짓을 하고 있어?"라는 생각이 들었다. 그래서 그 인도 남자가 떨어지기 전에 간신히 그를 끌어들였다.

임상적 예 2 : 치료자의 style

어느 수련의가 알코올 프로그램의 경험이 많은 주치의에게 알코올 중독의 재발원인들에 대해 질문을 했다. 그 의사는 "그들의 재발에 대해 하는 말을 들어보세요. 그들이 사용하는 단어들을 유심히 들어보시면 압니다."라고 했다. 그래서 유심히 들었더니, 환자들은 다음과 같은 말들을 하고 있었다.

"또 미끄러졌어요."

"AA 모임에 안나갔어요."

"술이 나를 자빠뜨렸어요."

"술병이 나를 잡아먹었어요."

"알코올 중독이 드디어 나를 따라 먹었어요."

"또 걸려들었어요." 등이다.

그들의 말들은 그들이 알코올에 희생되었고 무력했다는 공통점을 표현하고 있었다. 그들은 자신의 삶을 일련의 조종할 수 있는 사건들로 보았다. 또한 자기 말이 자기 탓도 아니고 잘못도 아니라는 의미도 포함하고 있었다. 그들 스스로 마신 것이 아니고, 그들에게 일어난 사건들, 상황들이 술을 마시게 했다는 것이다. 더 자세히 들어보면 자기 말이 자신의 탓이 아니라는 믿음뿐 아니라, 그들은 자신들의 삶에 대해서도 가은 태도(attitude)를 가지고 있었다는 것을 들을 수 있었다.

"내가 해고당했다는 것을 알았습니다."

– 고용주에게 이미 수없이 경고 받았다.

"기차가 나 없이 떠났어요."

– 그는 20분이나 늦었었다.

"내가 돈이 다 떨어졌다는 걸 알았지요."

– 한달에 150만원을 벌었는데 80만원을 집세로 내고 있는 환자.

"그냥 감옥에 쳐 넣는 거예요."

– 10년간이나 절도를 해온 사람.

"어머니를 절에 모시고 갔는데, 그날 돌아가셔서 술을 먹게 되었습니다."

"아내가 술을 내 눈 앞에 보이게 여기저기 놓아 두어서"

"어머니가 병원에서 고생했다고, 퇴원한 날 반주로 한 잔 주어서"

"강제로 입원시킨게 얼마나 큰 실수인가 보여주기 위해서" 등

이런 태도(attitude)가 그들의 주된 문제인 것이다. 그들의 인생이 무엇인가 외부적인 것들에 의해 조종되고, 인생의 많은 어려운 일들이 자신들이 어쩔 수 없는 외부적인 상황들 때문에 벌어지고 있다고 믿고, 그들이 자신들의 의존증이나 삶에 대해 책임지지 않는다는 것이 그 중심된 문제인 것이다. 그들은 책임에서 언제나 도퇴 할 수 있다. "내 탓은 아니었어. 귀신에 씌였나 보다 나를 나무라지 말라. 내가 어떻게 할 수 있다고 기대하지 말라."라고 이야기 하면서 도퇴한다.

이런 태도를 가지면 평생 마실 것이다. 따라서 그들이 자신들에게 해주는 이런 말들을 고치는 것이 필수적이다. 그렇지만 그 방법은 무엇인가?

거기에 매우 유효한 인지직면법이 있다. 이 방법은, 평생 술을 마시고, 입퇴원을 수없이 반복해온, 말기환자들에게 특히 효과가 있다. 이 기법은 역치료법을 사용해서 환자로 하여금 극단의 불협화음 상태(discordance)에 빠지게 하는 방법이다. 이 방법으로 한 일주일 정도 환자를 압도하면, 대부분의 환자들은 그 변명과 부정(denial)을 더 이상 유지할

수 없게 된다. 그 후 그들은 진실된 회복의 길로 들어서게 된다.

다음은 재발된 실제 환자에게 쓴 인지직면법이다.

치료자 : 다시 술 마시게 된 이유가 무엇이지요?

환 자 : 글쎄요, AA 모임에 빠지기 시작했어요.

치료자 : 잠깐만! 비참한 경험이군요. 말하자면, AA 모임에 가려고 걷고 있다가, 길 모퉁이를 도니까 갑자기 눈앞에서 AA모임이 사라졌다는 건가요? 땅속으로 사라졌거나, 하늘로 날라갔거나 정말로 깜짝 놀랄 장면이었겠군요. 꽤나 놀랐겠어요.

환 자 : (껄껄 웃으면서) 그게 아니구요. 무슨 말인가 하면, 술 먹기 직전에 AA 모임에 자주 안 나가기 시작… 무슨 말씀인지 아시죠?

치료자 : 아니요, 전혀 모르겠는데요. AA가 당신이 모임에 오고 있는 줄 알고, 모임을 취소했나요? AA에 모임에 갔더니 아무도 없는데, 아마 다른 장소로 이사 간 건가요? AA가 한 짓은 정말 용서 받지 못할 짓이네요.

환 자 : (또 껄걸 웃으면서) 물론 그런게 아니지요. 진짜로는 내가 모임에 더 이상 안나간 거라고요.

치료자 : 그래요? 됐어요. 자, 사실대로 말해 보세요. 왜 AA 모임에 더 이상 안 나가도 된다고 생각했나요?

치료자는 다른 반응에도 이와 비슷한 접근법을 사용했다. 치료자가 환자의 말을 공격해서, 그들로 하여금 그들이 표현에 숨겨진 생각들을 찾아낼 수 있도록 강요했다.

환 자 : 또 미끄러져서, 맥주를 마셨어요.

치료자 : 아니지요, 미끄러지지 않았지요. 미끄러지는 것은, 사람들이 바나나 껍질에 미끌어지는 걸 말해요. 당신은 사고를 당한 것이죠. 그 사고를 바랬고, 그래서 한 번 당한 것 이지요.

환 자 : 또 시작했어요.

치료자 : 시작한게 아니고 이미 끝나버렸어요.

이 결과로 환자들은 더 정확한 말들을 사용하기 시작하고, 더 정확하고 합리적인 이해를 시작했다. 그들의 재발은 궁극적으로 그들의 탓이고 닮은 그들의 책임이고 오직 그들 자신만이 이 문제들을 해결할 수 있다고 믿게 되었다.

결론

심각한 만기 환자들에게 부정적인 감정의 감소를 위한 인지적 기법들은 오히려 이들의 상태를 악화시킨다. 이것은 그들에게 술을 계속 마시는 변명의 재료를 제공한다. 그들은 다음과 같이 말할 것이다.

"나는 이런 정서적 문제들 때문에 술을 마신다. 이런 문제들이 해결되면, 오직 해결된 후에만 술을 끊을 것이다."

이때 치료자의 "정서적인 문제? 말도 안 된다. 그런 문제들은 당신이 지난 20년 동안 술을 마셨기 때문에 생겼다. 우선 술을 끊고 그런 것들은 나중에 생각하라."라는 태도가 도움이 될 수도 있다. 이런 인지직면 치료는 만성, 말기 환자들에는 도움이 된다. 대부분의 한국내의 알코올, 약물 환자들은 이 범주내에 포함된다. 그러나 이 치료 방법은, 마음이 약하거나 초보 치료자가 사용하기에는 부담이 많은 치료법이다. 잘못하면, 환자의 잘못된 믿음 대신, 그 환자와의 관계를 무너뜨리는 결과가 올수도 있기 때문이다.

대부분의 환자들은 자신들의 인지체계가 무너지는 것을 좋아하지 않아서 화를 내기도 하고, 치료 거부를 하기도 한다. 그러나 그 후, 그 환자들은 무언가 도움이 되었다고 생각하게 된다. 그들은 자신들의 잘못된 생각들이 그 치료법에 의해서 고쳐지고, 끝내는 그 생각들을 바꾸고 자신의 의존증을 극복하는 길만이 그들이 살아갈 수 있는 유일한 길이라고 느끼게 된다.

인지적 초점 *(Cognitive Focusing)*

인지치료자, 특히 초보단계에 있는 인지치료자는 어떤 인지치료라도 효과적으로 행하기 위해서는 인지적 초점(Cognitive focusing)에 대해 공부해야 한다(C구).

C구의 필수적인 요소는 인지치료자가 치료가 진행되는 동안, 환자의 치료과정을 밀접하게 따라갈 수 있는 능력이다. 환자의 치료 과정이란 환자의 감정들, 자발적 생각들(automatic thoughts), 연상들, 태도 또는 가치관(attitude or value), 느려진 신체적 감각(felt physical senses), 의미들(meanings) 등과 치료 과정 중 경험하는 그 어떤 것들도 다 포함한다. 치료자가 환자의 과정중 경험하는 이런 것들을 항상 밀접하게 알고 있으면, 그 치료는 효과적인 것이 될 것이다. 그렇지 않다면, 그 치료는 환자에게 무의미하게 되고 치료는 의미 없는 지능화(intellectualization) 과정이 될뿐이다. 그러나, 이런 과정에 집중

하는 것(Process focusing)은 반드시 필요하지만, 이것으로 충분하지 않다는 가설도 있다.

인지적 초점(Cognitive focusing)은 상당히 배우기 어려운 것인데, 그 이유는 C구는 치료자의 집중을 요하는 미세한 부분들을 많이 포함하고 있기 때문이다. 이 C구 과정이란 많은 경험(때로는 다년간의)을 필요로 하며, 경험이 많은 인지 치료자는 잘하지만, 초보단계의 인지치료자는 전혀 하지 못할 수도 있다.

방법 1. 인지 치료의 일반적인 초점(general focusing in cognitive therapy)

1) 치료시간들 중에, 환자가 진행하는 과정에 초점을 맞춘다. 경험 있는 인지치료자와 초보단계의 인지치료자의 차이는 경험이 많은 치료자가 환자의 반응을 치료에 사용하는 반면, 초보자는 자신의 생각을 치료 자료로 사용한다는 것이다.
2) 환자가 치료자에게 무엇을 말하고 있는 것 뿐아니라, 어떻게(how) 말하는 것에도 초점을 맞춘다. 그들의 음성의 강도와 표현, 감정, 자세 또는 다른 비언어적 신호에 주의 깊게 살핀다.
3) 치료자가 치료적인 발언을 할 때(예: 질문을 한다거나, 해석(interpretation)해주거나, 느끼는 감정을 분명하게 해주거나, 설명을 하거나, 생각에 대응(counter)를 해 줄때 등)발언 직후에 나타나는 환자의 언어적 또는 비언어적 반응에 즉각 초점을 맞춘다. 아주 주의 깊게 귀를 기울여야 한다.
4) 치료자가 한 자신의 말보다 환자의 반응을 따라가야 한다. 환자의 반응들은 흔히 문제의 원인이 되는 저변의 형태(pattern)이다. 믿음(believe)들을 들어낸다.
5) 환자의 반응들이 어느 방향으로 가던지 따라간다. 그들이 들어내는 인지(cognition)를 더 선명하게 만들어준다.
6) 환자들에게 자신의 진행되어 가는 치료경험에 주의를 기울이도록 도와준다.(예: 치료자 "방금 미소를 지었군요.") 그리고, 그 경험이 그들이 인지로 형성되게 도와준다(예: 환자 "그가 화내는 것이 우스워서 그랬어요. 왜냐하면 그는 자기가 아주 강한 척하거든요.").
7) 자신들의 의미가 스스로에게 혼란을 일으킬 때, 그들이 인지(cognition)를 발견해 내서 그 혼란을 없앨 때까지, 그들 자신의 감정들에 초점을 맞추도록 도와준다.
8) 그들의 감정, 느낌과 연결된 인지(cognition)를 발견해낼 때까지 계속 시도한다(예: "그렇군요. 바로 그거예요.").

임상적 예

세계에서 가장 경험 많은 인지치료자 중에 한 명은 Albert Ellis이다. 거의 40년간 인지치료를 하면서 그는 아마 10만 시간의 치료경험을 쌓았을 것이다. Ellis의 녹음된 치료과정, 비디오테이프를 보면서(그의 테이프들은 Albert Ellis Institute for Rational Emotive Behavior Therapy in New York에서 구할 수 있다.) 다음과 같은 특징들을 발견할 수 있다.

① 환자에게 아주 주의 깊게 초점을 맞춘다. 어떤 상황에서는 환자가 말하는 것, 느끼는 것 그리고 그에게 보여주는 것들을 끊임없이 관찰한다.

② 환자가 경험하는 것에 따라, 그는 자신의 발언을 중지한다. 인지치료적 과정을 따르지만, 그것은 환자가 어디에 있는가에 기초를 두고 있지, 그가 무엇을 생각하고 있는가에 기초를 두지 않는다.

③ 그는 마치 선생님 같은 치료자이다. 그는 환자를 가르치고, 이끌고, 지시를 내리지만 환자가 발언을 하면, 그 자신은 발언을 즉시 중단한다.

④ 그는 환자의 믿음(belief)을 강하게 그리고 적극적으로 공격하지만, 환자 자체를 결코 공격하지 않는다. 그는 그 사람에 대해 완전하고, 절대적인 존경심을 보인다.

⑤ 그는 환자가 원하는 만큼만 진행하지만, 그들이 준비되어 있지 않으면, 결코 그들을 압박하지 않는다.

⑥ 환자의 반응들에 따라 그의 치료적 방향을 즉각 바꾼다.

⑦ 그는 정직하고, 감정적으로 투명하다. 그는 치료자적인 권위적 표정 뒤에 숨지도 않고, 환자와 거리를 두지도 않고, 무표정한 모습을 보여주지 않는다. 예를 들면 환자가 "이 상황에서 선생님은 어떻게 하시겠어요?"라고 물으면, "내 생각을 알고 싶으신가요?", "스스로가 경정하기에는 부담을 느끼나요?", "우리는 당신에 관해 토론하고 있지 내가 토론대상이 아닙니다."라는 대답대신, 그는 환자에게 직접적이고 정직한 대답을 해 준다.

방법 2. 하나의 특수한 인지적 초점치료과정(One Specific Cognitive-Focusing Procedure)

1) 환자로 하여금 편하게 앉아서, 온몸의 근육에서 긴장을 풀라고 한다. 원한다면 눈을 감게 한다(3분 간).

2) 마음에서 모든 것을 지우라고 지시한다. 그리고 치료자가 준비한 장면에 집중하도록

한다. 그 날에는 환자가 제시하는 불편감의 주요근원들을 찾아내기 위해 다음과 같은 비유를 쓴다. "상자들이 마구 흐트러져 있는 창고 안에 서 있다는 것을 연상하세요. 그 상자 하나 하나가 자신의 문제들입니다. 각 상자 속에는 각기 다른 문제들이 담겨 있고, 제일 큰 상자에는 제일 큰 문제가 담겨져 있습니다. 자, 이제 앉을 공간을 마련하기 위해, 한 번에 한 개의 상자를 창고 구석들로 옮기는 것을 연상하십시오. 창고 가운데 서서 주위에 있는 상자들을 돌아다보세요. 제일 열고 싶은 상자를 끄집어 내 그 상자를 열어 보세요.

그 상자 안에 문제를 꺼내서 자세히 보세요. 그 문제를 이리저리 돌려서, 그 문제의 모든 면을 볼 수 있도록 하십시오. 자, 이제 자신의 마음 밖으로 나와서 자신의 반응이 어떤 것들인가를 관찰하세요."

3) 그 창고 안에서, 환자가 어떤 문제를 선택하면, 그 문제에 대한 느낌에 초점을 맞추게 한다. 예를 들어 어떤 환자는, 그녀가 남편의 전처를 만날 때마다 불편함을 느꼈다. 이런 만남을 어떻게 느끼느냐고 치료자가 물었다. 환자는 그녀가 애초 그 전처를 만났을 때의 느낌보다는, 치료시간에 느끼는 감정에 대해 이야기했다.

4) 환자들에게, 그들이 어떤 문제에 제일 연관성이 있는 대표적 감정(Emotion)에 초점을 맞추라고 한다. 이것은 환자에게 쉬운 일이 아니다. 많은 환자들은 자신이 다른 사람에게 감정을 잘 드러내지 않게끔 조건반응 되어 있다. 느낌들은 여러 가지 요소들로 구성되어져 있기 때문에 환자가 어떤 한 대표적 감정을 느끼기가 쉽지 않다. 환자들은 마음 속에서 일어나는 잡념들을 없애야만, 그 대표적이고 포괄적인 감정을 알아낼 수 있다. 위의 예에서 많은 노력 끝에 환자는 남편의 전처와 만나는 것에 연관된 대표적이고 포괄적인 감정이 "불안감"이라고 정의내릴 수 있었다.

5) 이 대표적인 감정이 환자가 만족하게 수긍하는 것이라고 동의하면, 환자들로 하여금 그 감정의 의미들과, 그 감정에 포함된 다른 요소들을 분석하게 한다. 느낌들은 여러 가지 요소들로 구성되어져 있기 때문에 분노, 죄의식, 혐오감, 질투 등도 불안의 중심적인 감정 주위에 존재할 수 있다.

6) 환자들로 하여금 그들이 이 같은 감정을 느꼈던 다른 상황들을 자세하게 기억하도록 한다("남편의 전처를 만날 때마다 항상 공포감을 느꼈습니까? 시어머니나, 남편의 옛날 여자친구를 만났을 때는? 이런 상황에 대해 말씀해 보세요. 이 한 사람 한 사람을 만났을 때, 어떤 느낌을 느꼈는가에 대해 확실하게 말씀해 보십시오.").

환자로 하여금 그들이 그 상황에서 이 감정을 느꼈는가를 검토하게 해서, 이 감정과 그 상황들이 연관되어 있는가를 치료자는 확인한다. 이런 상황들은 과거의 상황들일 수도 있고 현재 상황일 수도 있다.

7) 무엇보다 중요한 것은 이런 비슷한 상황들에서, 어떤 생각들이 이 감정과 동일한 감정을 유발시켰는가 발견하기 위해, 깊이 파고들어야 한다는 것이다. 각 상황마다 환자들이 자신들에게 무엇을 이야기해 주었는가를 알아내야 한다. 이런 상황들에게 환자들이 어떤 의미(meaning)를 부여하는가를 검토하면서, 이 생각들이 그들의 잘못된 중심적 감지(core perception)로 연결되는지 찾아본다. 위의 예에서는, 다음과 같은 중심적 감지(core perception)가 드러났다. "나는 그 여자보다 못하다. 내 남편이 우리 둘을 한 자리에 놓고 보게 되면, 그가 그녀를 떠난 것이 실수라는 것을 깨닫게 될 것이다."

8) 환자로 하여금 그 감정을 변환(switch)하게 한다. 첫 번째 단계는 그들로 하여금 그런 부정적감정을 느끼게 하지 않은, 유사한 상황들에 초점을 맞추라고 하는 것이다 ("그의 전처를 만났을 때, 그런 느낌을 느끼지 않은 적은 한 번도 없었습니까? 있었다면, 그 때의 감정을 제게 말해보세요). 환자에게, 이 다른 감정을 기억만 하지 말고, 그 상황을 연상하면서, 다시 느끼라고 한다(만약 환자가 기억은 하지만 느끼지 못한다면, 그 상황에서 다른 사람들은 어떻게 느낄 것인가에 초점을 맞추게 한다).

9) 다음에는 이런 비슷한 상황이지만, 다른 감정을 느꼈을 때 환자 자신이 자신에게 이야기한 것들, 그들의 생각, 믿음들에 초점을 맞추도록 한다("그 여자를 만났지만, 불안을 느끼지 않았을 때 가졌던 생각들을 얘기해 보세요."). 이런 감정들의 분석과정이 끝날 때까지 환자를 인도(Guide)한다. 위의 예에서 그 결과로 나타난 중심적 감지(core perception)는 "그 여자가 안 됐다고 생각해요. 그 여자는 나처럼 좋은 사람이에요. 더 나을 것도, 나쁠 것도 없는 나처럼 그냥 다른 어려운 과거를 지닌 사람이지요. 내 남편은 그 여자가 아니고, 나와 같이 살고 있어요. 하지만, 우리 남편은 그 여자에 대해 아직도 걱정을 해요. 나는 그이의 걱정을 인정하고, 그 여자를 좀 좋아할 수 있게끔 나 스스로가 노력할 수 있어요."

10) 끝으로 환자들로 하여금 그들이 애초에 느꼈던 감정들을 나중의 감정들로 바꾸도록 연습시킨다((4)와 (5),(8)). 감정을 바꾸는 열쇠는 생각들을 바꾸는 것이다. 그들이 불안하지 않았을 때 가진 생각들을 연상하게 한다((9)를 쓴다. (7)을 쓰면 안 된다). 위의 예의 경우, 이 환자는 남편이 이혼을 후회한다는 것 대신, 그 전처가 좋은 사람이라는 것을 연상하게 했다. 문제의 심각성에 따라 이 과정은 많은 반복과 시

간을 필요로 하기도 한다. 환자들이 집에서 다른 상황들을 이용해 이런 전환과정(shifting)을 연습하게 한다. 그들이 부정적인 감정들을 긍정적인 감정들로 바꾸는데 숙달된 만큼, 믿음의 전환도 영구성을 가지게 된다.

임상적 예 : 경환의 예(인지적 초점-cf의 예)

경환(40대 남자 환자)은 그의 여자관계에 많은 문제를 가지고 있었다. 그는 여러 가지 감정들을, 혼란스럽고 정리되지 않은 식으로 표현했다. 그런데도 불구하고, 그는 교육수준이 높은 사람이고 제법 유명한 작가였다. 치료자는 그 "창고"의 비유를 들어 그의 중심적인 문제에 초점을 맞추기로 했다. 한 시간 반 걸린 치료 상담의 요점을 발췌했다.

경 환 : "나는 몇 개의 큰 상자들을 봅니다. 하나는 내 여자친구가 다른 남자에게 관심을 보일 때 느끼는 질투심입니다. 다른 하나는 내가 그녀와 더 가까워지고 싶다는 욕구와, 일단 가까워지면 헤어나지 못할 것이라는 것에 대한 내 내부적 갈등입니다. 세 번째 문제는, 애인으로는 원하지 않는 경우에도 내가 인간적으로 좋아한 여자에게 상처를 주지 못한다는 것입니다. 그래서 이런 관계를 끊지 못합니다. 다른 한 상자는 내가 사랑에 빠진 여자와의 사랑, 증오, 공포, 환희, 분노, 갈등입니다. 다섯 번째의 상자는 어떤 한 여자가 내게 특별하지만, 내 자신을 보호하기 위해 동시에 여러 여자를 사귀는 것입니다.

치료자 : 코너에서 상자 하나를 꺼내세요. 아무거나 원하는 대로, 앞에다 놓으세요. 상자를 열고 문제를 꺼내세요. 그리고 문제를 그냥 쳐다보세요. 그 문제 전체에 대해 어떤 느낌이 드나 보세요. 그 문제에는 다 알아낼 수 없을 정도로 여러 가지가 포함돼 있어서, 그냥 그 문제가 통틀어 어떤 느낌을 주나 알아보세요. 자, 자신의 안으로 들어가서, 이 문제를 쳐다볼 때, 어떤 느낌이 드는가 보세요. "지금 어떤 느낌이지?"하고 자신에게 물을 때, 무엇이 떠오르는가 보세요. 느낌이 오는 대로 그냥 쳐다만 보고, 그 느낌 속으로 들어가지 마세요(3분간).

경 환 : 제일 커다란 상자를 꺼냈지요. 사랑, 증오, 공포, 환희, 분노 상자예요. 열어보니까, 부풀어 오르는 감정들을 보았습니다. 이 상자를 하도 여러 번 보았기 때문에 친근하다고 느꼈습니다. 가장 강한 감정이 때에 따라 바뀌는 걸 기억합니다. 때로는 공포, 다른 때는 사랑, 빈번하게 분노.

치료자 : 그 문제에 대한 자신의 포괄적인 반응은 무엇이었습니까?

경 환 : "혼란(confusion)"

치료자 : 그 포괄적인 감정에 붙일 이름을 찾아보세요. 예를 들어 "끈적거린다.", "좁

다.", "갇혀 있다." 등. 그 감정에 초점을 맞추고, 다른 이름을 찾아 보세요. 어떤 하나가 "이것이다."라고 생각될 때까지 계속하세요(4분간).

경 환 : 강한 슬픔과 외로움을 느낍니다. 아주 공허하게 느껴집니다. 또 그 느낌은 마구 꼬여 있는 것 같아요. 마치 그 느낌들이 다른데서 갑자기 나타나 내 여자관계들에 끼어드는 것 같습니다. 내가 여자들을 사귀기 이전에 느꼈던, 아주 오래된 감정들입니다. 이런 감정들이 있다는 게 유감입니다. 이런 감정들이 없었다면, 그냥 행복감만 있었을텐데요.

치료자 : 좋습니다. 이제, 이런 감정들과 연관된 상황들을 찾아보십시오. 현재 상황들과, 아주 과거의 상황들을 찾아보세요. 어떤 상황이 떠오를 때까지 이런 감정들에 초점을 맞추고 계세요. 어떤 상황이 연결되기까지는, 한 번에 한 가지 감정에만 초점을 맞추셔야 합니다(3분간).

경 환 : 여자와 같이 있을 때마다, 슬픔과 외로움을 느낍니다. 초등학교 때 이런 감정들을 느꼈지요. 그 이유를 몰라서, 그냥 친구가 없고 아무도 나를 좋아하지 않기 때문이라고 생각했었습니다. 이런 꼬인 감정들이 내가 여자를 만난 그 다음 날 또는 이틀쯤 후에 느껴집니다. 아주 여러해 전에, 첫사랑에 빠졌을 때 이런 감정들을 느낀 것을 기억합니다. 그 애에 대한 내 감정은 비현실적으로 느껴졌고, 마치 노이로제나 그 비슷한 것처럼 느껴졌었습니다.

치료자 : 좋습니다. 그 감정들에 조용히, 말없이 초점을 맞추고, 그 과거의 상황들과 현재 감정들을 연결시켜 주는 중심적 믿음(core belief)을 찾아보세요. 한 번에 한 개의 감정만 사용하세요(5분간).

경 환 : 그래요. 그 슬픔과 외로움은 이런 생각에서 오는군요. "나는 다른 사람들과 틀리다. 어떤 면에서는 나는 전체의 인류와 차이점이 있다. 나는 다른 사람들 같지가 않다."

치료자 : 그 꼬여진 감정들은요? 그 꼬여진 느낌이 나쁘고, 이질적이라고 느끼게 하는 것은 어떤 생각이지요?

경 환 : 네, 그 느낌에 대한 내 생각은, 이런 느낌을 갖는다는 것은 병적이고 나는 다른 남자들과 비하면 못난 남자이다라는 생각입니다.

치료자 : 그 두 개의 생각을 연결시킬 수 있을까요?

경 환 : 나는 내 생각을 보기 시작했어요. "나는 병적이라서, 다른 사람들하고 틀리다." 이런 다르고, 병적인 부분. 이것은 내가 초등학교 때 생각했던 것들이지요. 그런데 내가 첫사랑에 빠졌을 때, 내 느낌은 "병적"이라는 것으로 바뀌졌습니다. 최근에는 어떤 여자에 대한 깊은 감정을 느끼기 전에는 이런 생각을 잘 안 합니다.

치료자 : 아주 잘하셨습니다. 자 이제는 변환(shifting)을 해 보십시다. 다른 상황들에 초점을 맞추세요. 여자와 같이 있을 때 편안하고, 자신감있고 건강하게 느꼈던 적을 생각해보십시오.

경 환 : 그렇게 느꼈던 적이 많이 있지요. 하지만 내가 별로 깊은 감정을 가지지 않은 여자들과 있을 때 뿐이었습니다. 사랑에 빠지면, 이런 나쁜 기분들이 느껴집니다.

치료자 : 좋습니다. 그러면, 사랑에 빠진 여자와 같이 있을 때, 그런 나쁜 기분들을 느끼지 않았을 때를 찾아보세요. 시간이 걸려도 좋으니까, 과거와 현재에서 몇 개의 상황을 찾아보세요.

경 환 : 짧은 기간동안 며칠동안은 그런 느낌을 느끼지 않을 때도 있었습니다.

치료자 : 자 서두르지 말고, 말없이 조용하게, 그럴 때 느낀 감정에 초점을 맞추세요(3분간).

경 환 : 이제 느낄 수 있어요. 자유, 질투가 아니구요. 그 여자들을 만나서 기쁘고, 사랑을 하게 돼서 기쁘구요.

치료자 : 좋습니다. 그 때, 다른 상황에서 보지 못한 무엇을 보았습니까?(다른 상황=나쁜 감정들) 스스로에게 무엇을 얘기한 것과 또 그 때 가진 믿음이 어떻게 달랐지요? 조용히 집중을 하시고, 어떤 생각이 떠오르는가 보세요(1분간).

경 환 : 나는 내게 그 여자들이 필요없다고 생각하고 있었습니다. 보세요. 옛날에는 내가 사랑에 빠진 여자들을 통해서야만 내가 인류와 접근할 수 있다고 생각했습니다. 그들이 없으면, 나는 완벽하게 외롭다라고 생각했었습니다. 그러나 다른 때는 나는 다른 사람들과 다른 성격을 가지고 있다고 생각했고, 외롭지 않다고 생각했어요. 내가 이렇게 생각했을 때는, 내 애인들이 그냥 보통사람들이지, 나를 외로움에서 구해내기 위한 구원자들이라고 생각하지 않았습니다.

치료자 : 네, 계속하세요.

경 환 : 때로는 내가 사랑하는 여자와 같이 있을 때, 사물을 분명하게 볼 때도 있었지만, 오직 가끔 뿐이었고, 하루 정도 계속되다가 다시 과거의 검은 늪으로 빠져버렸습니다. 그 때는, 내가 그 여자를 독립된 인간, 자신도 문제가 있는 여자, 자신의 고생, 승리, 비극을 가지고 있는 한 인간으로 볼 수 있었습니다. 나는 그 여자가 오직 나를 즐겁게 하기 위해 존재한다고 생각하지 않았습니다. 마치 나 자신을 잊어버리고 그 여자를 내 일부가 아닌 독립된 사람들로 보고 있었습니다.

치료자 : 그런 느낌들을 잃어버리지 말고 계속 거기에 초점을 맞추세요. 이제 다른 것을 시도해 보시지요. 그런 느낌을 잃지 않은 채로, 낡은 감정을 쳐다보세요.

낡은 감정이란, 다른 사람과 틀리고, 꼬였고, 병적인 정서, 그것을 지금의 그런 다른 감정을 지닌 채 쳐다보세요(2분간).

경 환 : 이럴 수가, 내 낡은 감정은 옳은 감정이 아니군요. 그래서 내가 이것을 꼬였다고 말했군요. 운명이 나를 다른 사람들과 다르게 태어나게 했다는 것이 정말 얼마나 자기애적이고 속임수인지요. 정말 대단한 오만이군요. 이건 마치 신이 다른 모든 사람들이라는 한 족속과 나라는 두 개의 족속들만 창조했다는 것과 같은 말이 되네요. 그렇다면 내 중요성은 다른 모든 인류가 가진 중요성과 대등하다는 말이 되겠네요. 나는 아주 특별해서 나 자체가 인류학 전체를 바꾸어야 할 만큼, 그것은 한 여자가 자신을 포기하고, 내 오만한 고독감을 없애야 한다는 이기적인 강요이지요. 젠장 우리 모두가 외롭지요. 우리 모두가 속으로는 "내"가 아니고 "우리"에 속하기를 원하지요. 내가 다른 사람들과 다르다는 것은 실존적인 위선이고, 우주적인 허영입니다.

치료자 : 자, 그 생각을 놓치지 마세요. 그것을 마음 속 안전한 곳에 저장해 좋으세요. 그리고 자신이 그 복잡한 감정들을 담은 커다란 상자를 볼 때마다 그것을 꺼내보세요. 여자와 같이 있으면서, 화가 나거나, 감정이 상했거나, 외롭거나, 증오심을 느낄 때는 꺼내 보세요.

이런 치료과정은 인지적 초점(cognitive Focusing)을 사용하면서 계속되었다. 경환은 다른 상황, 느낌, 생각들로 진전해갔다. 그가 애인과 같이 있을 때마다 그는 자신의 감지(perception) 즉 그가 특별나게 다르다는 것을 "나는 인류에 속한 한 인간이다. 나는 외롭지 않다."로 바꾸는 것을 연습했다.

결론

로제리안(Rogerian)학파인 Eugere Gendlin의 "초점중심의 정신치료-Focus-oriened Psychotherapy"에서 이 Cognitive Focusing의 "Focusing"이 변형되어져 이 치료(F)에 사용되어지고 있다. 초점(Focusing)이 왜 인지치료의 주요 치료법의 하나이고 얼마나 중요한 것인가는 다음과 같이 분석되어질 수 있다.

인지치료의 주된 성격은 환경적 자극(A)을 감정적 반응(Ce)과 행동적 반응(Cb)을 연결시켜 주는 중심적 믿음(core belief)(B)을 변환(shifting)시켜주는 것이다. 따라서 다른 치료와 달리 CRT는 B에 초점을 맞춘다. 예를 들어 로제리안(Rogerian)치료는 Ce에 초점을 둔다. 그것은 이 치료가 환자들이 진행되는 자신들의 경험과 연결되면, 그들은 성장하며,

긍정적인 변화를 일으킬 것이라고 믿기 때문이다. 행동치료자(Behavioral Therapists)들은 A-C 연결에 중점을 두어, 기존하는 연관을 제거하거나, 새로운 연관을 만들어내는 것이다. 정신역동학적 치료는 A-Ce경험에 중점을 두며, A-Ce의 연결성이 의식화되면, A-Ce 연결이 약해지고 제거된다는 것을 믿는다.

다른 계열의 치료자들은 인지치료가 비판하는데, 그 이유는 그들의 B(믿음들)을 부수적(행동학적), 지능화(intellectualization) (Rogerian) 또는 방어기전(정신역동학적)으로 보기 때문이다. 그러나 이런 비판들은 B가 무엇인가를 너무 협소하게 해석했기 때문이다. 그들은 Bs들을 언어, 단어로 본다. Bs들이 오직 단어, 언어라면 대부분의 인지치료들은 합리화, 지능화(intellectualization), 언어적 변환(lan uage shifting)들만 추구하게 될 것이다. 이 책에서 강조하는 것은 Bs들은 언어보다 더 많은 것들이라는 것이다.

이 책에서 독자들은 이미 Bs들이 기대(expectations), 선택적 기억(selective memories), 평가(evaluation), 삶의 주제들(Life themes), 내부적 철학(internal philosophies), 자신의 유효성(self-efficacy), 인지지도(cognitive maps)와 다른 인지적과정들(cognitive proceses)을 의미한다는 것으로 기술된 것을 기억할 것이다. Bs들은 그룹으로 나누어져, "뇌가 기초적 data(raw data)를 유형(pattern)으로 바꾸는 방법"이라고 정의될 수도 있다. 따라서 Bs는 단어들 그 이상이다. 단어들과 언어는 단순히 그런 유형들(pattern)이 아니다. 설사 환자들이 이런 유형들을 표현할 단어들을 가지고 있지 못한다고 해도(어린아이들에게 흔한 현상), 유형들(pattern)은 존재한다. 인지치료의 목적은 그들의 언어를 바꾸는 것이 아니고, 유형들(pattern)을 바꾸는 것이다.

어떤 특수한 초점기법(focusing technique)를 사용하는데 주의할 점은 그것을 너무 신비화시키지 말라는 것이다. 초점(focusing)기법은 환자로 하여금 그들의 감정들에 주의를 더 효과적으로 집중하게 하고 이런 감정들을 유발하는 외부적인 유발요인들(triggers)과 거기에 개입된 인지들(cognitions)을 더 쉽게 찾아내게 한다. 이런 과정에 의해 발견된 Bs(믿음들은)은 정확한 것일 가능성이 더 크며, 어떠한 인지적 변화라도 치료적인 효과를 가질 가능성이 더 크다. 이 과정은 어떤 숨은 무의식적인 것을 발견하는 게 아니고, 환자가 어떤 특수한 변화 가능한 감지들(perceptions)에 주의력의 초점을 맞추는 것이다.

인지재구성치료의 중심적인 요소들 : 목록
(Core Components of Cognitive Restructuring Therapy : A Checklist)

원칙

인지치료를 행하는 것은 과학인 동시에 예술이다. 아마도 천가지 이상의 과정들과 기법들을 배워야 하고, 과학적인 부분은 공부를 하거나 교육과정을 통해 배울 수 있지만, 예술적인 경지를 성취하기에는 그 보다 더 많은 시간을 요구한다. 아무도 2년간의 지도(supervision)없이는 인지치료자는 혼자 인지치료를 하지 않아야 할 것으로 예상된다. 또 그 2년의 기간 동안 일주일에 한 번 이상 지도(supervision)를 받아야 한다.

환자들이 다양한 기술을 배워야 하겠지만, 인지치료가 효과적이 되기 위해서는 치료자는 몇 가지 중심적인 원칙들을 환자에게 가르쳐야 한다. 다음은 필수적인 질문들의 목록이다.

1) 환자들이 상황들(situations)과 생각들(thoughts)과 감정들(emotions)의 차이점을 구분할 수 있는가?, 3개를 혼동하고 있지 않은가?, 상황들(situations)은 그 개체외부의 환경적 요소들이고, 생각들(thoughts)은 뇌의 전두엽의 기능이고, 감정들(emotions)은 피질하부(subcortical)의 반응이다(제1장의 첫 번째 상담을 참조).
2) 환자들의 생각들이 감정들의 원인이라고 생각하는가?, 그들의 상황들이 감정들의 원인이라고 생각하는가?, 환자들이 아직도 외부의 사건들이 감정들의 원인이라고 생각하고 있다면, 더 이상 인지치료를 계속할 의미가 없다(제 1장의 믿음이 감정을 일으키는 증거들을 제시하는 것-"Providing Evidence that Beliefs Produce Emotions"를 참조).
3) 환자들이 그들의 감정적 반응(emotional responses)과 연관된 중심적 믿음들(core beliefs)을 발견해냈는가?, 만약 치료자가 치료에 사용하고 있는 믿음들(beliefs)이 환자의 감정들과 관계가 없다면, 그 믿음들을 다른 믿음들로 바꾸는 것은 소용이 없다. 모든 형태의 인지치료의 첫단계는 환자의 문제를 야기시키는 가장 기초적 믿음(basic belief)을 선명하게 찾아내는 것이다. 환자들은 오직 표면적 생각들(surface thoughts)만 인식하고 있기 때문에, 치료자는 그 중심적 믿음을 발견하기까지, 몇 시간의 치료시간을 사용해야 한다(제2장 믿음들을 발견하는 법-"Finding the Beliefs"를 참조).
4) 환자들이 그들의 믿음들이 그들의 삶에 주는 부정적인 영향들을 알고 있는가? 또는

그들의 생각이 그들이 어떻게 느끼며 행동하는 것과 관계가 없다고 생각하는가?(제1장 환경적인 요소는 얼마나 강력한가?-"How Powerful are Environmental Forces?"를 참조)

5) 환자들이 한 생각과 다른 생각이 서로 연관되어져 있다는 것을 아는가?, 그들이 백화점에서 느끼는 공포심이 식당, 승강기 또는 회의실에서 느끼는 것과 동일하다는 것을 아는가?, 그들이 이런 관계를 이용해서 인지지도(Cognitive maps)를 그릴 수 있는가?(제3장 믿음의 집단들-"Groups of beliefs"를 참조)
6) 환자들이 그들의 믿음들(beliefs)의 유용성 또는 틀린점을 분석해야 할 필요를 이해하는가?, 혹시 그들이 강하게 느낀다는 자체가 그것이 진실일 것을 의미한다고 생각하고 있지는 않은가?(제6장 "좋은 이유를 발견하기" "Finding the Good Reason"을 참조)
7) 그들이 자신의 문제에 대해 자신에게 한 말(statement)이 유용한 것인가 틀린가를 결정할 수 있게끔 성공적으로 분석했는가?(제6장 논리적 분석 "Logical analysis"를 참조)
8) 그들은 논리적으로 틀린 생각을 바꾸는 것이 그들에게 도움이 될 것을 받아들였는가?(제6장 실용적 대응들 "utiliterian counters"를 참조)
9) 환자들이 자신의 믿음과 맞서 보려고 하는가? 그들은 그 믿음들을 바꾸기 위해 여러가지 방법들을 사용할 의욕과 동기를 가지게 되었는가?(대응(countering), 감지적 변환(perceptual shifting), 재합성(resynthesizing) 등) 그들이 진실로 원하는 대신 그냥 따라만 오는 것은 아닌가?(제4장 대응공격 "Counterattacking"과 선택의 강요 "Forcing Choices"를 참조)
10) 그들이 그 기법(technique)들을 충분히 연습했는가?(어떤 믿음들은 일년 또 그 이상의 연습을 필요로 한다.) 불행하게도 많은 환자들은 마술같은 치료효과를 믿으며, 오후 한 나절만 논쟁(dispute)하면, 15년 동안 믿어온 잘못된 믿음이 없어질 것이라고 믿는다(제11장 연습기법들 "Practice Techniques"를 참조).
11) 그들이 치료과정을 그냥 기계적으로 사용하는가?, 아니면 그들이 그 저변의 개념을 확실히 이해하고 참여하는가?(제8장 그림의 변환 "Transposing Images"와 제9장 연계기법 "Briding"을 참조).
12) 그들이 치료자의 치료과정을 임의대로 바꾸어 본래의 치료에서 벗어났는가? 환자의 창의력은 장려되어져야 하지만, 그것이 치료의 효과가 없어질 때까지 가지 않게

해야 한다.

13) 그들은 치료자가 그들의 믿음들을 바꿀 힘이 없다는 것을 알고 있는가? 오직 환자들 자신들만이 그들의 믿음을 바꿀 수 있는 것이다. 그들이 환자-치료자의 관계를 교수-학생의 관계로 이해해야 하며, 외과의사-환자의 관계처럼, 치료자가 그들의 문제들을 치유할 때까지 기다리는 태도를 가지면 안 된다.

14) 그들이 치료효과를 너무 과소평가해서 치료가 실패할 것이라고 생각하고 있지는 않은가? 이것(self-efficacy)에 대한 연구결과들은 만약 그들이 치료실패를 기대한다면, 그들은 자신도 모르게 치료실패를 유도하는 행동들을 한다고 확실하게 보여준다.(제2장 자신의 능력 "self-efficacy"을 참조).

15) 그들이 다른 치료방법 또는 다른 치료자가 더 많은 치료적인 도움을 줄 것이라고 생각하고 있는가? 이 경우 그들은 치료에 열중하지 않을 것이다. 다른 치료를 받아보고 진전이 없으면 다시 방문해 달라는 제안도 할 수 있다.

16) 그들이 숙제를 잘 해오는지, 또는 치료시간에만 협조하는지 알아본다. 옳은 방향으로 1시간 치료받는 것이 나쁜 방향으로 112시간 동안 진행되던 것을 돌려 놓지는 않는다(제1장 "개념의 학습" "Learning the Concepts" 참조).

17) 치료가 진전이 없는 것이 환자의 훼방(Sabotage)때문은 아닌가?(제12장. 환자의 훼방 "Handling the Sabotage" 참조)

18) 어떤 환자들이 자신에 성장배경 때문에 믿음들을 전환시키는데 어려움을 겪고 있지는 않은가? 종교적 즉 죄의식이 가장 빈번한 경우인데, 그 뿌리를 뽑지 않고서는 진전이 힘들 것이다(제10장 과거의 재합성 "Historical Tesynthesis" 참조).

19) 너무 많은 비인지적(noncognitive) 요소들이 개여되어 있지 않은가? 환자들의 중심적인 문제가 인지적인 경우에도, 효과적으로 인지치료를 하려면, 지속적인 위기상황을 우선으로 처리해서, 그들의 부정적인 믿음들을 고치기 위해서는 마음과 다른 환경적 여유가 있어야 한다. 심각한 결혼문제, 신체적 질병, 알코올 · 마약문제, 의식주해결이 불가능할 정도의 심각한 경제적 문제들이 있을 때 환자들은 전통적인 인지치료에 참여하기가 힘들 것이다(제12장 위기인지치료. "Crisis Cognitive Therapy" 중증정신질환의 치료 "Treating Seriously Mentally all Patients"의존증환자의 인지재구성치료 "Cognitive Restructuring Therapy with Addicted Patients"등을 참조).

임상적 예

정신치료도 다른 어떤 분야와 같이 실패할 경우도 있지만, 대부분의 치료자들은 성공한 예에 대해서만 기술한다. 신문이나, 책들, 전문잡지들 또는 TV에서 이들은 그들의 치료가 어떻게 유효했는가를 보여준다. 이것은 그 치료법이 반드시 성공할 것이라는 인상을 주지만, 사실 많은 경우에 실패도 한다. 전문사진사들이 잘못 나온 사진들을 암실에다 버리고, 잘 나온 사진들만 대중에게 보여주듯이, 치료자들은 오직 좋은 면만 대중에게 보여 준다. 아마도 대중에게 실패의 예도 보여주는 것이 도움이 될지도 모른다.

어떤 환자들은 치료를 할 수가 없다. 치료법이 없거나 또는 치료될 수 없는 문제일 수도 있다. 심각한 정신병의 경우, 인지치료가 별로 도움이 안 될 수도 있다.

그러나 환자들이 말기암의 치료가 불가능하다고 인정하면서도, 정신과와 심리적인 치료가 도움이 안 된다는 것은 잘 인정하지 않을 경우도 있다. 그러나 사실은 어떤 정신과 치료가 도움이 안 되는 경우도 허다하다. 따라서 그 한계를 인정해야 한다.

또 다른 경우, 효과적인 치료법들이 있지만, 환자가 협조하지 않는 것이다. 이것은 그들의 잘못이 아니다. 하지만 그들은 자기훼방(self-sabotage)에 빠져 있는 것이다. 이런 유머가 있다. “전구 하나를 갈아 끼우려면 몇 명의 정신과 의사가 필요해?”, “단 한 명. 그렇지만 전구가 허락해야 해.” 이것은 사실이다. 인간은 선택을 할 수 있는 권리를 가지고 있다. 아무리 유능한 치료자라도 환자가 원하지 않으면, 치료를 할 수가 없다. 치료자가, 어떤 기법은 하루에 세 번씩 10주 동안 하라고 애원을 해도 환자는 “안 하겠습니다.” 할 수 있다.

때로는 치료자가 너무 여유롭고, 부드러운 태도 때문에 치료를 그르칠 수 있다. 특히 초보자가 흔히 범하는 실수이며, 우리 모두가 사람들이며 괴로워하는 사람을 보면 동정심을 느끼도록 조건 반응화되어 있다. 경험이 없는 치료자는 이 고통 저변에 깔려 있는 것을 못 보고, 서둘러서 동정심으 표현하고 서둘러서 그들을 고통에서 구원하려고 한다. 그 결과, 환자가 일시적으로 좋아지고, 그 치료자는 감사함과 또 다른 진료 의뢰 등을 (reinforcers)(강화) 받게 된다.

그러나 대개의 경우, 이런 구원작전은 큰 실수이며, 궁극적으로 환자가 피해를 받는다. 고통스럽게 느낀다는 것은, 무언가 잘못되어 있다는 표시이며, 신호다. 어떤 면에서는 신체적 고통과 같아서 발목을 삔 경우 그 고통을 재빨리 완전하게 진통해 버리면, 그 발목은 다시 다치게 될 가능성이 크다. 또한 고통은 우리로 하여금 그 원인을 찾아보게 한다. 만약 그 고통을 없애면, 그 원인을 찾기가 어렵거나 불가능해지기도 한다.

가장 좋은 예는 알코올 의존증환자의 치료이다. 예전에는 사회가 그들의 음주가 도전적결핍으로 보고 외면시 했고 처벌도 했다. 이 방법은 효과가 없었다. 그래도 그들은 계속 마셨다. 그 후에는 그들이 이해와 배려를 요하며 자신감을 상승시켜서 그들의 성장과정의 부정적 효과를 없애주어야 한다며 정신과 치료를 했다. 그래도 그들은 계속 마셨다. 그 다음, 사회는 의존증을 신체적인 질환으로 간주해서, 충동을 줄이는 약물치료도 했다. 그러나 그들은 역시 계속 마셨다.

최근에 사회는 이 모든 접근법들이 실수였다는 것을 알았다(어떤 치료자들은 이 의견에 반대하겠지만). 과거의 이런 치료들은, 그들을 고통에서 구원했고, 그들의 의존증에서 발생하는 자연적으로 발생하는 결과를 느끼지 못하게 했다. 이런 치료법들은 그들의 의존증과, 현실적 어려움 사이에서 보호막 역할을 했다. 의존증 치료를 위해서는 그들로 하여금 진실을 보게 하는 것이 가장 유력하다. 진실은, 그들이 의존증에 걸렸고, 음주가 가족을 파괴하고, 건강과 행복해질 수 있는 능력을 파괴한다는 것과, 그들의 삶을 역전시키려면, 의존증을 인정하고 단주를 해야 한다는 것이다. 이들로 하여금 그들의 저지른 일들로 인해 고통을 받아서 음주가 얼마나 인생을 파멸로 몰았는가를 실감시키는 방법이다. 슬프게도, 치료자들은 자주 치료에 실패를 하지만, 그 실패를 극복할 수 있는 이유는 치료자들이 도움을 준 많은 환자들도 기억한다는 것이다. 대개의 경우, 그 성공들이 실수들을 덮어줄 수 있는 것이다.

13장

철학적인 배경
Philosophical Underspinnings

여기에서는 인지치료의 철학적 기본을 토론하려 한다. 첫째, 무엇이 환자들에게 합리적인가에서는 조화(Parsimony)의 법칙을 사용하여, 환자들로 하여금 어떤 믿음들이 다른 믿음들과 비교해 더 편안한 마음으로 받아들일 수 있는가에 대한 토론이다. 둘째, "무엇이 환자에게 현실적인가?"에서는 실용주의를 이용해, 환자들이 현실에 대한 여러 가지 생각들을 정리하게 해 주는 것이다. 이 두 가지는 이 책의 여러 부분들에서 빈번하게 기술되어져 있다.

환자에게 무엇이 합리적인가?
(What is Rational to patients?)

원칙

인지치료가 시작되었을 때부터, 인지치료자들은 자신들이 합리적이라고 생각하는 것을 환자들에게 가르친다는 비난을 들어왔다. 왜 환자들이 치료자의 철학을 받아들여야 하는가? 치료자의 판단이 환자의 판단보다 우월하다는 근거가 있는가? 치료자의 판단이 우월하다는 것이, 그들의 학위, 권위, 전문가들의 의견들, 대학교, 과학적 독재주의 등에 기반을 두고 있지는 않은가?

인지재구성치료(cognitive restructuring Therapy)가 이런 질문들에 대한 정답을 가지고 있다. 그것은 환자의 믿음에 대한 옳고 그름의 치료자의 판단이 조화의 법칙(The Law of Parsimony)에 의존한다는 것이다.

임상적 예

어떤 사람이 늘 하던 대로 단골식당에 가서 자기 은색 2003년형 소나타를 늘 세우던 곳에 주차하고 식사를 하러 들어갔다. 식사를 마치고 나와서 주차한 곳을 보았더니, 2003년 은색 소나타가 있었다. 결론은? 그 답은 너무 분명해서 그 문제의 의미를 짐작하지 못할 수 있다. 그는 자기가 주차한데 있는 그 차가 자기 차라고 대답할 것이며, 다른 가능성을 생각하지도 않을 것이다. 그러나, 다른 가능들은? 자기 차를 누가 훔쳐갔고, 자기차와 비슷한 누군가의 차가 주차되어져 있을 수도 있고, 다른 종류의 차를 자기차라고 착각할 수도 있고, 구식차가 2003년형으로 개조된 차일 수도 있지만, 그는 이미 여러 번 자기차를 거기에 주차했고, 한 번도 틀린 적이 없었기 때문에 습관적, 자동적으로 그 차가 자기차라고 단정 짓는다. 그 이유는 결론이 가장 가능성이 크기 때문이다. 이 결론은 틀린 결론일 수도 있다.

Hume이나 Popper 등의 철학자들은, 어떤 현상이 백만 번 발생했다고 해서 다음에 또 같은 현상이 발생한다는 보장도 없고, 기대할 수도 없다고 한다. 태양이 매일 떠올랐다고 해서 내일 또 태양이 또 오른다는 보장이 없다는 것이다. 즉 과거의 태양의 떠오름과 내일의 태양이 떠오르는 것에는 합리적인 연관이 없다고 주장한다. 태양이 떠오르는 것은 매번 독립된 현상이라는 것이다. 또 한 예로 동전을 던질 때, 그림이 있는 면과 숫자가 있는 면이 있다. 한 쪽이 나올 가능성은 던질 때마다 50%이다. 그림이 백번 나왔다고 해서 다음에 숫자가 나오라는 보장은 없다. 그 다음에도 50%이다. 동전은 기억력이 없다.

현대의 상당수의 철학자들은 원인과 결과, 가능성, 또는 빈번도의 관계들을 증명하지 못한다고 믿는다. 이들이 맞는다면, 그 사람이 소나타가 자기차라고 단정할 수 없다는 것이다. 자기 차라고 믿으며 다른 가능성은 자동적으로 배제한다. 이것은 조화의 법칙(Law of Parsimony)으로 설명이 된다. 이 법칙은 우리 모두에게 아주 익숙한 것이다. 즉, 우리는 가장 간단하게, 선명하고, 덜 복잡한 해답을 찾는다는 것이다. 그 사람의 경우, 즉각적으로 그것이 자기의 차이며 다른 가능성들을 생각해 보지도 않을 것이다. 우리는 이런 조화의 법칙을 하루에도 수천 번 쓰기 때문에 우리가 그런 법칙을 쓴다는 것조차 모르는 것이다.

그리고 환자들도 그들이 유해한 믿음들이 태도들(attitudes)를 검토할 때 이 법칙을 사용한다. 인지치료자의 역할 중 가장 중요한 것 중 하나는 그들이 외부적상황들을 평가할 때, 이 법칙을 다시 사용하게 해 주는 것이다.

방법

1) 환자들이 자신들의 행동에 대한 설명을 찾을 때, 그들로 하여금 가장 "간단한" 설명을 먼저 찾아내어 도와 준다. 가장 "간단한" 설명이란 것은 그들에게 가장 익숙한 가장 평범한 설명을 의미한다. 예를 들어, 환자가 치약을 짜내었는데 아무것도 나오지 않았다면, 그는 이것이 어떤 이해할 수 없는 물리적 법칙, 즉 모든 현상에는 반드시 그 반응이 있다는 법칙이 실행되지 않았다고 생각하지 않는다. 그러나 우리가 이미 토론한 바와 같이, 논리적으로는 치약을 짤 때마다 치약이 나오리라는 보장은 없는 것이다. 그러나 조화의 법칙(Law of Parsimony)은 우리로 하여금, 이런 모든 철학적 · 과학적 생각 없이 치약이 무언가에 의해 막혀 있거나 치약이 바닥이 났다고 단정짓게 한다.
2) 환자로 하여금 가장 쉬운(easiest)결론을 찾게 도와준다. 조화의 법칙(Law of Parsimony)은 우리에게 가장 에너지 소모가 적은 답을 찾아내라고 한다. 앞의 자동차에 대한 예가 좋은 예이다. 그 주차장에서 본 것이 자기차라고 결론짓는 것이 가장 에너지 소모가 적은 결론이다. 누가 그의 차를 훔치고 다른 같은 차로 대신해 놓았다는 등은 에너지 소모가 너무 크다. 우리의 뇌는 가장 적은 노력을 필요로 하는 설명을 선택하는 것이다.
3) 환자가 가장 덜 복잡한 답을 찾도록 도와준다. 복잡하고 난해한 해석(interpretation)보다는 가장 단순한 해석이 유용하다. 예를 들어, 프로이드계 정신치료자는 뱀을 두려워하는 여자의 경우, 뱀이 남성 성기와 비슷하고, 그 여자의 억압된 성적욕망이 남성성기와 비슷한 것은 그 성적욕망으로 하여금 공포증을 일으키게 한다고 설명할 수도 있다. 그러나 그 여자(대부분의 사람들)가 독사에 물리면 죽을 수도 있기 때문에 뱀을 무서워한다는 설명이 덜 복잡한 설명이다. 또, "그럼, 사람들이 왜 독이 없는 뱀들도 무서워하는가?"에 대한 답은 독이 있는 뱀과 없는 뱀들을 구분하기 어렵기 때문이다.

결론

조화의 법칙(Law of Parsimony)은 모든 낯선, 커다란 에너지소모량을 요구하는, 복잡한 설명들이 틀리다라는 것이 아니다. 이 법칙이 의미하는 것은 환자들은 가장 간단한 설명을 먼저 찾고, 그것이 옳지 않은 경우에만 더 복잡하고 비통상적인 설명을 찾아야 한다는 것을 의미한다.

환자에게 무엇이 진짜인가?
(What is real to patients?)

인지재구성치료의 철학적인 근원은 다른 심리학이나 정신과학과 공통점이 많다. 물질・정신의 분리가 그것인데, 물질적인 견해는 인간의 신체, 두뇌, 신경조직이며, 물리적인 원칙들이 우리의 몸도 지배한다. 인간의 신체는, 질량, 무게가 있고 객관적으로 관찰할 수 있고, 측정할 수 있으며, 원인-결과의 원칙에 따른다. Cautela 같은 행동치료자는 제거(extinction), 강화(reinforcement), 조건반응(conditioning) 등을 사용하는데, covert 은밀한, 정신적인란 단어를 인용했다. 따라서 초기발전단계부터 우리는 은밀한 조건반응(covert conditioning), 은밀한(정신적인) 탈감각법(covert desensitigation) 또는 은밀한(정신적) 회피반응(covert avoidance) 등이란 용어들을 사용해왔다. 은밀한(정신적인) 것인데도 불구하고 이런 치료법들은 신체적(물질적)인 변화를 일으키고, 원인-결과의 원칙을 따른다.

두 번째의 전층은, 정신주의(memtalism)이다. 이것은 길고 화려한 역사를 가지고 있다. "두뇌" 대신 "마음"이란 단어를 쓰며, 의지(volition), 선택(choice), 의무감(responsibility), 목적(purpose), 아는 것(knowing), 믿는 것(believing) 등을 강조하며, 이 정신주의에 의하면, 현상들은 공간내 존재하지 않는, 물질적 법칙에 따르지 않는, 외부적으로 관찰할 수 없는 것들로 표현된다. 정신주의적 철학과 Plato, Emanural Kant 등의 이상주의에 따르는 치료자들과 Rogerian 같은 인도주의를 따르는 초기 인지치료자들도 있고 실존주의 학파의 치료자들도 있다. 이들에게는 선택의 자유, 합리적인 결정과정, 자신의 행동에 대한 책임 등이 정신치료의 주요원칙들이었다.

인지치료는 다른 심리학과 같이, 물질주의/정신주의의 이중성에 장착되어 있다. 이 두 사상들을 타협하려는 의도는 늘 한 가지 문제에 봉착했다. "어떻게 마음이 신체에 영향을 주는가?", "선택과 목적 같은 정신적 개념들이 어떻게 신경세포들과 신경전달물질들과 기타 내분기 기능 등으로 설명할 수 있는가?", "어떻게 원인-결과 같은 물리적 개념들을 사용해 정신적 개념 즉 선택, 결정 또는 목적들을 설명할 수 있는가?" 등이다. 이런 토론들은 단순히 철학적 추상개념이 아니라 실제 치료상황에 자주 대두된다. Ryle(1949)은 마음과 물질의 이중성은 존재하지 않는다고 주장했다. 인류는 이 두 개의 다른 평행선적인 세계에 살고 있는 것이 아니고 이 두 가지의 견해는, 인간을 다른 두 가지 견해에서 보는 것 뿐이라고 주장했다. 어떤 한 가지 견해가 옳거나, 틀리거나 한 것도 아니고, 또 더 유용한 것도 아니다. 약물치료를 처방할 때는 약물의 약물 · 생리학적 효과와 부작용들을 고려해야 하지만, 정신치료는 결정과정들, 삶의 목적들 또는 선택 등을 고려해야 하는 차이가 있을 뿐이다. Ryle의 말을 인용하면 "사람들은 기계가 아니다. 영혼이 들어 있는 기계도 아니다. 그냥 한 개의 개체일 뿐이다."

인간의 특성은 단순하지 않다. 인간의 특성은 늘 변화하고, 움직이고 발전하는 여러 개의 층들로 이루어져 있다. 제일 표면에는 우리가 보고 느끼는 층이며, 제일 깊은 층은 깊은 의미와 이해를 포함하는 층이다. 성철스님의, "산은 산이요, 물은 물이로다."의 예를 보면, 언뜻 보기에는 산은 그냥 산이고 물은 그냥 물이지만, 그 다음층은 산이 풍화작용으로 오랜 세월을 걸쳐 그 모습을 바꾸고, 물도 형태와 여러 면에서 바꾸어 같은 물이 아니라는 층이지만, 제일 깊은 층의 더 깊은 깨달음을 담고 있는 층이다. 세상을 살아가면서 이 여러 개의 층들이 생겨난다. 별을 관측할 때 천문학자는 우주와 블랙홀(Black holes)와 우주의 운동법칙 등을 생각하지만, 점성학자는 별들의 위치가 어떻게 인간의 운명에 영향을 주는가를 점친다. 선장은 별들을 볼 때, 위도와 척도를 생각하며, 목사는 신의 창조의 신비를 생각한다. 그 제일 밑의 층에서, 우리가 생각하는 것을 보게 된다.

그렇다면, 어떤 것이 진짜 별들일까?, 어떤 것이 인류의 진짜 모습일까? 정답은 「이상 모두들이다」 다만 우리가 그 진짜 모습을 다른 방법들로 보고 있을 뿐이다.

어떤 환자들은 그 표면의 층에 갇혀서 그들이 행복해지고 건강해지기 위해서는 더 깊은 층으로 내려가야 한다. 어떤 것이 옳은 층이고, 어떤 층이 틀리다라는 차이는 존재하지 않는다. 다만, 사물을 볼 때, 어떤 견해가 그들에게 더 유효하고, 치료에 도움이 되는가만 존재한다.

참고문헌

Ackerman, R. (1965). *Theories of knowledge: A critical introduction*. New York: McGraw-Hill.

Adamson, B., & Gehlhaar, P. (1989). Cognitive structures in recovery from alcohol dependence: An examination of sex differences. Assisi, Italy: *Eighth International Congress on Personal Construct Psychology*.

Adler, A. (1964). The individual psychology of Alfred Adler: A systematic presentation in selections from his writings. New York: Harper & Row.

Alberti, R. (1987). *The professional edition of your perfect right: A manual for assertive trainers*. San Luis Obispo, CA: Impact Publishing.

Alberti, R. (1990). *A manual for assertiveness trainers: With 1995 supplement*. San Luis Obispo, CA: Impact Publishing.

Alberti, R., & Emmons, M. (1995). *Your perfect right: A guide to assertive living*. San Luis Obispo, CA: Impact Books.

Alexander, P. (1988). The therapeutic implications of family cognitions and constructs. *Journal of Cognitive Psychotherapy, 2*, 219-236.

Alford, B., & Beck, A. (1997). *The integrative power of cognitive therapy*. New York: Guilford.

Alford, B., Beck, A., Freeman, A., & Wright, F. (1990). Brief focused cognitive therapy of panic disorder. *Psychotherapy, 27*(2), 230-234.

Anderson, J. (1980). *Cognitive psychology and its implications*. San Francisco: Freeman.

Anderson, J. (1994). *Eye illusions*. New York: Modern Publishing.

Arnold, M. (1960). *Emotion and personality*. (Vols. 1-2). New York: Columbia University Press.

Aronson, E. (1980). *The social animal*. San Francisco: Freeman.

Ascher, L., & Cautela, J. (1972). Covert negative reinforcement: An experimental test. *Journal of Behavior Therapy and Experimental Psychiatry, 3*, 1-5.

Ascher, L., & Cautela, J. (1974). An experimental study of covert extinction. *Journal of Behavior Therapy and Experimental Psychiatry, 5*, 233-238.

Attneave, F. (1968). Triangles as ambiguous figures. *The American Journal of Psychology, 81*.

Aubut, L., & Ladouceur, R. (1978). Modification of self-esteem by covert positive reinforcement. *Psychological Reports, 42,* 1305–1306.

Avison, W., & Speechley, K. (1987). The discharged psychiatric patient: A review of social, social-psychological, and psychiatric correlates of outcome. *American Journal of Psychiatry. 144*(1), 10–18.

Ayer, A. (1952). *Language, truth and logic.* New York: Dover.

Ayer, A. (1984). *Philosophy in the twentieth century.* New York: Vintage.

Ayer, A., (1988). *The problem of knowledge.* New York: Penguin.

Azrin, N., Huchinson, R., & Hake, D. (1967). Attack, avoidance, and escape reactions to aversive shock. *Journal of the Experimental Analysis of Behavior, 10,* 131–148.

Baer, J., Marlatt, G., & Mc Mahon (Eds.) (1993). *Addictive behaviors across the life span.* Newbury Park, CA: Sage.

Bajtelsmit, J., & Gershman, L. (1976). Covert positive reinforcement: Efficacy and conceptualization. *Journal of Behavior Therapy and Experimental Psychiatry, 7,* 207–212.

Baker, S., & Kirsch, I. (1991). Expectancy mediators of pain perception and tolerance. *Journal of Personality and Social Psychology, 61*(3), 504–510.

Bakker, T. (1982). *Run to the roar.* Harrison, AR: New Leaf Press.

Banaji, M., & Prentice, D. (1994). The self in social contexts. *Annual Review of Psychology, 45,* 297–332.

Bandler, R. (1992). *Magic in action.* Cupertino, CA: Meta Publications.

Bandler, R. (1996). *Persuasion engineering.* Cupertino, CA: Meta Publications.

Bandler, R., & Grinder, J. (1979). *Frogs into princes.* Moab, UT: Real People Press.

Bandler, R., & Grinder, J. (1996). *Patterns of the hypnotic techniques of Milton H. Erickson, M.D.* Cupertino, CA: Metamorphous Press.

Bandura, A. (1977a). *Social learning theory.* Englewood Cliffs, NJ: Prentice-Hall.

Bandura, A. (1977b). Self-efficacy: Toward a unifying theory of behavior change. *Psychological Review, 84,* 191–215.

Bandura, A. (1978). Reflections on self efficacy. In S. Rachman (Ed.), *Advances in behaviour research and therapy* (*Vol. 1*). Oxford: Pergamon Press.

Bandura, A. (1982). Self-efficacy mechanism in human agency. *American Psychologist, 37,* 122–147.

Bandura, A. (1984). Recycling misconceptions of perceived self-efficacy. *Cognitive Therapy and Research, 8,* 231–255.

Bandura, A. (Ed.) (1995). *Self-efficacy in changing societies.* New York: Cambridge University Press.

Bandura, A. (1996). Ontological and epistemological terrains revisited. *Journal of Behavior Therapy and Experimental Psychiatry, 27* (4), 323–345.

Bandura, A. (1997). *Self-efficacy: The exercise of control.* New York: Freeman.

Bandura, A., Adams, N., Hardy, A., & Howells, G. (1980). Tests of the generality of self-efficacy theory. *Cognitive Therapy and Research, 4,* 39–66.

Bandura, A., & Barab, P. (1973). Process governing disinhibitory effects through symbolic modeling. *Journal of Abnormal Psychology, 82,* 1–9.

Bandura, A., Reese, L., & Adams, N. (1982). Microanalysis of actions and

fear arousal as a function of differential levels of perceived self-efficacy. *Journal of Personality and Social Psychology, 43*, 5-21.
Bandura, A., & Schunk, D. H. (1981). Cultivating competence, self-efficacy, and intrinsic interest through proximal self-motivation. *Journal of Personality and Social Psychology, 41*, 586-598.
Barlow, D., Agras, W., Leitenberg, H., Callahan, E., & Moore, R. (1972). The contribution of therapeutic instructions to covert sensitization. *Behavior Research and Therapy, 10*, 411-415.
Barlow, D., Leitenberg, H., & Agras, W. (1969). Experimental control of sexual deviation through manipulation of the noxious scene in covert sensitization. *Journal of Abnormal Psychology, 74*, 596-601.
Barlow, D., Reynolds, E., & Agras, W. (1973). Gender identity change in a transsexual. *Archives of General Psychiatry, 28*, 569-576.
Barry, D. (1994). *The world according to Dave Barry*. New York: Random House.
Barry, D. (1996). *Dave Barry in cyberspace*. New York: Crown Publishers.
Barry, D. (1997). *Dave Barry is from Mars and Venus*. New York: Crown.
Baumbacher, G. (1989). Signal anxiety and panic attacks. *Psychotherapy. 26*, 75-80.
Beatty, J., & Legewie, H. (Eds.) (1977). *Biofeedback and behavior*. New York: Plenum.
Beck, A. (1967). *Depression: Clinical, experimental, and theoretical aspects*. New York: Hoeber.
Beck, A. (1975). *Depression: Causes and treatment*. Philadelphia, PA: University of Pennsylvania.
Beck, A. (1993). *Cognitive therapy and the emotional disorders*. New York:American Library Trade.
Beck, A. (1996). Beyond belief: A theory of modes, personality, and psychopathology. In P. Salkovskis (Ed.), *Frontiers of cognitive therapy* (pp. 1-25). New York: Guilford.
Beck, A., Emery, G., & Greenberg, R. (1985). *Anxiety disorders and phobias: A cognitive perspective*. New York: Basic Books.
Beck, A., Freeman, A., & Associates (1990). *Cognitive therapy of personality disorders*. New York: Guilford.
Beck, A., Rush, A, Shaw, B., & Emery, G. (1979). *Cognitive therapy of depression*. New York: Guilford.
Beck, A., Wright, F., Newman, C., & Liese, B. (1993). *Cognitive therapy of substance abuse*. New York: Guilford.
Beck, J. (1995). *Cognitive therapy: Basics and beyond*. New York: Guilford.
Beck, J. (1996). Cognitive therapy of personality disorders. In P. Salkovskis (Ed.), *Frontiers of cognitive therapy* (pp. 165-181). New York: Guilford.
Beck, J. (1998). Changing core beliefs: Use of the core belief worksheet. In H. Rosenthal (Ed.), *Favorite counseling and therapy techniques*. Washington DC: Accelerated Development.
Beck, J. G., & Zebb, B. J. (1994). Behavioral assessment and treatment of panic disorder: Current status, future directions. *Behavior Therapy, 25*, 581-611.

Bedrosian, R., & Bozicas, G. (1993). *Treating family of origins problems: A cognitive approach*. New York: Guilford.

Bellezza, F., & Hoyt, S. (1992). The self-reference effect and mental cueing. *Social Cognition, 10*, 51-78.

Benedict, R. (1989). The effectiveness of cognitive remediation strategies for victims of traumatic head-injury: A review of the literature. *Clinical Psychology Review, 9*, 605-626.

Berger, J. (1977). *Ways of seeing*. New York: Penguin.

Berne, E. (1961). *Transactional analysis in psychotherapy: A systematic individual and social psychiatry*. New York: Grove Press.

Berne, E. (1964). *Games people play; The psychology of human relationships*. New York: Grove Press.

Bernstein, M., & Barker, W. (1989). *The search for Bridey Murphy*. New York: Doubleday.

Beyerstein, B. (1985). The myth of alpha consciousness. *The Skeptical Inquirer, 10*, Fall.

Binder, J., & Smokler, I. (1980). Early memories: A technical aid to focusing in time-limited dynamic psychotherapy. *Psychotherapy: Theory, Research and Practice, 17*, 52-62.

Birchwood, M., & Tarrier, N. (1994). *The psychological management of schizophrenia*. Chichester: Wiley.

Bistline, J., Jaremko, M., & Sobleman, S. (1980). The relative contributions of covert reinforcement and cognitive restructuring to test anxiety reduction. *Journal of Clinical Psychology, 36*, 723-728.

Block, J., & Yuker, H. (1989). *Can you believe your eyes?* New York: Gardner Press.

Blum, K. (1990). The "alcoholic" gene: DNA research may prove major breakthrough in search for genetic link (pamphlet). Houston, Texas: Neuro Genesis. Also published in *Professional Counselor*, Sept.-Oct., 1990.

Blum, K., & Trachtenberg, M. (1988). Alcoholism: Scientific basis of a neuropsychogenetic disease. *International Journal of the Addictions, 23*(8), 781-796.

Bobbitt, Linda. (1989). *A test of attributional equivalence classes*. Dissertation, University of Kansas.

Bohman, M., Sigvardsson, S., & Cloninger, R. (1981). Maternal inheritance of alcohol abuse: Cross-fostering analysis of adopted women. *Archives of General Psychiatry, 38*, 965-969.

Botwinick, J. (1961). Husband and father-in-law: A reversible figure. *American Journal of Psychology, 74*, 312-313.

Boudewyns, P., & Shipley, R. (1983). *Flooding and implosive therapy: Direct therapeutic exposure in clinical practice*. New York: Plenum.

Bowler, P. (1986). *The true believers*. North Ryde, Australia: Methuen Australia Pty.

Bradley, D., & Petry, H. (1977). Organizational determinants of subjective contour. *American Journal of Psychology, 90*, 253-262.

Brehm, J. (1966). *A theory of psychological reactance.* New York: Academic Press.

Brehm, J., Snres, L., Sensenig, J., & Shaban, J. (1966). The attractiveness of an eliminated choice alternative. *Journal of Experimental Social Psychology, 2,* 301-313.

Brenner, H. (1989). The treatment of basic psychological dysfunctions from a systemic point of view. *British Journal of Psychiatry, 155* (Suppl. 5), 74-83.

Breuer, J., & Freud, S. (translated by A. Brill). (1937). *Studies in hysteria: Miss Katharina.* New York: Nervous & Mental Disease Publishing Company.

Bricker, D., Young, J., & Flanagan, C. (1993). Schema-focused cognitive therapy: A comprehensive framework for characterological problems. In K. Kuehlwein & H. Rosen (Eds.), *Cognitive therapies in action* (pp. 88-125). San Francisco: Jossey-Bass.

Bromley, D. (1977). Natural language and the development of the self. In H. Howe, Jr. (Ed.) *Nebraska Symposium on Motivation, 25,* Lincoln, NB: University of Nebraska Press.

Brown, B. (1974). *New mind, new body.* New York: Harper & Row.

Brown, C. W., & Ghiselli, E. (1955). *Scientific method in psychology.* New York: McGraw-Hill.

Brownell, K., Hayes, S., & Barlow, D. (1977). Patterns of appropriate and deviant sexual arousal: The behavioral treatment of multiple sexual deviation. *Journal of Consulting and Clinical Psychology, 45,* 1144-1155.

Bruhn, A. (1990a). Cognitive-perceptual theory and the projective use of autobiographical memory. *Journal of Personality Assessment, 55,* 95-114.

Bruhn, A. (1990b). *Earliest childhood memories: Theory and application to clinical practice.* (Vol. 1). New York: Praeger.

Bruner, J., Goodnow, J., & Austin, G. (1956). *A study of thinking.* New York: Wiley.

Brunn, A., & Hedberg, A. (1974). Covert positive reinforcement as a treatment procedure for obesity. *Journal of Community Psychology, 2,* 117-119.

Buchanan, G., & Seligman, M. (1995). *Explanatory style.* Hillsdale, NJ: Erlbaum.

Bugelski, B. (1970). Words and things and images. *American Psychologist, 25,* 1002-1012.

Buglione, S., DeVito, A., & Mulloy, J. (1990). Traditional group therapy and computer-administered treatment for test anxiety. *Anxiety Research, 3,* 33-39.

Bulfinch, T. *Bulfinch's mythology: The age of fable; the age of chivalry; legends of Charlemagne.* New York: Thomas Y. Crowell.

Burns, D. (1980). *Feeling good: The new mood therapy.* New York: Morrow.

Burns, D. (1989). *The feeling good handbook.* New York: Penguin.

Butler, P. (1992). *Self-assertion for women.* Revised edition. San Francisco: Harper.

Cameron, N. (1963). *Personality development and psychopathology: A dynamic approach.* Boston: Houghton Mifflin.

Cannon, W. (1998). Hypnotically enhanced interactive cognitive rehearsal. In H. Rosenthal (Ed.), *Favorite counseling and therapy techniques*. Washington, DC: Accelerated Development.

Carlson, J., & Seifert, R. (1994). *Clinical applied psychophysiology*. New York: Plenum.

Carson, R., & Sanislow III, C. (1993). The Schizophrenias. In P. Sutker & H. Adams, *Comprehensive handbook of psychopathology*. New York: Plenum.

Casey, B., & Mc Mullin, R. (1976). *Cognitive restructuring therapy package*. Lakewood, Colorado: Counseling Research Institute.

Casey, B., & Mc Mullin, R. (1985). *Cognitive restructuring therapy package. 2nd Ed.* Lakewood, Colorado: Counseling Research Institute.

Cassidy, J., Easton, M., Capelli, C., Singer, A., & Bilodeau, A. (1996). Cognitive remediation of persons with severe and persistent mental illness. *Psychiatric Quarterly*. *67*, 4, 313-321.

Cautela, J. (1966). Treatment of compulsive behavior by covert sensitization. *Psychological Record, 16*, 33-41.

Cautela, J. (1967). Covert sensitization. *Psychological Record, 20*, 459-468.

Cautela, J. (1970). Covert reinforcement. *Behavior Therapy, 1*, 33-50.

Cautela, J. (1971a). Covert extinction. *Behavior Therapy, 2*, 192-200.

Cautela, J. (1971b). Covert conditioning. In A. Jacobs, & L. Sachs (Eds.). *The psychology of private events: Perspectives on covert response systems*. New York: Academic Press.

Chadwick, P., Birchwood, M., & Trower, P. (1996). *Cognitive therapy for delusions, voices and paranoia*. Chichester: Wiley.

Chandler, G., Burck, H., Sampson, J., & Wray, R. (1988). The effectiveness of a generic computer program for systematic desensitization. *Computers in Human Behavior, 4*, 339-346.

Chemtob, C., Hamada, R., Novaco, R., & Gross, D. (1997). Cognitive- behavioral treatment for severe anger in post traumatic stress disorder. *Journal of Counseling and Clinical Psychology, 65* (1), 184-189.

Cheng, P., & Novick, L. (1990). A probabilistic contrast model of causal induction. *Journal of Personality and Social Psychology, 58*, 545-567.

Cipher, D., & Fernandez, E. (1997). Expectancy variables predicting tolerance and avoidance of pain in chronic pain patients. *Behaviour Research and Therapy, 35* (5), 437-444.

Clark, J., & Jackson, J. (1983). *Hypnosis and behavior therapy*. New York: Springe.

Clarke, J., & Saunders, J. (1988). *Alcoholism and problem drinking: Theories and treatment*. Sydney, Australia: Pergamon.

Cloitre, M., Shear, K., Cancienne, J., & Zeitlin, S. (1994). Implicit and explicit memory for catastrophic associations to bodily sensation words in panic disorder. *Cognitive Therapy and Research, 18*, 225-240.

Cloninger, R., Bohman, M., & Sigvardsson, S. (1981). Inheritance of alcohol abuse: Cross-fostering analysis of adopted men. *Archives of General Psychiatry, 38*, 861-868.

Coleman, V. (1998). Lifeline. In H. Rosenthal (Ed.), *Favorite counseling and therapy techniques*. Washington, DC: Accelerated Development.

Corrigan, R. (1992). The relationship between causal attributions and judgments of the typicality of events described by sentences. *British Journal of Social Psychology, 31*, 351-368.

Corsini, R. (1957). *Methods of group psychotherapy.* New York: McGraw-HIll.

Corsini, R. (Ed.) (1981). *Handbook of innovative psychotherapies.* New York: Wiley.

Corsini, R. (1994). *Current psychotherapies.* (5th edition). Itaska, IL: F.E. Peacock Publishing.

Corsini, R. (1998). Turning the tables on the client: Making the client the counselor. In H. Rosenthal (Ed.), *Favorite counseling and therapy techniques.* Washington, DC: Accelerated Development.

Corsini, R., & Ozaki, B. (Eds.) (1984). *Encyclopedia of psychology* (Vol. 1-4). New York: Wiley.

Corsini, R., & Wedding, D. (1987). *Encyclopedia of psychology.* Canada: John Wiley and Sons.

Coursey, R. (1989). Psychotherapy with persons suffering from schizophrenia: The need for a new agenda. *Schizophrenia Bulletin, 15* (3), 349-353.

Cox, R. (Ed.). (1973). *Religious systems and psychotherapy*. Springfield, IL: Charles Thomas.

Cox, R. (1998). The use of symbols and rituals in psychotherapy. In H. Rosenthal (Ed.), *Favorite counseling and therapy techniques.* Washington, DC: Accelerated Development.

Crooke, W. (1926). *Religion and folklore of Northern India.* Oxford: Oxford University.

Csikszentmihalyi, M., & Beattie, O. (1979). Life themes: A theoretical and empirical exploration of their origins and effects. *Journal of Humanistic Psychology, 19*, 45-63.

Dallenbach, K. (1951). A puzzle-picture with a new principle of concealment. *American Journal of Psychology, 64*, 431-433.

Dalyell, J. (1835). *The darker superstitions of Scotland.* Glasgow.

Damasio, A. (1994). *Descartes' error: Emotion, reason, and the human brain.* New York: G.P. Putnam's Sons.

Dattilio, F. (1998). The SAEB system (symptoms, automatic thoughts, emotions, and behavior) in the treatment and conceptualization of panic attacks. In H. Rosenthal (Ed.), *Favorite counseling and therapy techniques.* Washington DC: Accelerated Development.

Dattilio, F. & Freeman, A. (1994). *Cognitive-behavioral strategies in crisis intervention.* New York: Guilford.

David, A. (1990). Insight and psychosis. *British Journal of Psychiatry, 156*, 798-808.

Davidson, P. (1997). *Adagio: Music for relaxation.* New York: Healing Arts Video.

Davis, K., & Moore, W. (1945). Some principles of stratification. *American Sociological, 10*, 242-249.

Deitrich, R. (1988). Genetics of alcoholism: An overview. *Australia Drug and Alcohol Review, 7*, 5-7.

De Quieroz, E. (1995). *Dedalus book of Portuguese fantasy.* New York: Hippocrene Books.

de Villiers, P. (1974). The law of effect and avoidance: A quantitative relation between response rate and shock frequency reduction. *Journal of the Experimental Analysis of Behavior, 21*, 223–235.

Dewey, J. (1886). *Psychology*. New York: Harper.

Dewey, J. (1920). *Reconstruction in philosophy*. New York: Henry Holt.

Dilts, R., Grinder, J., Bandler, R., DeLozier, J., & Cameron-Bandler, L. (1979). *Neuro-linguistic programming 1*. Cupertino, CA: Metal.

DiMattia, D., & Lega, L. (1990). *Will the real Albert Ellis please stand up?* New York: Institute for Rational-Emotive Therapy.

Dobson, K. (1989). A meta-analysis of the efficacy of cognitive therapy for depression. *Journal of Consulting and Clinical Psychology, 57*, 414–419.

Dobson, K., & Kendall, P. (Eds.) (1993). *Psychopathology and cognition*. San Diego: Academic Press.

Donnelly, C., & Dumas, J. (1997). Use of analogies in therapeutic situations: An analog study. *Psychotherapy, 34*(2), Summer, 124–132.

Drury, V., Birchwood, M., Cochrane, R., & Macmillan, F. (1996). Cognitive therapy and recovery from acute psychosis: A controlled trial. *British Journal of Psychiatry, 169*, 593-601.

Duhl, B. (1983). *From the inside out and other metaphors*. New York: Brunner/Mazel.

Dunlap, K. (1932). *Habits: Their making and unmaking*. New York: Liveright.

Dyer, W. (1993). *Your erroneous zones*. Reprint edition. New York: Harper Mass Market Paperbacks.

Edwards, D. (1990). Cognitive therapy and the restructuring of early memories through guided imagery. *Journal of Cognitive Psychotherapy, 4*, 33–50.

Elkin, I., Shea, T., Watkins, J., Imber, S., Sotsky, S., Collins, J., Glass, D., Pilkonis, P., Leber, W., Docherty, J., Fiester, S., & Parloff, M. (1989). NIMH Treatment of Depression Collaborative Research Program. *Archives of General Psychiatry, 46*, 971–982.

Ellis, A. (1962). *Reason and emotion in psychotherapy*. New York: Lyle Stuart.

Ellis, A. (1971). *Growth through reason: Verbatim cases in rational-emotive therapy*. Hollywood, CA: Wilshire Books.

Ellis, A. (1973). *Humanistic psychotherapy: The rational-emotive approach*. New York: Julian Press.

Ellis, A. (1974) *Techniques for disputing irrational beliefs (DIB'S)*. New York: Institute for Rational Living, Inc.

Ellis, A. 1975). The rational-emotive approach to sex therapy. *Counseling Psychologist, 5*, 14–22.

Ellis, A. (1985). *Overcoming resistance: Rational-emotive therapy with difficult clients*. New York: Springer.

Ellis, A. (1988a). *How to stubbornly refuse to make yourself miserable about anything—yes, anything!* Melbourne, Australia: The Macmillan Company of Australia.

Ellis, A. (1988b). Are there "rationalist" and "constructivist" camps of the cognitive therapies? A response to Michael Mahoney. *Cognitive Behaviorist, 10*(2), 13–17.

Ellis, A. (1991). Rational-emotive family therapy. In A. Horne & M. Ohlsen (Eds.), *Family counseling and therapy* (pp. 302-328). Itasca, IL: Peacock.

Ellis, A. (1995). *Better, deeper, and more enduring brief therapy : The rational emotive behavior therapy approach.* New York: Brunner/Mazel.

Ellis, A. (1996). *Reason and emotion in psychotherapy: A comprehensive method of treating human disturbance.* (Revised). New York: Citadel.

Ellis, A. (1998). Vigorous disputing of irrational beliefs in rational-emotive behavior therapy (REBT). In H. Rosenthal (Ed.), *Favorite counseling and therapy techniques*. Washington, DC: Accelerated Development.

Ellis, A., & Abrahms, E. (1978). *Brief psychotherapy in medical and health practice.* New York: Springer.

Ellis, A., & Dryden, W. (1996). *The practice of rational emotive behavior therapy.* New York: Springer.

Ellis, A., Gordon, J., Neenan, M., & Palmer, S. (1996). *Stress counseling: A rational emotive behavioral approach.* New York: Cassell.

Ellis, A., & Grieger, R. (Eds.) (1977). *Handbook of rational-emotive therapy.* New York: Springer.

Ellis, A., & Harper, R. (1961). *A guide to rational living.* Hollywood, CA: Wilshire Books.

Ellis, A., & Harper, R. (1971). A *guide to successful marriage.* Hollywood, CA: Wilshire Books.

Ellis, A., & Harper, R. (1975). *A new guide to rational living (2nd ed.).* Hollywood, CA: Wilshire Books.

Ellis, A., & Harper, R. (1998). *A guide to rational living. (3rd ed.).* Hollywood, CA: Wilshire Books.

Ellis, A., & Lange, A. (1995). *How to keep people from pushing your buttons.* New York: Birch Lane.

Ellis, A., McInerney, J., DiGiuseppe, R., & Yeager, R. (1988). *Rational-emotive therapy with alcoholics and substance abusers.* New York: Pergamon.

Ellis, A., Sichel, J., Yeager, R., DiMattia, D., & DiGiuseppe, R. (1989). *Rational-emotive couples therapy.* Boston: Allyn & Bacon.

Ellis, A., & Tafrate, R. (1997). *How to control your anger before it controls you.* New York: Birch Lane Press.

Ellis, A., & Velten, E. (1992). *Rational steps to quitting alcohol.* Fort Lee, NJ: Barricade Books.

Ellis, A., & Whiteley, J. (Eds.) (1979). *Theoretical and empirical foundations of rational-emotive therapy.* Monterey, CA: Brooks/Cole.

Ellis, A., Wolfe, J., & Moseley, S. (1966) *How to raise an emotionally healthy, happy child.* Hollywood, CA: Wilshire Books.

Ellis, A., & Yeager, R. (1989). *Why some therapies don't work: The dangers of transpersonal psychology*. New York: Prometheus.

Ellis, W. (1939). *A source book of gestalt psychology.* New York: Harcourt, Brace and Co.

Engum, E., Miller, F., & Meredith, R. (1980). An analysis of three parameters of covert positive reinforcement. *Journal of Clinical Psychology, 36,* 301-309.

Erickson, M. (1982). *My voice will go with you: The teaching tales of Milton H. Erickson M.D.* (S. Rosen, ed.). New York: Norton.

Erickson, M., & Rossi, E. (1981). *Experiencing hypnosis: Therapeutic approaches to altered states.* New York: Irvington.

Escher, M. (1971). *The graphic work of M.C. Escher.* New York: Ballantine.

Fagan, M., & Shepherd, I. (1970). *Gestalt therapy now.* Palo Alto, CA: Science & Behavior Books.

Farber, I. (1963). The things people say to themselves. *American Psychologist, 18,* 187–197.

Fearnside, W., & Holther, W. (1959). *Fallacy: The counterfeit of argument.* Englewood Cliffs, NJ: Prentice-Hall.

Feder, B., & Ronall, R. (Eds.) (1980). *Beyond the hot seat: Gestalt approaches to group.* New York: Brunner/Mazel.

Fernberger, S. (1950). An early example of a "hidden-figure" picture. *American Journal Psychology, 63,* 448–449.

Festinger, L. (1957). *A theory of cognitive dissonance.* Stanford, CA: Stanford University Press.

Festinger, L. (1964). *Conflict, decision, and dissonance.* Stanford, CA: Stanford University Press.

Fishbein, M., & Ajzen, 1. (1975). *Belief, attitude, intention, and behavior.* Reading, MA: Addison-Wesley.

Fisher, G. (1967). Measuring ambiguity. *American Journal of Psychology, 80,* 541-557.

Fisher, G. (1968). Ambiguity of form: Old and new. *Perception and Psychophysics, 3,*189.

Flannery, R. (1972). A laboratory analogue of two covert reinforcement procedures. *Journal of Behavior Therapy and Experimental Psychiatry, 3,* 171–177.

Flemming, D. (1967). Attitude: The history of a concept. *Perspectives in American History, 1,* 287–365.

Foree, D., & Lo Lordo, V. (1975). Stimulus-reinforcer interactions in the pigeon: The role of electric shock and the avoidance contingency. *Journal of Experimental Psychology: Animal Behavior Processes, 104,* 39–46.

Fornander, A. (1996). *Ancient history of the Hawaiian people.* Honolulu, HI: Mutual Publishing.

Fowles, D. (1993). Biological variables in psychopathology: A psychobiological perspective. In P. Sutker & H. Adams, *Comprehensive handbook of psychopathology.* New York: Plenum Press.

Foy, D. (Ed.) (1992). *Treating PTSD: Cognitive-behavioral strategies.* New York: Guilford.

Frankl, V. (1959). *From deathcamp to existentialism.* Boston: Beacon Press.

Frankl, V. (1972). The feeling of meaninglessness: A challenge to psychotherapy. *American Journal of Psychoanalysis, 32,* 85–89.

Frankl, V. (1977). *The doctor and the soul: From psychotherapy to logotherapy.* New York: Knopf.

Frankl, V. (1978). *Psychotherapy and existentialism.* New York: Simon & Schuster.

Frankl, V. (1980). *Man's search for meaning: An introduction to logotherapy.* New York: Simon & Schuster.

Franklin, R. (1994). *Overcoming the myth of self-worth: Reason and fallacy in what you say to yourself.* Appleton, WI: R. L. Franklin.

Free, M. (1999). Cognitive therapy in groups: Guidelines & resources for practice. Brisbane, Australia: John Wiley & Sons.

Freeman, A. (1993). A psychosocial approach for conceptualizing schematic development for cognitive therapy. In K. Kuhlwein & H. Rosen (Eds.), *Cognitive therapies in action: Evolving innovative practice.* San Francisco: Jossey-Bass.

Freeman, A. (1994). *Depression: A cognitive therapy approach—a viewer's manual.* (Video). New York: New Bridge Communications.

Freeman, A., & Dattilio, F. (Eds.) (1992) *Comprehensive casebook of cognitive therapy.* New York: Plenum Press.

Freeman, A., & Dewolf, R. (1993). *The 10 dumbest mistakes smart people make and how to avoid them: Simple and sure techniques for gaining greater control of your life.* New York: Harper Perennial.

Freeman, A., Dewolf, R., & Beck, A. (1992). *Woulda, coulda, shoulda: Overcoming regrets, mistakes, and missed opportunities.* New York: Harper Perennial Library.

Freeman, A., & Eimer, B. (1998). *Pain management psychotherapy: A practical guide.* New York: John Wiley & Sons.

Freeman, A., Pretzer, J., Fleming, B., & Simon, K. (1990). *Clinical application of cognitive therapy.* New York: Plenum Press.

Freeman, A., & Reinecke, M. (1993). *Cognitive therapy of suicidal behavior.* New York: Springer.

Freeman, A., Simon, K., Beutler, L., & Arkowitz, H. (Eds.) (1989). *Comprehensive handbook of cognitive therapy.* New York: Plenum Press.

Freud, S. (1933). New introductory lectures on psychoanalysis. *The Standard Edition of the Complete Psychological Works (Vol.* xxii), J. Strachey (Trans. and Ed.). New York: Norton.

Freund, P. (1965). *Myths of creation.* New York: Washington Square Press.

Frijda, N., Markam, S., Sato, K., & Wiers, R. (1995). Emotions and emotion words. In J. Russell, Jose-Miguel Fernandez-Dols, & Manstead, A. (Eds.) *Everyday conceptions of emotions: An introduction to the psychology, anthropology and linguistics of emotion.* Dordrecht, the Netherlands: Kluwer Academic.

Fujita, C. (1986). *Morita therapy: A psychotherapeutic system for neurosis.* Tokyo: Igaku-Shoin Medical Publishing.

Gallant, D. (1987). *Alcoholism: A guide to diagnosis, intervention, and treatment.* New York: Norton.

Garcia, J., & Koelling, R. (1966). The relation of cue to consequence in avoidance learning. *Psychonomic Science, 4,* 123-124.

Gardner, M. (1957). *Fads and fallacies.* New York: Dover.

Gardner, M. (1981). *Science: Good, bad and bogus.* Buffalo, NY: Prometheus Books.

Gardner, M. (1991). *The new age: Notes of a fringe watcher.* Buffalo, NY: Prometheus.

Gendlin, E. (1962). *Experiencing and the creation of meaning: A philosophical and psychological approach to the subjective.* New York: The Free Press of Glencoe.

Gendlin, E. (1964). A theory of personality change. In P. Worchel & D. Byrne (Eds.), *Personality change.* New York: Wiley.

Gendlin, E. (1967). Focusing ability in psychotherapy, personality and creativity. In J. Shlien (Ed.), *Research in psychotherapy* (Vol.3). Washington, DC: American Psychological Association.

Gendlin, E. (1969). *Focusing. Psychotherapy: Theory, Research, and Practice, 6,* 4–15.

Gendlin, E. (1981). *Focusing.* New York: Everest House.

Gendlin, E. (1991). On emotion in therapy. In J. Safran & L. Greenberg (Eds.) *Emotion, psychotherapy, and change* (pp. 255–279). New York: Guilford.

Gendlin, E. (1992a). The primacy of the body, not the primacy of perception. *Man and World, 25,* 341–353.

Gendlin, E. (1992b). The wider role of bodily sense in thought and language. In M. Sheets-Johnstone (Ed.), *Giving the body its due* (pp. 192–207). Albany: State University of New York Press.

Gendlin, E. (1996a). *Focusing-oriented psychotherapy : A manual of the experiential method.* New York: Guilford.

Gendlin, E. (1996b). The use of focusing in therapy. In J. Zeig (Ed.), *The evolution of psychotherapy.* New York: Brunner/Mazel.

Gendlin, E., Beebe, J., Cassues, J., Klein, M., & Oberlander, M. (1968). Focusing ability in psychotherapy, personality and creativity. *Research in Psychotherapy, 3,* 217–241.

Gholson, B. (1980). *The cognitive-developmental basis of human learning: Studies in hypothesis testing.* New York: Academic Press.

Giles, T. (1979). Some principles of intervention in the absence of therapeutic alliance. *Transactional Analysis Journal, 9,* 294–296.

Giles, T. (Ed). (1993a). *Handbook of effective psychotherapy.* New York: Plenum.

Giles, T. (1993b). *Managed mental health care: A guide for practitioners, employers, and hospital administrators.* Boston: Allyn & Bacon.

Gillison, G. (1993). *Between culture and fantasy: A New Guinea highlands mythology.* Chicago: University of Chicago Press.

Glasser, W. (1989). *Control theory in the practice of reality therapy.* New York: HarperCollins.

Glasser, W. (1998). Reality therapy and choice theory. In H. Rosenthal (Ed.). *Favorite counseling and therapy techniques.* Washington, DC: Accelerated Development.

Goffman, E. (1961). *Encounters.* Indianapolis: Bobbs Merrill.

Goffman, E. (1971). *The presentation of self in everyday life.* New York: Basic Books.

Goffman, E. (1980). *Forms of talk.* Philadelphia: University of Pennsylvania Press.

Goffman E. (1987). *Asylums: Essays on the social situation of mental patients and other inmates.* New York: Penguin.
Goldfried, M. (1971). Systematic desensitization as training in self-control. *Journal of Consulting and Clinical Psychology, 37,* 228-234.
Goleman, D. (1977). *The varieties of the meditative experience.* New York: Dutton.
Goodwin, D., Schulsinger, F., Hermansen, L., Guse, S., & Winokur, G. (1973). Alcohol problems in adoptees raised apart from alcoholic biological parents. *Archives of General Psychiatry, 28,* 238-45.
Goodwin, D., Schulsinger, F., Moller, N., Hermansen, L., Winokur, G., & Guse, S. (1974). Drinking problems in adopted and non-adopted sons of alcoholics. *Archives of General Psychiatry, 31,* 164-69.
Gordon, D. (1978). *Therapeutic metaphors.* Cupertino, CA: Metal.
Gotestam, K., & Melin, L. (1974). Covert extinction of amphetamine addiction. *Behavior Therapy, 5,* 90-92.
Gould, R., Clum, G., & Shapiro, D. (1993). The use of bibliotherapy in the treatment of panic: A preliminary investigation. *Behavior Therapy, 24,* 241-252.
Graham, S., & Folkes, V. (1990). *Attribution theory: Application to achievement, mental health and interpersonal conflict.* Hillsdale, NJ: Erlbaum.
Greenberg, L. (Ed.) (1974). *Psychodrama: Theory and therapy.* New York: Behavioral Publications.
Greenfeld, D., Strauss, J., Bowers. M., & Mandelkern, M. (1989). Insight and interpretation of illness in recovery from psychosis. *Schizophrenia Bulletin, 15*(2), 245-252.
Greenstone, J., & Leviton, S. (1979). *The crisis intervention: A handbook for interveners* (Vol. 1) Dallas: Crisis Management Workshops.
Greenstone, J., & Leviton, S. (1980). *The crisis intervener's handbook* (Vol. 2). Dallas: Rothschild.
Greenstone, J., & Leviton, S. (1983). *Crisis intervention: A handbook for interveners.* Dubuque, IA: Kendall-Hunt.
Gregory, R. (1977). *Eye and brain: The psychology of seeing.* New York: World University Library.
Gregory, R. (1987). *The Oxford companion to the mind.* Oxford: Oxford University Press.
Grinder, J., & Bandler, R. (1975). *The structure of magic, 1.* Palo Alto: Science and Behavior Books.
Grinder, J., & Bandler, R. (1982). *Reframing: Neuro-linguisuc programming and the transformation of meaning.* Moab, UT: Real People Press.
Grof, S. (1975). *Realms of the human unconscious: Observations from LSD research.* New York: Viking Press.
Grof, S. (1980). Realms of the human unconscious: Observations from LSD research. In R. Walsh & F. Vaughan (Eds.), *Beyond ego: Transpersonal dimensions in psychology.* Los Angeles: Tarcher.
Guidano, V. (1987). *Complexity of the self: A developmental approach to psychopathology and therapy.* New York: Guilford.
Guidano, V. (1991). *The self in process: Toward a post-rationalist cognitive therapy.* New York: Guilford.

Guidano, V., & Liotti, G. (1983). *Cognitive processes and emotional disorders: A structural approach to psychotherapy.* New York: Guilford.

Haaga, D., Dyck, M., & Ernst, D. (1991). Empirical status of cognitive theory of depression. *Psychological Bulletin, 110,* 215-236.

Hatcher, C., & Himelstein, P. (Ed.) (1996). *The handbook of gestalt therapy.* New York: Jason Aronson.

Hauck, P. (1967). *The rational management of children.* New York: Libra Publishers.

Hauck, P. (1980) *Brief counseling with RET.* Philadelphia, PA: Westminster Press.

Hauck, P. (1991). *How to get the most out of life.* Louisville, KY: Westminster John Knox Press.

Hauck, P. (1992). *Overcoming the rating game: Beyond self-love, beyond self-esteem.* Louisville, KY: Westminster John Knox Press.

Hauck, P. (1994). *Overcoming the rating game: Beyond self-love, beyond self-esteem.* Louisville, KY: Westminster John Knox Press.

Hauck, P. (1998). Assertion strategies. In H. Rosenthal (Ed.), *Favorite counseling and therapy techniques.* Washington, DC: Accelerated Development.

Havens, R. (Ed.) (1985). *The wisdom of Milton H. Erickson.* New York: Irvington.

Hawkins, R. (1992). Self-efficacy: A predictor but not a cause of behavior. *Journal of Behavior Therapy and Experimental Psychiatry, 23,* 251-256.

Hayes, S. (1995). Why cognitions are not causes. *The Behavior Therapist, 18,* 59-60.

Hayes, S., Brownell, K., & Barlow, D. (1978). The use of self-administered covert sensitization in the treatment of exhibitionism and sadism. *Behavior Therapy, 9,* 283-289.

Hayes, S., Strosahl, K., & Wilson, K. (1996). *Acceptance and commitment therapy: Understanding and treating human suffering.* New York: Guilford.

Hayes, S., & Wilson, K. (1994). Acceptance and commitment therapy: Altering the verbal support for experiential avoidance. *The Behavior Analyst, 17,* 289-303.

Hayes, S., Wilson, K., Gifford, E., Follette, V., & Strosahl, K. (1996). Experimental avoidance and behavioral disorders: A functional dimensional approach to diagnosis and treatment. *Journal of Consulting and Clinical Psychology.*

Haygood, R., & Bourne, L. (1965). Attribute and rule learning aspects of conceptual behavior. *Psychological Review, 72,* 175-195.

Hays, P. (1995). Multicultural applications of cognitive-behavior therapy. *Professional Psychology: Research and Practice, 26*(3), 309-315.

Heimberg, R., & Juster, H. (1995). Cognitive-behavioral treatments: Literature review. In R. Heimberg, M. Liebowitz, D. Hope, & F. Schneier, *Social phobia: Diagnosis, assessment, and treatment* (pp. 261-309). New York: Guilford.

Herrnstein, R. (1969). Method and theory in the study of avoidance. *Psychological Review, 76,* 49-69.

Hineline, P., & Rachlin, H. (1969). Escape and avoidance of shock by pigeons pecking a key. *Journal of the Experimental Analysis of Behavior, 12*, 533–538.

Hobson, A., & McCarley, R. (1977). The brain as a dream state generator: An activation synthesis hypothesis of the dream process. *American Journal of Psychiatry, 134*(12), 1335–1348.

Holton, G. (1993). *Science and anti-science.* Cambridge: Harvard University Press.

Homme, L. (1965). Perspectives in psychology: XXIV control of coverants, the operants mind. *The Psychological Record, 15*, 501–511.

Hoogduin, K., de Haan, E., Schaap, C., & Arts, W. (1987). Exposure and response prevention in patients with obsessions. *Acta Psychiatrica Belgica, 87*, 640–653.

Horibuchi, S. (Ed.) (1994a). *Stereogram.* San Francisco, CA: Cadence Books.

Horibuchi, S. (Ed.) (1994b). *Super Stereogram.* San Francisco, CA: Cadence Books.

Hovland, C., & Janis, I. (1959). *Personality and persuasibility.* New Haven: Yale University Press.

Huijing, R. (1994). *The Dedalus book of Dutch fantasy.* New York: Hippocrene Books.

Hull, C. (1943). *Principles of behavior.* New York: Appleton–Century–Crofts.

Ivaldi Cdtud, A. (1995). *Hungarian fantasy.* (CD Audio). New York: Tudor Records.

Ivey, A., Ivey, M., & Simek–Morgan, L. (1993). *Counseling and psychotherapy: A multicultural perspective.* Boston: Allyn & Bacon.

Jacobs, H. (1993). *Behavior analysis guidelines and brain injury rehabilitation: People, principles, and programs.* Gaithersburg, Maryland: Aspen Publishers.

Jacobson, E. (1974). *Progressive relaxation.* Chicago: University of Chicago Press.

Jaeger, J., Berns, S., Tigner, A., & Douglas, E. (1992). Remediation of neuropsychological deficits in psychiatric populations: Rationale and methodological considerations. *Psychopharmacological Bulletin, 28*, 367–390.

Jamison, C., & Scogin, F. (1995). Outcome of cognitive bibliotherapy with depressed adults. *Journal of Consulting and Clinical Psychology, 63*, 644–650.

Jellinek, E. (1960). *The disease concept of alcoholism.* New Haven: Hillhouse Press.

Johnson, D. (1972). *A systematic introduction to the psychology of thinking.* New York: Harper and Row.

Joyce, K. (1994). *Astounding optical illusions.* New York: Sterling.

Kamin, L. (1956). Effects of termination of the CS and avoidance of the US on avoidance learning. *Journal of Comparative and Physiological Psychology, 49*, 420–424.

Kamin, L., Brimer, C., & Black, A. (1963). Conditioned suppression as a monitor of fear of the CS in the course of avoidance training. *Journal of Comparative and Physiological Psychology, 56*, 497–501.

Kazdin, A., & Smith, G. (1979). Covert conditioning: A review and evaluation. *Advances in Behavior Research and Therapy, 2,* 57–98.

Keenan, J., Golding, J., & Brown, P. (1992). Factors controlling the advantage of self-reference over other-reference. *Social Cognition, 10,* 79–94.

Kelleher, R. (1966). Conditioned reinforcement in second order schedules. *Journal of the Experimental Analysis of Behavior, 9,* 475–485.

Kelley, H. (1972). *Causal schemata and the attribution process.* Morristown, NJ: General Learning Press.

Kelly, G. (1955). *The psychology of personal constructs.* New York: Norton, 1955.

Kelly, G. (1980). A psychology of the optimal man. In A. Landfield & L. Leitner (Eds.), *Personal construct psychology: Psychotherapy and personality.* New York: Wiley.

Kendall, P. (Ed.) (1991). *Child and adolescent therapy: Cognitive-behavioral procedures.* New York: Guilford.

Kimura, R. (1998). Death and dying in Japan. In *Bioethics in the coming millennium.* Honolulu, HI: 1998 Bioethics Conference, St. Francis Medical Center.

Kingdon, D., & Turkington, D. (1991a). Preliminary report: The use of cognitive behavior and a normalizing rationale in schizophrenia. *Journal of Nervous and Mental Disease,* 179, 207–211.

Kingdon, D., & Turkington, D. (1991b). A role for cognitive therapy in schizophrenia? (Editorial). *Social Psychiatry & Psychiatric Epidemiology, 26,* 101–103.

Kingdon, D., & Turkington, D. (1994). *Cognitive-behavioral therapy of schizophrenia.* New York: Guilford.

Kitayama, S., & Markus, H. (1994). *Emotion and culture: Empirical studies of mutual influence.* Washington, DC: American Psychological Association.

Klemke, E. (Ed.) (1983). *Contemporary analytic and linguistic philosophies.* Buffalo, New York: Prometheus Books.

Klinger, E. (1980). Therapy and the flow of thought. In J. Shorr, G. Sobel, P. Robin, & J. Connella (Eds.), *Imagery: Its many dimensions and applications.* New York: Plenum.

Koenig, H., & Gates, W. (1998). Understanding cultural differences in caring for dying patients. In *Bioethics in the coming millennium* (pp. 71–81), Honolulu, HI: 1998 Bioethics Conference, St. Francis Medical Center.

Koenig, H., & Weaver, A., (Eds.) (1997). *Counseling troubled older adults: A handbook for pastors and religious caregivers.* Nashville, TN: Abingdon Press.

Koenig, H., & Weaver, A., (1998). *Pastoral care of older adults (creative pastoral care and counseling series).* Minneapolis, MN: Fortress Press.

Korchin, S. (1976). *Modern clinical psychology.* New York: Basic Books.

Kosslyn, S. (1980). *Image and mind.* Cambridge, MA: Harvard University Press.

Kosslyn, S., & Pomerantz, J. (1977). Imagery, propositions, and the form of internal representations. *Cognitive Psychology, 9,* 52–76.

Kroger, W., & Fezler, W. (1976). *Hypnosis and behavior modification: Imagery con-*

ditioning. Philadelphia: Lippincott.

Krop, H., Calhoon, B., & Verrier, R. (1971). Modification of the "self-concept" of emotionally disturbed children by covert reinforcement. *Behavior Therapy, 2,* 201–204.

Kurtz, P. (1992). *The new skepticism: Inquiry and reliable knowledge*. Buffalo, NY: Prometheus Books.

Ladouceur, R. (1974). An experimental test of the learning paradigm of covert positive reinforcement in deconditioning anxiety. *Journal of Behavior Therapy and Experimental Psychiatry, 5,* 3–6.

Ladouceur, R. (1977). Rationale of covert reinforcement: Additional evidence. *Psychological Reports, 41,* 547–550.

Lakoff, G. (1983). *Metaphors we live by*. Chicago: University of Chicago Press.

Lakoff, G. (1985). *Women, fire and dangerous things*. Chicago: University of Chicago Press.

Lakoff, G. (1990). *Women, fire and dangerous things*. (Reprint Ed.) Chicago: University of Chicago Press.

Lakoff, G., Taylor, M., Arakawa, & Lyotard, J., (1997). *Reversible destiny*. Chicago: University of Chicago Press.

Langacker, R. (1972). *Fundamentals of linguistic analysis*. New York: Harcourt Brace Jovanovich.

Lankton, S. (1990). *The broader implications of Ericksonian therapy*. New York: Ericksonian Monographs.

Lankton, S., & Lankton, C. (1983). *The answer within: A clinical framework of Ericksonian hypnotherapy*. New York: Brunner/Mazel.

Last, J. (1997). The clinical utilization of early childhood memories. *American Journal of Psychotherapy, 51*(3), Summer.

Lathem, E. (Ed.). (1975). *The Poetry of Robert Frost: The collected poems, complete and unabridged*. New York: Henry Holt and Company.

Lavigna, G. (1986). *Alternatives to punishment: Solving behavior problems with nonaversive strategies*. New York: Irvington Publications.

Lazarus, A. (1971). *Behavior therapy and beyond*. New York: McGraw-Hill.

Lazarus, A. (1977). *In the minds eye: The power of imagery for personal enrichment*. New York: Rawson.

Lazarus, A. (1981). *The practice of multimodal therapy*. New York: McGraw-Hill.

Lazarus, A. (1982). *Personal enrichment through imagery* (cassette recordings). New York: BMA Audio Cassettes/Guilford Publications.

Lazarus, A. (1989). *The practice of multimodal therapy*. Baltimore, MD: John Hopkins University Press.

Lazarus, A. (1995). *Casebook of multimodal therapy*. New York: Guilford.

Lazarus, A. (1997). *Brief but comprehensive psychotherapy: The multimodal way*. New York: Springer Publications.

Lazarus, A. (1998). Time tripping. In H. Rosenthal (Ed.), *Favorite counseling and therapy techniques*. Washington, DC: Accelerated Development.

Lazarus, A., Kanner, A., & Folkman, S. (1980). Emotions: A cognitive phenomenological analysis. In R. Plutchik & H. Kellerman (Eds.), *Theory of emotions*. New York: Academic Press.

Lazarus, A., & Lazarus, N. (1997). *The 60-second shrink: 101 strategies for staying sane in a crazy world.* San Luis Obispo, CA: Impact Publications.

Leuner, H. (1969). Guided affective imagery (GAI): A method of intensive psychotherapy. *American Journal of Psychotherapy, 23,* 4–22.

Liese, B., & Franz, R. (1996). Treating substance use disorders with cognitive therapy: Lessons learned and implications for the future. In P. Salkovskis (Ed.), *Frontiers of cognitive therapy* (pp. 470–508). New York: Guilford.

Litt, M. (1988). Self-efficacy and perceived control: Cognitive mediators of pain tolerance. *Journal of Personality and Social Psychology, 54*(1), 149–160.

Lohr, J., Kleinknecht, R., Tolin, D., & Barrett, R. (1995). The empirical status of the clinical application of eye movement desensitization and reprocessing. *Journal of Behavior Therapy and Experimental Psychiatry, 26,* 4.

Low, A. (1952). *Mental health through will-training.* Boston: Christopher.

Lukoff, D., Snyder, K., Ventura, J., & Nuechterlein, K., (1984). Life events, familial stress, and coping in the developmental course of schizophrenia. *Schizophrenia Bulletin, 10,* 258–292.

Lumeng et al., (1988). Behavioural and biochemical correlates of alcohol drinking preference: Studies on the selectively bred P and NP rats. *Australian Drug and Alcohol Review, 7,* 17–20.

Lundh, L., & Ost, L. (1997). Explicit and implicit memory bias in social phobia: The role of subdiagnostic type. *Behaviour Research and Therapy, 35*(4), 305–317.

Lungwitz, H., & Becker, R. (1993). *Psychobiology and cognitive therapy of the neuroses.* Boston: Birkhauser.

Lynn, S., & Kirsch, K. (1996). *Casebook of clinical hypnosis.* Washington, DC: American Psychological Association.

Mach, E. (1959). *The analysis of sensations and the relation of the physical to the psychical.* Mineola, NY: Dover.

Mac Kewn, J. (1996). *Developing gestalt counseling.* New York: Saga Publishing.

MacLeod, C., & McLaughlin, K. (1995). Implicit and explicit memory bias in anxiety: A conceptual replication. *Behaviour Research and Therapy, 33,* 1–14.

Magic Eye (1994a). *Magic eye: A new way of looking at the world.* Kansas City, MO: Andrews and Mc Meel.

Magic Eye (1994b). *Magic eye II: Now you see it.* Kansas City, MO: Andrews and Mc Meel.

Maher, B. (1988). Anomalous experience and delusional thinking: The logic of explanations. In T. Oltmanns & B. Maher (Eds.), *Delusional Beliefs.* New York: Wiley-Interscience.

Mahoney, M. (1971). The self-management of covert behavior: A case study. *Behavior Therapy, 2,* 575–578.

Mahoney, M. (1979). Cognitive skills and athletic performance. In P. Kendall & S. Hollon, *Cognitive-behavioral interventions: Theory, research, and procedures.* New York: Academic Press.

Mahoney, M. (1988). Constructive metatheory: II. Implications for psychotherapy. *International Journal of Personal Construct Psychology, 1,* 299–315.

Mahoney, M. (1991). *Human change processes: The scientific foundations of psychotherapy.* New York: Basic Books.

Mahoney, M. (1993a). *The bodily self: A guide to integrating the head and body in psychotherapy.* New York: Guilford.

Mahoney, M. (1993b). Theoretical developments in the cognitive psychotherapies. *Journal of Consulting and Clinical Psychology, 61,* 187–193.

Mahoney, M. (Ed.) (1994). *Cognitive and constructive psychotherapies: Theory, research, and practice.* New York: Springer.

Mahoney, M., & Arnkoff, D. (1978). Cognitive and self-control therapies. In S. Garfield & A. Bergin (Eds.), *Handbook of psychotherapy and behavior change.* New York: Wiley.

Mahoney, M., & Thoresen, C. (1974). *Self-control: Power to the person.* Monterey, CA: Brooks Cole.

Mahoney, M., Thoresen, C., & Danaher, B. (1972). Covert behavior modification: An experimental analogue. *Journal of Behavior Therapy and Experimental Psychiatry, 3,* 7–14.

Mana: A South Pacific journal of language and literature. (1980 to present). Suva, Fiji: South Pacific Creative Arts Society, Mana Publications.

Manlove, C. (1997). *An anthology of Scottish fantasy literature.* New York: Polygon.

Marsella, A. (1984). *Cultural conceptions of mental health and therapy.* Boston: Kluwer Academic Publishers.

Marsella, A. (1997). Challenges to cultural diversity in Hawaii. *Peace and Policy, 2,* 24–30.

Marsella, A. (1998a). Urbanization, mental health, and social development. *American Psychologist, 53,* 624–634.

Marsella, A., (1998b). Toward a "Global-community psychology." *American Psychologist, 53*(12), 1282–1292.

Marsella, A., Friedman, M., Gerrity, E. Scurfield, R. (Eds.) (1996). *Ethnocultural aspects of post traumatic stress disorder: Issues, research and clinical applications.* Washington, DC: American Psychological Association.

Marshall, W., Gauthier, J., & Gordon, A. (1979). The current status of flooding therapy. In M. Hersen, R. Eisler, & P. Miller (Eds.), *Progress in behavior modification* (p. 7). New York: Academic Press.

Martin, J., Cummings, A., & Hallberg, E., (1992). Therapists' intentional use of metaphor: Memorability, clinical impact, and possible epistemic/motivational functions. *Journal of Consulting and Clinical Psychology, 60,* 143–145.

Martin, L. (1914). Ueber die Abhangigkeit vi-queller Vorstellungsbilder vom Denken, *Zsch. f. Psychol., 70,* 214.

Maultsby, M. (1971). Rational emotive imagery. *Rational Living, 6,* 22–26.

Maultsby, M. (1976). *Help yourself to happiness through rational self-counseling.* Boston: Esplanade Institute for Rational Living.

Maultsby, M. (1984). *Rational behavior therapy.* Englewood Cliffs, NJ: Prentice-Hall.

Maultsby, M. (1990). *Rational behavior therapy: The self-help psychotherapy.* New York: Tangram Books.

Maultsby, M., & Ellis, A. (1974). *Techniques for using rational-emotive imagery (REI).* New York: Institute for Rational Living.

May, R. (1953). *Man's search for meaning.* New York: Norton.

May, R. (Ed.) (1981). *Existential psychology.* New York: Random House.

McCurry, S., & Hayes, S. (1992). Clinical and experimental perspectives on metaphorical talk. *Clinical Psychology Review, 12,* 763–785.

McEvoy, J., Apperson, L., Appelbaum, P., Ortlip, P., Brecosky, J., Hammill, K., Geller, J., & Roth, L. (1989). Insight in schizophrenia: Its relationship to acute psychopathology. *Journal of Nervous and Mental Disease, 177*(1), 43–47.

McEvoy, J., Freter, S., Everett, G., Geller, J., Appelbaum, P., Apperson, L., & Roth, L., (1989). Insight and the clinical outcome of schizophrenic patients. *The Journal of Nervous and Mental Disease, 177*(1), 48–51.

McGinn, L. (1997). Interview: Albert Ellis on rational emotive behavior therapy. *American Journal of Psychotherapy, 51*(3), Summer, 309–316.

McGinn, L., & Young, J. (1996). Schema-focused therapy. In P. Salkovskis (Ed.), *Frontiers of cognitive therapy* (pp. 182–207). New York: Guilford.

McGlashan, T. (1994). What has become of the psychotherapy of schizophrenia? *Acta Psychiatr. Scand. 90* (suppl 384), 147–152.

McGlashan T., & Levy, S. (1977). Sealing-over in a therapeutic community. *Psychiatry, 40,* 55–65.

Mc Mullin, R. (1972). Effects of counselor focusing on client self-experiencing under low attitudinal conditions. *Journal of Counseling Psychology, 19*(4), 282–285.

Mc Mullin, R. (1986). *Handbook of cognitive therapy techniques.* New York: Norton.

Mc Mullin, R. (1990, June). Massed cognitive flooding with alcohol and drug dependency. Keystone, Colorado: *World Congress on Mental Health Counseling.*

Mc Mullin, R. (1995, July 4). Racism is our fear of strangers: Xenophobia and racism. *Honolulu Advertiser.*

Mc Mullin, R. (1998). *Make sense: A guide to cognitive restructuring therapy for inpatients.* Kaneohe, Hawaii: Hawaii State Hospital.

Mc Mullin, R. (1999). Unpublished survey of third and fourth grade students. Honolulu, HI.

Mc Mullin, R., Assafi, I., & Chapman, S. (1978). *Straight talk to parents: Cognitive restructuring for families.* Brookvale, Australia: F. S. Symes (dis.), and Kaneohe, HI: Counseling Research Institute.

Mc Mullin, R., & Casey, B. (1975). *Talk sense to yourself: A guide to cognitive restructuring therapy.* New York: Institute for Rational Emotive Therapy (dis.), and Kaneohe, HI: Counseling Research Institute.

Mc Mullin, R., Casey, B., & Navas, J. (trans.) (1979). *Hablese con sentido a si mismo*. Juan, Puerto Rico: Centro Caribeno de Estudios Postgraduados.

Mc Mullin, R., & Gehlhaar, P. (1990a) *Thinking & drinking: An expose of drinkers' distorted beliefs. A cognitive approach to alcohol dependency*. Wheelers Hill, Victoria, Australia: Marlin Pub. Ltd.

Mc Mullin, R., & Gehlhaar, P. (1990b) (unpublished). Research on omega alcoholism. Surry Hills, Australia: The Langton Centre.

Mc Mullin, R., & Gehlhaar, P. (1990c, February). Two forms of cognitive therapy with severe chronic alcohol dependent clients. Sydney, Australia: Fifth International Conference on Treatment of Addictive Behaviors.

Mc Mullin, R., Gehlhaar, P., & James, C. (1990). *The lizard: Our craving for alcohol*. 22 Sandstone Crescent, Tascott, NSW 2250 Australia: Sauria Publications Ltd.

Mc Mullin, R., & Giles, T. (1981). *Cognitive-behavior therapy: A restructuring approach*. New York: Grune & Stratton.

Mc Mullin, R., Samford, J., & Kline, A. (1996). Patients' unedited film transcript. From J. Samford (Producer), R. Mc Mullin (Director), & L. Jerome (Executive Producer). *Myths of Madness*. (Film). Available from Hawaii Psychological Research Consortium, Department of Psychology, Hawaii State Hospital, Kaneohe, Hawaii.

McNally, R., Foa, E., & Donnell, C. (1989). Memory bias for anxiety information in patients with panic disorders. *Cognition and Emotion, 3*, 27-44.

Meichenbaum, D. (1975). A self-instructional approach to stress management: A propose stress inoculation training. In I. Sarason & C. Spielberger (Eds.), *Stress and anxiety* (Vol. 2). New York: Wiley.

Meichenbaum, D. (1977). *Cognitive-behavior modification: An integrative approach*. New York: Plenum.

Meichenbaum, D. (1985). *Stress inoculation training: A clinical guidebook*. Old Tappan, NJ: Allyn & Bacon.

Meichenbaum, D. (1993). Changing conceptions of cognitive behavior modification: Retrospect and prospect. *Journal of Consulting and Clinical Psychology, 61*, 292-204.

Meichenbaum, D. (1994). *A clinical handbook/practical therapist manual for assessing and treating adults with post-traumatic stress disorder (PTSD)*. Waterloo, ON: Institute Press.

Meichenbaum, D., & Deffenbacher, J. (1988). Stress inoculation training. *The Counseling Psychologist, 16*, 69-90.

Meichenbaum, D., & Genest, M. (1983). *Pain and behavioral medicine*. New York: Guilford.

Meichenbaum, D., & Turk, D. (1987). *Facilitating treatment adherence: A practitioner's guidebook*. New York: Plenum Press.

Mill, J. S. (1950). *Philosophy of scientific method*. New York: Hafner Publishing.

Mill, J. S. (1988). *Utilitarianism*. Indianapolis, Indiana: Hackett.

Miller, N., & Campbell, D. (1959). Recency and primacy in persuasion as a function of the timing of speeches and measurement. *Journal of Abnormal and Social Psychology, 59,* 1-9.

Miller, W., & Rollnick, S. (1991). *Motivational interviewing: Preparing people to change addictive behavior.* New York: Guilford.

Milliner, C., & Grinder, J. (1990). *Framework for excellence: A resource manual for NLP.* Santa Crux, CA: Grinder Delozier & Associates.

Milton, F., Patwa, V., & Hafner, J. (1978). Confrontation vs. belief modification in persistently deluded patients. *British Journal of Medical Psychology, 51,* 127-130.

Monat, A., & Lazarus, R. (Eds.) (1991). *Stress and coping: An anthology (3rd ed.).* New York: Columbia University Press.

Montangero, J., & Maurice-Naville, D., (1997). *Piaget or the advance of knowledge.* Hillsdale, NJ: Erlbaum.

Moreno, J., & Zeleny, L. (1958). Role theory and sociodrama. In J. Roucek (Ed.), *Contemporary sociology.* New York: Philosophical Library.

Morita, M., & Kondo, A. (1998). Morita therapy and the true nature of anxiety-based disorders (shinkeishitsu). New York: State University of New York Press.

Morowitz, H., & Singer, J. (1995). *The mind, the brain, and complex adaptive systems: Proceedings.* New York: Addison-Wesley.

Mosak, H. (1958). Early recollections as a projective technique. *Journal of Projective Techniques, 22,* 302-311.

Mosak, H. (1969). Early recollections: Evaluation of some recent research. *Journal of Individual Psychology, 25,* 56-63.

Mowrer, O., & Lamoreaux, R. (1946). Fear as an intervening variable in avoidance conditioning. *Journal of Comparative Psychology, 369,* 29-50.

Munitz, M. (1981). *Contemporary analytic philosophy.* New York: Macmillan.

Munson, C. (1993). Cognitive family therapy. In D. Granvold (Ed.), *Cognitive and behavioral treatment: Methods and applications* (pp. 202-221). Pacific Grove, CA: Brooks/Cole.

Nagel, E. (Ed.) (1950). *John Stuart Mill's philosophy of scientific method.* New York: Hafner.

Neimeyer, R. (1993). An appraisal of constructivist psychotherapies. *Journal of Consulting and Clinical Psychology, 61,* 221-234.

Neimeyer, R., & Feixas, G. (1990). The role of homework and skill acquisition in the outcome of cognitive therapy for depression. *Behavior Therapy, 21*(3), 281-292.

Neimeyer, R. Mahoney, M., & Murphy, L. (Eds.) (1996). *Constructivism in psychotherapy.* Washington, DC: American Psychological Association.

Neugroschel, J. (1997). *Great tales of Jewish fantasy and the occult.* New York: Penguin.

Neukrug, E. (1998). Support and challenge: Use of metaphor as a higher level empathic response. In H. Rosenthal (Ed.), *Favorite counseling and therapy techniques.* Washington, DC: Accelerated Development.

Nevis, E. (Ed.) (1993). *Gestalt therapy: Perspectives and applications.* Cleveland, OH: Gestalt Institute of Cleveland Press.

Newhall, S. (1952). Hidden cow puzzle-picture. *American Journal of Psychology, 65*, 110.

Newman, M., Kenardy, J., Herman, S., & Taylor, C. (1997). Comparison of palmtop-computer-assisted brief cognitive-behavioral treatment to cognitive-behavioral treatment for panic disorder. *Journal of Consulting and Clinical Psychology, 65*(1), 178-183.

Nielsen, S., & Ellis, A. (1994). A discussion with Albert Ellis: Reason, emotion and religion. *Journal of Psychology and Christianity, 13*(4), 327-341.

Nisbett, R., & Ross, L. (1980). *Human inference: Strategies and shortcomings of social judgment.* Englewood Cliffs, NJ: Prentice-Hall.

Nuechterlein, K., & Dawson, M. E. (1984). Informational processing and attentional functioning in the developmental course of schizophrenic disorders. *Schizophrenia Bulletin, 10*, 160-203.

Nuechterlein, K., Goldstein, M., & Ventura, J. (1989). Patient environment relationships in schizophrenia: Informational processing, communication deviance, autonomic arousal, and stressful life events. *British Journal of Psychiatry, 155* (Suppl. 5), 84-89.

O'Donohue, W. (1997). *Learning and behavior therapy.* Boston: Allyn & Bacon.

Okpaku, S. (Ed.) (1998) *Clinical methods in transcultural psychiatry.*Washington, DC: American Psychiatric Press.

Olevitch, B., & Ellis, A. (1995). *Using cognitive approaches with the seriously mentally ill: Dialogue across the barrier.* Westport, CT: Praeger.

Olson, H. (1979). *Early recollections: Their use in diagnosis and psychotherapy.* Springfield, IL: Thomas.

Orne, M., & Paskewitz, D. (1973). Visual effects on alpha feedback training. *Science, 181*, 361-363.

Ost, L., & Westling, B. (1995). Applied relaxation vs. cognitive therapy in the treatment of panic disorder. *Behaviour Research and Therapy, 33*, 145-158.

Paris, C., & Casey, B. (1983). *Project you: A manual of rational assertiveness training.* Hollywood, CA: Wilshire Book.

Pavlov, I. (1928). *Lectures on conditioned reflexes.* New York: International Publishers.

Pavlov, 1. (1960). *Conditioned reflexes.* New York: Dover.

Pedersen, P. (1991). Multiculturalism as a generic approach to counseling. *Journal of Counseling and Development, 70*, 6-12.

Perls, F. (1969a) *Gestalt therapy verbatim.* Lafayette, CA: Real People Press.

Perls, F. (1969b). *In and out the garbage pail.* Lafayette, CA: Real People Press.

Perls, F. (1973) *The Gestalt approach.* Palo Alto, CA: Science & Behavior Books.

Perris, C. (1988). Intensive cognitive-behavioural psychotherapy with patients suffering from schizophrenic, psychotic or post-psychotic syndrome: Theoretical and practical aspects. In C. Perris, I. Blackburn, & H. Perris (Eds.), *Cognitive psychotherapy: Theory and practice* (pp. 324-375). Berlin: Springer-Verlag.

Perris, C. (1989). *Cognitive therapy with schizophrenic patients.* New York: Guilford.

Perris, C. (1992). Integrating psychotherapeutic strategies in the treatment of young, severely disturbed patients. *Journal of Cognitive Psychotherapy, 6*, 205–220.

Perris, C., Nordstrom, G. & Troeng, L. (1992). Schizophrenic disorders. In A. Freeman & F. M. Dattilio (Eds.), *Comprehensive casebook of cognitive therapy* (pp. 313–330). New York: Plenum Press.

Perris, C., & Skagerlind, L. (1994). Schizophrenia. In F. Dattilio & A. Freeman (Eds.), *Cognitive-behavioral strategies in crisis intervention* (pp. 104–118). New York: Guilford.

Petersen, C., Maier, S., & Seligman, M. (1995). *Learned helplessness: A theory for the age of personal control*. Oxford: Oxford University Press.

Petty, R., & Cacioppo, J. (1981). *Attitudes and persuasion: Classic and contemporary approaches*. Dubuque, IA: Brown.

Piaget, J. (1954). *The construction of reality in the child*. New York: Basic Books.

Piaget, J. (1963). *The origins of intelligence in children*. New York: Norton.

Piaget, J. (1970). *Structuralism*. New York: Harper & Row.

Piaget, J. (1973). *The child and reality: Problems of genetic psychology*. New York: Grossman.

Piaget, J. (1995). *The essential Piaget*. New York: Jason Aronson.

Plotkin, W. (1979). The alpha experience revisited: Biofeedback in the transformation of psychological state. *Psychological Bulletin, 86*, 1132–1148.

Plutchik, R. (1980). *Emotions: A psychoevolutionary synthesis*. New York: Harper & Row.

Popper, K. (1959). *The logic of scientific discovery*. New York: Basic Books.

Porter, P. (1954). Another puzzle-picture. *American Journal of Psychology, 67*, 550–551.

Powaga, W. (1997). *The Dedalus book of Polish fantasy*. New York: Hippocrene Books.

Premack, D. (1965). Reinforcement theory. In D. Levine (Ed.), *Nebraska Symposium on Motivation*. Lincoln, NB: University of Nebraska Press.

Progoff, I. (1977). *At a journal workshop*. New York: Dialogue House Library.

Progoff, I. (1992). *At a journal workshop: Writing to access the power of the unconscious and evoke creative ability*. (Revised edition). New York: J. P. Tarcher.

Qiu, R. (1998). Dying in China. In *Bioethics in the coming millennium*. Honolulu, HI: 1998 *Bioethics Conference, St. Francis Medical Center*.

Quine, W. (1987). *Quiddities: An intermittently philosophical dictionary*. Cambridge, Massachusetts: Harvard University Press.

Quine, W., & Ullian J. (1978). *The web of belief* (2nd ed.). New York: Random House.

Rabhn, J. (1974). Public attitudes toward mental illness: A review of the literature. *Schizophrenia Bulletin, 10*, 9–33.

Rachman, S. (1997). A cognitive theory of obsessions. *Behavior Research and Therapy, 35*, 793–802.

Rachman, S., Rachman, J., & Eysenck, H. (1997). *The best of behaviour research and therapy*. New York: Pergamon Press.

Randi, J. (1982). *Flim-flam: Psychics, ESP, unicorns and other delusions.* Buffalo, NY: Prometheus Books.

Randi, J. (1989). *The faith healers.* Buffalo, NY: Prometheus Books.

Randi, J. (1995). *An encyclopedia of claims, frauds, and hoaxes of the occult and supernatural.* New York: St. Martin's Press.

Ray, W., & Ravizza, R. (1981). *Methods toward a science of behavior and experience.* Belmont, CA: Wadsworth.

Reed, A. (1978). *Aboriginal myths: Tales of the dreamtime.* Frenchs Forest, NSW, Australia: A. H. Reed.

Rees, S., & Graham, R. (1991). *Assertion training: How to be who you really are.* London: Routledge.

Reich, W. (Ed.) (1998). *The ethics of sex and genetics: Selections from the five-volume MacMillan encylopedia of bioethics, Rev. Ed.* New York: Simon & Schuster Macmillan.

Reinecke, M., Dattilio, F., & Freeman, A. (Eds.) (1996). *Casebook of cognitive-behavior therapy with children and adolescents.* New York: Guilford.

Relaxation Company. (1996). *Art of relaxation: 10 year collection.* (CDs). New York: Relaxation Co.

Rescorla, R. (1967). Pavlovian conditioning and its proper control procedures. *Psychological Review, 74,* 71–80.

Rescorla, R. (1969). Pavlovian conditioned inhibition. *Psychological Bulletin, 72,* 77–92.

Reynolds, D. (1976). *Morita psychotherapy.* Berkeley, CA: University of California Press.

Reynolds, D. (1981). Morita therapy. In R. Corsini (Ed.), *Handbook of innovative psychotherapies.* New York: Wiley.

Rhue, J. (1993). *Handbook of clinical hypnosis.* Washington, DC: American Psychological Association.

Richardson, A. (1967). Mental practice: A review and discussion (Part 1 & 2). *Research Quarterly, 38,* 95–107, 263–273.

Richardson, A. (1969). *Mental imagery.* New York: Springer.

Richie, B. (1951). Can reinforcement theory account for avoidance? *Psychological Review, 58,* 382–386.

Rizley, R., & Rescorla, R. (1972). Associations in higher order conditioning and sensory preconditioning. *Journal of Comparative and Physiological Psychology, 81,* 1–11.

Rogers, C. R. (1951). *Client-centered therapy: Its current practice, implications, and therapy.* Boston: Houghton Mifflin.

Rogers, C. R. (1959). A theory of therapy, personality, and interpersonal relationships developed in the client-centered framework. In S. Koch (Ed.), *Psychology: A study of science: Vol. 3. Formulations of the person and the social context.* New York: McGraw-Hill.

Rogers, T., Kuiper, N., & Kirker, W. (1977). Self-reference and the encoding of personal information. *Journal of Personality and Social Psychology, 35,* 677–688.

Rokeach, M. (1964). *The three Christs of Ypsilanti: A psychological study.* New York: Knopf.

Rokeach, M. (1968). *Beliefs, attitudes, and values.* San Francisco: Jossey-Bass.
Rokeach, M. (1973). *The nature of human values.* New York: Free Press/Macmillan.
Rokeach, M. (Ed.) (1979). *Understanding human values: Individual and societal.* New York: Free Press/Macmillan.
Rosenbluh, E. (1974). *Techniques of crisis intervention.* New York: Behavioral Science Service.
Rossi, E. (Ed.) (1980). *The collected papers of Milton H. Erickson on hypnosis* (Vols. 1-4). New York: Irvington.
Rossi, E., & Ryan, M. (Eds.) (1985). *Life reframing in hypnosis: The seminars, works and lectures of Milton H. Erickson.* New York: Irvington.
Rudolph, U., & Forsterling, F. (1997). The psychological causality implicit in verbs: A review. *Psychological Bulletin, 121*(2), 192-218.
Rumor, V. (Exec. Producer) (1994). *Magic eye: The video.* Nashville, TN: Cascom International Inc.
Russell, B. (1945). *A history of western philosophy.* New York: Simon and Schuster.
Russell, B. (1957). *Why I am not a Christian and other essays on religion and related subjects.* New York: Simon and Schuster.
Russell, B. (1961). *The basic writings of Bertrand Russell.* New York: Simon and Schuster.
Russell, J., Manstead, A., Wallenkamp, J., & Fernandez-Dolls, J. (Eds.), (1995). *Everyday conceptions of emotions: An introduction to the psychology, anthropology and linguistics of emotion.* Dordrecht, the Netherlands: Kluwer Academic.
Ryle, G. (1949). *The concept of mind.* Chicago: University of Chicago Press.
Ryle, G. (1957). *The revolution in philosophy.* London: Macmillan.
Ryle, G. (1960). *Dilemmas.* London: Cambridge University Press.
Safren, A., Juster, H., & Heimberg, R. (1997). Clients' expectancies and their relationship to pretreatment symptomatology and outcome of cognitive-behavioral group treatment for social phobia. *Journal of Counseling and Clinical Psychology, 65,* 694-698.
Sagan, C. (1979). *Broca's brain: Reflections on the romance of science.* New York: Ballantine Books.
Sagan, C. (1995). *The demon-haunted world: Science as a candle in the dark.* New York: Random House.
Salkovskis, P. (Ed.) (1996). *Frontiers of cognitive therapy.* New York: Guilford.
Salkovskis, P., Richards, C., & Forrester, G. (1995). The relationship between obsessional problems and intrusive thoughts. *Behavioral and Cognitive Psychotherapy, 23,* 281-299.
Sandry, M. (1992). *Ideas that make you feel.* (Computer Software). New York: Albert Ellis Institute.
Santrock, J., Minnett, A., & Campbell, B. (1994). *The authoritative guide to self-help books.* New York: Guilford.
Sargant, W. (1996). *Battle for the mind: A physiology of conversion and brain-washing.* (Reprint edition) New York: Harper and Row.

Schachter, S. (1966). The interaction of cognitive and physiological determinants in emotional state. In C. D. Spielberger (Ed.), *Anxiety and behavior.* New York: Academic Press.

Schachter, S., & Gazzaniga, M. (Eds.) (1989). *Extending psychological frontiers: Selected works of Leon Festinger.* New York: Russell Sage Foundation.

Schachter, S., & Singer, J. (1962). Cognitive, social and physiological determinants of emotional state. *Psychological Review, 69,* 379-399.

Schauss, S., Chase, P., & Hawkins, R. (1997). Environment-behavior relations, behavior therapy and the process of persuasion and attitude change. *Journal of Behavior Therapy and Experimental Psychiatry, 28*(1), 31-40.

Scherer, K. (1997). The role of culture in emotion-antecedent appraisal. *Journal of Personality and Social Psychology, 73*(5), 902-922.

Schuckit, M. (1984). Prospective markers for alcoholism. In D. Goodwin, K. Van Dusen, & S. Mednick (Eds.), *Longitudinal research in alcoholism* (pp. 147-163). Boston: Kluwer-Nijhoff.

Schuckit, M., & Vidamantas, R. (1979). Ethanol injection: Differences in blood acetaldehyde concentrations in relatives of alcoholics and controls. *Science, 203,* 54-55.

Schwartz, B. (1978). *Psychology of learning and behavior.* New York: Norton.

Schwartz, G. (1973). Biofeedback as therapy: Some theoretical and practical issues. *American Psychologist, 28, 666-673.*

Schwartz, M. (1995). *Biofeedback: A practitioner's guide* (2nd ed). New York: Guilford.

Schwarzer, R. (Ed.) (1992). *Self-efficacy: Thought control of action.* Washington, DC: Hemisphere.

Schwebel, A., & Fine, M. (1994). *Understanding and helping families: A cognitive-behavioral approach.* Hillsdale, NJ: Erlbaum.

Scogin, F., Jamison, C., & Davis, N. (1990). A two-year follow-up of the effects of bibliotherapy for depressed older adults. *Journal of Consulting and Clinical Psychology, 58, 665-667.*

Scott, D., & Leonard, C. (1978). Modification of pain threshold by the covert reinforcer procedure and a cognitive strategy. *The Psychological Record, 28,* 49-57.

Scott, D., & Rosenstiel, A. (1975). Covert positive reinforcement studies: Review, critique guidelines. *Psychotherapy: Theory, Research and Practice, 12,* 374-384.

Seligman, M. (1975). *Helplessness: On depression, development, and death.* San Francisco: Freeman.

Seligman, M. (1994). *What you can change & what you can't: The ultimate guide to self-improvement.* New York: Knopf.

Seligman, M. (1996). *The optimistic child: A proven program to safeguard children against depression & build lifelong resilience.* New York: HarperCollins.

Seligman, M. (1998). *Learned optimism.* New York: Pocket Books.

Seligman, M., & Johnson, J. (1973). A cognitive theory of avoidance learning. In F. Mc Guigan & D. Lumsden (Eds.), *Contemporary approaches to conditioning and learning*. Washington, DC: Winston-Wiley.

Seligman, M., Reivich, K., Jaycox, L., & Gillham, J. (1995). *The optimistic child: A revolutionary program that safeguards children against depression & builds lifelong resilience*. New York: Houghton Mifflin Company.

Selmi, P., Klein, M., Greist, J., Sorrell, S., & Erdman, H. (1990). Computer-administered cognitive-behavioral therapy for depression. *American Journal of Psychiatry, 147*, 51-56.

Semin, G., & Fiedler, K. (1988). The cognitive functions of linguistic categories in describing persons: Social cognition and language. *Journal of Personality and Social Psychology, 54*, 558-568.

Semin, G., & Fiedler, K. (1989). Relocating attributional phenomena within a language-cognition interface: The case of actors' and observers' perspectives. *European Journal of Social Psychology, 19*, 491-508.

Semin, G., & Fiedler, K. (1991). The linguistic category model, its bases, applications and range. In W. Stroebe & M. Hewstone (Eds.), *European review of social psychology* (Vol. 2, pp. 1-30). Chichester, England: Wiley.

Shapiro, F. (1995). *Eye movement desensitization and reprocessing: Basic principles, protocols, and procedures*. New York: Guilford.

Shapiro, F. (1998). *EMDR: The breakthrough therapy for overcoming anxiety, stress, and trauma*. New York: Basic Books.

Shea, T., Elkin, I., Imber, S., Sotsky, S., Watkins, J., Collins, J., Pilkonis, P., Beckham, E., Glass, D., Dolan, R., & Parloff, M. (1992). Course of depressive symptoms over follow-up: Findings from the National Institute of Mental Health Treatment of Depression Collaborative Research Program. *Archives of General Psychiatry, 49*, 782-787.

Sheikh, A. (Ed.) (1983a). *Imagery: Current theory, research and application*. New York: Wiley.

Sheikh, A. (Ed.) (1983b). *Imagination and healing*. New York: Baywood.

Sheikh, A., & Shaffer, J. (Eds.) (1979). *The potential of fantasy and imagination*. New York: Brandon House.

Shorr, J. (1972). *Psycho-imagination therapy: The integration of phenomenology and imagination*. New York: Intercontinental.

Shorr, J. (1974). *Psychotherapy through imagery*. New York: Intercontinental

Sidman, M. (1953). Two temporal parameters of the maintenance of avoidance behavior in the white rat. *Journal of Comparative and Physiological Psychology, 46*, 253-261.

Sidman, M. (1966). Avoidance behavior. In W. Honig (Ed.), *Operant behavior: Areas of research and application*. New York: Appleton-Century-Crofts.

Siegelman, E. (1990). *Metaphor and meaning in psychotherapy*. New York: Guilford.

Simkins, L. (1982). Biofeedback: Clinically valid or oversold. *Psychological Record, 32*, 3-17.

Simon, J. (1978). *Basic research methods in social science*. New York: Random House.

Singer, J. (1974). *Imagery and daydream methods in psychotherapy and behavior modification*. New York: Academic Press.

Singer, J. (1976). *Daydreaming and fantasy*. London: Allen & Unwin.
Singer, J. (Ed.) (1995). *Repression and dissociation: Implications for personality theory, psychopathology and health*. Chicago: University of Chicago Press.
Singer, J., & Pope, K. (Eds.) (1978). *The power of human imagination*. New York: Plenum.
Skinner, B. F. (1953). *Science and human behavior*. New York: Free Press.
Skinner, B. F. (1974). *About behaviorism*. New York: Knopf.
Skinner, B. F. (1991). *Beyond freedom and dignity*. (Reissue edition). New York: Bantam Books.
Smith, J. C. (1990). *Cognitive-behavioral relaxation training: A new system of strategies for treatment and assessment*. New York: Springer.
Smith, M., Bruner, J., & White, R. (1956). *Opinions and personality*. New York: Wiley.
Smith, N., Floyd, M., Scogin, F., & Jamison, C. (1997). Three-year follow-up of bibliotherapy for depression. *Journal of Consulting and Clinical Psychology*. *65*, 324-327.
Smith, R. (1995). *Folklore fable & fantasy*. Lakeville, MN: Galde Press.
Sober-Ain, L., & Kidd, R. (1984). Fostering changes in self-blame: Belief about causality. *Cognitive Theory and Research*, *8*, 121-138.
Sokolov, E. (1963). *Perception and the conditioned reflex*. New York: Macmillan.
Solomon, R. (1964). Punishment. *American Psychologist*, *19*, 239-253.
Solomon, R., & Wynne, L. (1954). Traumatic avoidance learning: The principles of anxiety conservation and partial irreversibility. *Psychological Review*, *61*, 353-385.
Solomon, R., & Wynne, L. (1956). Traumatic avoidance learning: Acquisition in normal dogs. *Psychological Monographs*, *67*, Whole No. 354.
Spangler, D., Simons, A., Monroe, S., & Thase, M. (1997). Response to cognitive-behavioral therapy in depression: Effects of pretreatment cognitive dysfunction and life stress. *Journal of Consulting and Clinical Psychology*, *65*(4), 568-575.
Spaulding, W., Sullivan, M., Weiler, M., Reed, D., Richardson, C., & Storzbach, D. (1994). Changing cognitive functioning in rehabilitation of schizophrenia. *Acta Psychiatrica Scandinavica*. 116-124.
Spielberger, C., & DeNike, L. (1966). Descriptive behaviorism versus cognitive theory in verbal operant conditions. *Psychological Review*, *73*, 306-326.
Sprague de Camp, L. (1983). *The fringe of the unknown*. Buffalo, NY: Prometheus Books.
Stableford, B. (1993). *The Dedalus book of British fantasy*. New York: Hippocrene Books.
Stampfl, T., & Levis, D. (1967). Essentials of implosive therapy: A learning theory-based psychodynamic behavioral therapy. *Journal of Abnormal Psychology*, *72*, 496-503.
Steam, J. (1976). *The power of alpha thinking: Miracle of the mind*. New York: Signet.
Stein, M. (Ed.) (1995). *Social phobia: Clinical and research perspectives*. Washington, DC: American Psychiatric Press.

Steiner, S., & Dince, W. (1981). Biofeedback efficacy studies: A critique of critiques. *Biofeedback and Self-Regulation, 6*, 275–287.

Sternbach, R. (1987). *Mastering pain: A twelve step program for coping with chronic pain.* New York: Putnam.

Stubbs, D., & Cohen, S. (1972). Second order schedules: Comparison of different procedures for scheduling paired and non-paired brief stimuli. *Journal of the Experimental Analysis of Behavior, 18*, 403–413.

Stuve, P., Erickson, R., & Spaulding, W. (1991). Cognitive rehabilitation: The next step in psychiatric rehabilitation. *Psychosocial Rehabilitation Journal, 15*(1), 9–26.

Suinn, R., & Richardson, F. (1971). Anxiety management training: A non-specific behavior therapy program for anxiety control. *Behavior Therapy, 2*, 498–510.

Summer, W. G. (1906). *Folkways.* New York: Ginn.

Summer, W. G., Keller, A., & Davie, M. (1927). *The science of society.* New Haven: Yale University Press.

Sutcliffe, J. (1994). *The complete book of relaxation techniques.* New York: People's Medical Society.

Symons, C., & Johnson, B. (1997). The self-reference effect in memory: A meta-analysis. *Psychological Bulletin, 121*(3), 371–394.

Szasz, T. (1960). The myth of mental illness. *American Psychologist, 15*, 113–118.

Szasz, T. (1970a). *Ideology and insanity: Essays on the psychiatric dehumanization of man.* Garden City, NY: Anchor Books.

Szasz, T. (1970b). *The manufacture of madness.* New York: Harper & Row.

Szasz, T. (1978). *The myth of psychotherapy.* Garden City, NY: Doubleday.

Taibbi, R. (1998). Life-play fantasy exercise. In H. Rosenthal (Ed.), *Favorite counseling and therapy techniques.* Washington, DC: Accelerated Development.

Taylor, F. S. (1963). *A short history of science & scientific thought.* New York: Norton.

Taylor, S., & Fiske, S. (1975). Point of view: Perception of causality. *Journal of Personality and Social Psychology, 32*, 439–445.

Teasdale, J. (1978). Self-efficacy: Toward a unifying theory of behavior change? *Advances in Behaviour Research and Therapy, 1*, 211–215.

Teasdale, J. (1993). Emotion and two kinds of meaning: Cognitive therapy and applied cognitive science. *Behaviour Research and Therapy, 31*, 339–354.

Teasdale, J. (1996). Clinically relevant theory: Integrating clinical insight with cognitive science. In P. Salkovskis (Ed.), *Frontiers of cognitive therapy* (pp. 26–47). New York: Guilford.

Teasdale, J., & Barnard, P. (1993). *Affect, cognition and change: Re-modeling depressive thought.* Hove, UK: Erlbaum.

Thorpe, G., & Olson, S. (1997). *Behavior therapy: Concepts, procedures, and applications.* Boston: Allyn & Bacon.

Torrey, E. (1972). *The mind game: Witch doctors and psychiatrists.* New York: Bantam.

Trabasso, T., & Bower, G. (1968). *Attention in learning: Theory and research.* New York: Wiley.

Turkat, I., & Adams, H. (1982). Covert positive reinforcement and pain modification of efficacy and theory. *Journal of Psychosomatic Research, 26*, 191-201.

Turner, L., & Solomon, R. (1962). Human traumatic avoidance learning: Theory and experiments on the operant-respondent distinction and failure to learn. *Psychological Monographs, 76*, Whole No. 559.

Twain, Mark (1906). *The stolen white elephant.* London: Chatto & Windus.

Twain, Mark (1916). *The mysterious stranger and other stories.* New York: Harper & Brothers.

Twain, Mark (1962). De Voto, B. (Ed.). *Letters from the earth.* New York: Harper & Roe.

Twain, Mark (1963). Neider, C. (Ed.). *The complete essays of Mark Twain.* Garden City, NY: Doubleday.

Twain, Mark (1972a). Anderson, F. (Ed.). *A pen warmed-up in hell.* New York: Harper & Roe.

Twain, Mark (1972b). Smith, J. (Ed.). *Mark Twain: On man and beast.* Westport, CT: Lawrence Hill & Co.

Twain, Mark (1980). Tuckey, J. (Ed.). *The devil's race-track: Mark Twain's great dark writings.* Berkeley, CA: University of California Press.

Udolf, R. (1992). *Handbook of hypnosis for professionals.* New York: Jason Aronson.

Ullmann, L., & Krasner, L. (1965). *Case studies in behavior modification.* New York: Holt, Rinehart and Winston.

Ullmann, L., & Krasner, L. (1969). A *psychological approach to abnormal behavior.* Englewood Cliffs, NJ: Prentice-Hall.

Urmson, J. (1950). *Philosophical analysis.* Oxford: Clarendon Press.

Van Der Dennen, J., & Falger, V. (1990). *Sociobiology and conflict: Evolutionary perspectives on competition, cooperation, violence and warfare.* New York: Chapman & Hall.

Warner, W., & Lunt, P. (1973). *The Status System of a Modern Community* Westport, CT: Greenwood Publishing Group.

Watkins, J. (1976). Ego states and the problem of responsibility: A psychological analysis of the Patty Hearst case. *Journal of Psychiatry and Law.* Winter, 471-489.

Watkins, J. (1978). Ego states and the problem of responsibility II. The case of Patrima W. *Journal of Psychiatry and Law,* Winter, 519-535.

Watkins, J., & Watkins, H. (1980). Ego states and hidden observers. *Journal of Altered States of Consciousness, 5*, 3-18.

Watkins, J., & Watkins, H. (1981). Ego-state therapy. In R. Corsini (Ed.), *Handbook of innovated psychotherapies.* New York: Wiley.

Watson, P., & Johnson-Laird, P. (1972). *Psychology of reasoning: Structure and content,* Cambridge, MA: Harvard University Press.

Weaver, A., Koenig, H., & Roe, P. (Eds.) (1998). *Reflections on aging and spiritual growth.* Nashville, TN: Abingdon Press.

Weaver, A., Preston, J., & Jerome, L. (1999). *Counseling troubled teens and their families: A handbook for clergy and youth workers*. Nashville, TN: Abingdon Press.

Wehrly, B. (1995). *Pathways to multicultural counseling competence: A developmental journey*. Pacific Grove, CA: Brooks/Cole.

Wehrly, B. (1998). Bibliotherapy. In H. Rosenthal (Ed.), *Favorite counseling and therapy techniques*. Washington, DC: Accelerated Development.

Weimer, W., & Palermo, D. (1974). *Cognition and the symbolic processes*. Hilldale, NJ: Erlbaum.

Weiss, J., Glazer, H., Pohorecky, L., Brick, J., & Miller, N. (1975). Effects of chronic exposure to stressors on avoidance-escape behavior and on brain norepinephrine. *Psychosomatic Medicine, 37*, 522–534.

Wever, E. (1927). Figure and ground in the visual perception of form. *American Journal Psychology, 38*, 196.

Whitehead, A. (1967). *Science and the modern world*. New York: The Free Press.

Whittal, M., & Goetsch, V. (1997). The impact of panic expectancy and social demand on agoraphobic avoidance. *Behavior Research and Therapy, 35*(9), 813–821.

Wicklund, R., & Brehm, J. (1976). *Perspectives on cognitive dissonance*. Hillsdale, NJ: Erlbaum.

Wilde, J. (1998). Rational-emotive imagery (REI). In H. Rosenthal (Ed.), *Favorite counseling and therapy techniques*. Washington, DC: Accelerated Development.

Williams, J. (1996a). Depression and the specificity of autobiographical memory. In D. Rubin (Ed.), *Remembering our past: Studies in autobiographical memory* (pp. 244–270). Cambridge, UK: Cambridge University Press.

Williams, J. (1996b). Memory processes in psychotherapy. In P. Salkovskis (Ed.), *Frontiers of cognitive therapy* (pp. 97–113). New York: Guilford.

Wilson, E. (1998). *Consilience: The unity of knowledge*. New York: Alfred A. Knopf.

Wilson, J. (1963). *Thinking with concepts*. London: Cambridge University Press.

Wilson, J. (1967). *Language and the pursuit of truth*. London: Cambridge University.

Wilson, K., Hayes, S., & Gifford, E. (1997). Cognition in behavior therapy: Agreements and differences. *Journal of Behavioral Therapy and Experimental Psychiatry, 28*(1), 53–63.

Wolpe, J. (1958). *Psychotherapy by reciprocal inhibition*. Stanford, CA: Stanford University.

Wolpe, J. (1969). *The practice of behavior therapy*. New York: Pergamon Press.

Wolpe, J. (1973). *The practice of behavior therapy* (2nd ed.). New York: Pergamon.

Wolpe, J. (1978). Cognition and causation in human behavior and its therapy. *American Psychologist, 33*, 437–446.

Wolpe, J. (1981a). The dichotomy between classical conditioned and cognitively learned anxiety. *Journal of Behavioral Therapy and Experimental Psychiatry, 12*, 35–42.

Wolpe, J. (1981b). Perception as a function of conditioning. *The Pavlovian Journal of Biological Science, 16,* 70–76.

Wolpe, J., Lande, S., McNally, R., & Schotte, D. (1985). Differentiation between classically conditioned and cognitively based neurotic fears: Two pilot studies. *Journal of Behavioral Therapy and Experimental Psychiatry, 16,* 287–293.

Wolpe, J., & Lazarus, A. (1967). *Behavior therapy techniques.* London: Pergamon Press.

Wolpe, J., Salter, A., & Reyna, L. (Eds.) (1964). *The conditioning therapies: The challenge in psychotherapy.* New York: Holt, Rinehart & Winston.

Worsick, D. (1994). *Henry's gift: The magic eye.* Kansas City, MO: Andrews and McMeel.

Wright, J. (1996). Inpatient Cognitive Therapy. In P. Salkovskis (Ed.), *Frontiers of cognitive therapy.* New York: Guilford.

Wright, J., Thase, M., Beck, A., & Ludgate, J. (Eds.) (1993). *Cognitive therapy with inpatients: Developing a cognitive milieu.* New York: Guilford.

Yeats, W. (1990). *The Celtic twilight: Myth, fantasy and folklore.* New York: Prism Press Ltd.

Young, J. (1954). *The prose edda of Snorri Sturlusion: Tales from Norse mythology.* Berkeley, CA: University of California Press.

Young, J., (1992). *Schema conceptualization form.* New York: Cognitive Therapy Center of New York.

Young, J. (1994). *Cognitive therapy for personality disorders: A schema-focused approach.* Sarasota, FL: Professional Resource Press.

Young, J., Beck, A., & Weinberger, A. (1993). Depression. In D. Barlow (Ed.), *Clinical handbook of psychological disorders* (pp. 240–277). New York: Guilford.

Young, J., & Rygh, J. (1994). *Reinventing your life.* New York: Plume.

Zaffuto, A. (1974). *Alpha-genics: How to use your brain waves to improve your life.* New York: Warner Paperback.

Zimmer-Hart, C., & Rescorla, R. (1974). Extinction of Pavlovian conditioned inhibition. *Journal of Comparative and Physiological Psychology,* 86, 837–845.

Zubin, J., & Spring, B. (1977). Vulnerability—A new view of schizophrenia. *Journal of Abnormal Psychology, 86,* 103–126.

편 저 자 소 개

▲ 김 용 배

- 고려대의대졸업
- Columbia 대학과 Temple 대학에서 정신과 수련의, 의학박사
- Wisconsin 의대교수
- 현 영광신하병원 원장

실황적 인지행동 치료

초판인쇄일	2008년 1월 10일
초판발행일	2008년 1월 20일
저　　자	Rian E. Mc Mullin
편　　저	김 용 배
펴 낸 이	오 무 근
펴 낸 곳	도서출판 **하나의학사**
출판등록	1988년 4월 1일 제 2-541호
주　　소	서울시 종로구 홍파동 13-4
전　　화	02) 730-2555, 2556
팩　　스	02) 730-2557

정가 24,000원

저자와 합의로 인지 생략
ISBN 978-89-92141-24-6-93510
※ 잘못된 책은 구입처에서 교환해 드립니다.